谨以此书祝贺郑启仲教授
从医六十周年！

U0308521

河南中医药大学第一附属医院
全国名老中医药专家传承工作室建设项目成果

当代名老中医临证精粹丛书·第一辑

总主编 朱明军

郑启仲

儿科疑难病临证心得

主审 郑启仲

主编 郑宏 郑攀

全国百佳图书出版单位
中国中医药出版社
·北京·

图书在版编目（CIP）数据

郑启仲儿科疑难病临证心得 / 郑宏，郑攀主编 . —北京：中国中医药出版社，2022.5

（当代名老中医临证精粹丛书 . 第一辑）

ISBN 978 – 7 – 5132 – 7267 – 4

Ⅰ.①郑… Ⅱ.①郑… ②郑… Ⅲ.①中医儿科学—疑难病—中医临床—经验—中国—现代 Ⅳ.① R272

中国版本图书馆 CIP 数据核字（2021）第 221028 号

中国中医药出版社出版

北京经济技术开发区科创十三街 31 号院二区 8 号楼

邮政编码 100176

传真 010-64405721

三河市同力彩印有限公司印刷

各地新华书店经销

开本 880×1230 1/32 印张 10 彩插 0.5 字数 205 千字

2022 年 5 月第 1 版 2022 年 5 月第 1 次印刷

书号 ISBN 978 – 7 – 5132 – 7267– 4

定价 49.00 元

网址 www.cptcm.com

服 务 热 线 010-64405510

购 书 热 线 010-89535836

维 权 打 假 010-64405753

微信服务号 **zgzyycbs**

微商城网址 **https://kdt.im/LIdUGr**

官 方 微 博 **http://e.weibo.com/cptcm**

天猫旗舰店网址 **https://zgzyycbs.tmall.com**

如有印装质量问题请与本社出版部联系（010-64405510）

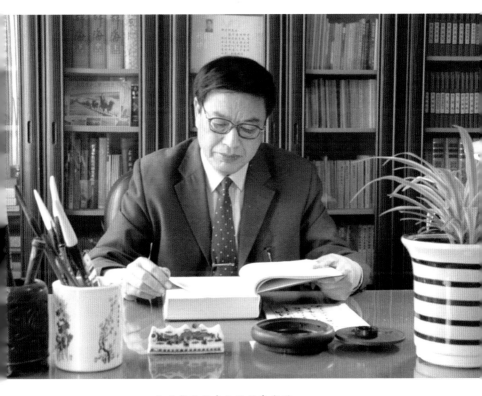

郑启仲教授在他的静泰书屋

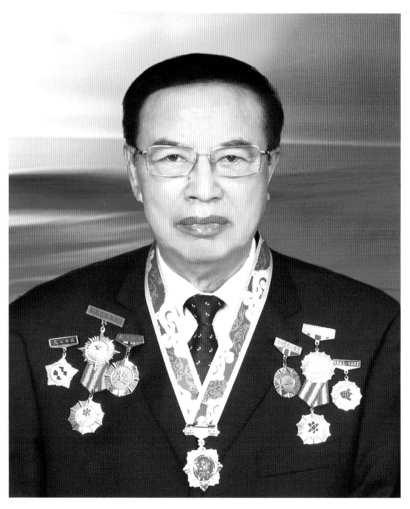

郑启仲教授荣获中华人民共和国建国七十周年纪念章

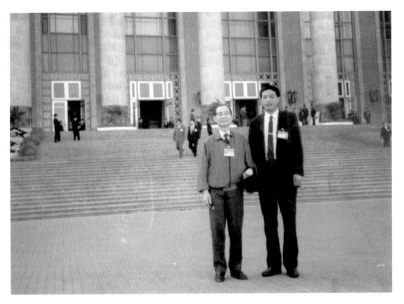

郑启仲教授与原卫生部部长陈敏章（左）在中共十四大会议上

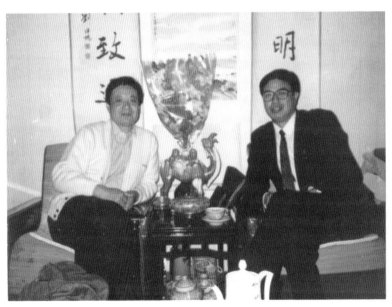

郑启仲教授与中国工程院院士、国医大师、北京中医药大学王琦教授（左）在一起

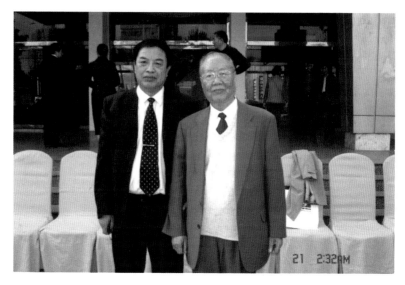

郑启仲教授与首届国医大师朱良春教授（右）在一起

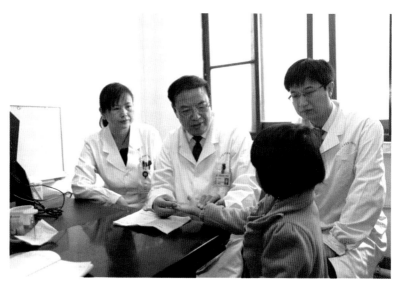

郑启仲教授向他的博士研究生传授小儿脉诊

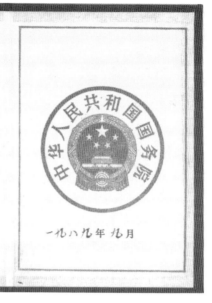

国务院决定授予郑启仲同志全国先进工作者称号

第 00431 号

中华人民共和国国务院

一九八九年九月

1989 年国务院授予郑启仲教授全国先进工作者称号

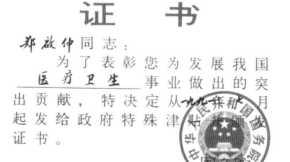

证　书

郑启仲同志：

为了表彰您为发展我国 医疗卫生 事业做出的突出贡献，特决定从一九九一年七月起发给政府特殊津贴并颁发证书。

政府特殊津贴第(91)941085号

一九九一年十月二日

1991 年起郑启仲教授享受国务院政府特殊津贴

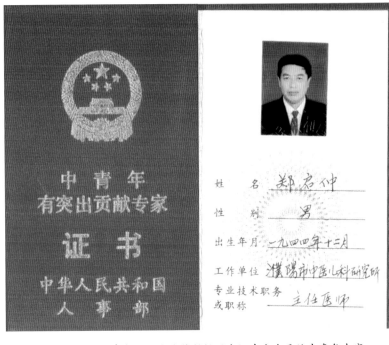

1992年国家人事部授予郑启仲教授国家级有突出贡献中青年专家

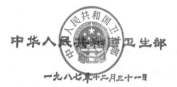

1987年卫生部授予郑启仲教授全国卫生文明先进工作者称号

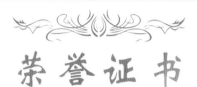

荣誉证书

郑启仲 同志被评为：

第四批全国老中医药专家学术经验继承工作优秀指导老师。

特颁此证，以资鼓励。

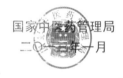

国家中医药管理局
二〇一三年一月

2013年郑启仲教授获第四批全国老中医药专家学术经验继承优秀指导老师

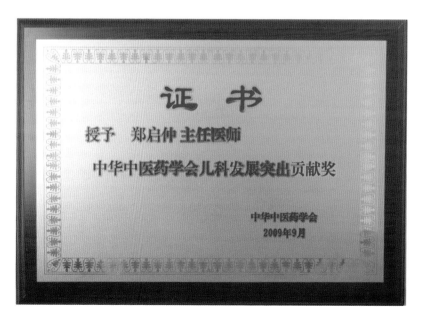

证 书

授予 郑启仲 主任医师

中华中医药学会儿科发展突出贡献奖

中华中医药学会
2009年9月

2009年郑启仲教授获中华中医药学会儿科发展突出贡献奖

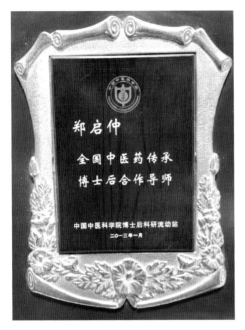

2013 年郑启仲教授受聘全国
中医药传承博士后合作导师

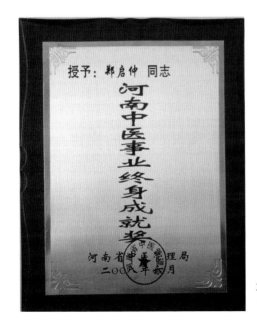

2008 年郑启仲教授获河南
中医事业终身成就奖

本书编委会

主　审　郑启仲

主　编　郑　宏　郑　攀

副主编　张建奎　冯　斌

编　委（按姓氏笔画排序）

　　　　王笑冉　卢婷婷　孙世杰

　　　　孙营营　陆相朋　赵婧先

　　　　高国财

总序 1

中医药学博大精深，具有独特的理论体系和疗效优势，是中国传统文化的瑰宝，也是打开中华文明宝库的钥匙，为中华民族的繁衍昌盛做出了不可磨灭的巨大贡献。当下，中医药发展正值天时地利人和的大好时机，"传承精华，守正创新"是中医药自身发展的要求，也是时代主题。党和国家高度重视中医药事业的发展，陆续出台了一系列扶持中医药传承工作的政策，以推动名老中医经验传承工作的开展。

河南地处中原，天地之中，人杰地灵。中原大地曾经孕育了医圣张仲景，时代变迁，医学进步。河南中医药大学第一附属医院经过近 70 年的发展，涌现出了一大批中医药大家、名家，这些名老中医几十年勤于临床，他们奉献了毕生心血，专心临床，服务人民。为更好地传承学习这些名家的学术思想，医院组织撰写了《当代名老中医临证精粹丛书》。该丛书汇集了河南中医药大学第一附属医院名老中医毕生宝贵经验，从临证心得、遣方用药、特色疗法等不同方面反映了老中医们的学术思想。他们之中很多人早已享誉医坛、造福一方，在省内乃至全国均有较大的影响。如国医大师李振华，全国名中医崔公让、丁樱，全国中医药高校教学名师赵文霞等，这些中医专家在内、外、妇、儿等疾病治疗和学术研究等方面均有很高建树。

该丛书内容丰富、实用，能为后来医者开阔思路、指明方向，为患者带来福音，对中医药事业的发展可谓是一件幸事。相信这套丛书的出版，一定会受到医者的青睐，各位名老中医的学术思想和临证经验一定会得到更好的继承和发扬。

整理名老中医的学术思想和临床经验并付梓出版，是中医药传承创新的最好体现，也是名老中医应有之责任和自我担当。值此盛世，党和国家大力支持，杏林中人奋发向上，定能使中医药事业推陈致新，繁荣昌盛，造福广大人民健康，是以为序。

中央文史研究馆馆员

中国工程院院士

中国中医科学院名誉院长

王永炎

2021 年 9 月

总序 2

名老中医是中医队伍中学术造诣深厚、临床技艺高超的群体，是将中医理论、前人经验与当今临床实践相结合的典范。对于名老中医学术思想和临证经验的传承和发扬，不仅是培养造就新一代名医，提高临床诊治水平的内在需求，也是传承创新发展中医药学术思想工作的重要内容，更是推动中医药历久弥新、学术常青的内在动力。我在天津中医药大学和中国中医科学院任职期间都将此事作为中医药学科建设和学术发展的重要内容进行重点规划和落实，出版了系列的专著。留下了几代名老中医殊为宝贵的临床经验和学术思想，以此告慰前辈而无愧。

河南地处中原，是华夏文明的发祥地，也是中医药文化发生、发展的渊薮。历史上河南名医辈出，为中医学的发展做出了重要贡献。南阳名医张仲景的《伤寒杂病论》及其所载经方，更是被历代医家奉为经典，历代研习者不计其数，正所谓"法崇仲景思常沛，医学长沙自有真"。此后，攻下宗师张从正、医学泰斗滑寿、食疗专家孟诜、伤寒学家郭雍、温病学家杨栗山、本草学家吴其濬等名医名家，皆出自于河南。据考，载于史册的河南名医有一千多人，流传后世的医学著作六百余部，这是河南中医的珍贵财富。

河南中医药大学第一附属医院始建于 1953 年，建院至今先后涌现出李振华、袁子震、吕承全、李秀林、李普、郑颉云、黄明志、张磊等一批全国知名的中医大家。医院历届领导均十分重视名老中医药专家的学术经验传承工作，一直投入足够的财力和人力在名老中医工作室的建设方面，为名老中医药专家学术继承工作铺路、搭桥，为名老中医培养继承人团队。医院近些年来乘势而上，奋发有为，软硬件大为改观，服务能力、科研水平及人才培养都取得令人瞩目的成绩。特别是坚持中医药特色和优势，在坚持传承精华，守正创新方面更是形成了自己的特色。集全院力量，下足大功力，所编著的《当代名老中医临证精粹丛书》的出版就是很好的例证。

该丛书内容详实、治学严谨，分别从医家小传、学术精华、临证精粹、弟子心悟等四个章节，全面反映了诸位名老中医精湛的医术和深厚的学术洞见，结集出版，将极大有益于启迪后学同道，故乐为之序。

中国工程院院士

天津中医药大学　名誉校长

中国中医科学院　名誉院长

2021 年 9 月于天津团泊湖畔

总序 3

欣闻河南中医药大学第一附属医院与中国中医药出版社联合组织策划编写的《当代名老中医临证精粹丛书》即将出版，内心十分高兴，入选此套丛书的专家均为全国老中医药专家学术经验继承工作指导老师，仔细算来这应该是国内为数不多的以医院出面组织编写的全国名老中医临证经验丛书，可见河南中医药大学第一附属医院对名老中医专家经验传承工作的高度重视。

河南是中华民族灿烂文化的重要发祥地，也是中医药文化的发源地、医圣张仲景的诞生地。自古以来就孕育培养了诸多中医名家，如张仲景、王怀隐、张子和等；也有很多经典中医名著流芳千古，如《黄帝内经》《伤寒杂病论》《太平圣惠方》《儒门事亲》等；中华人民共和国成立后，国家中医药管理局开展全国名老中医药专家学术经验继承指导工作及全国名老中医药专家工作室建设，更是培养出一大批优秀中医临床人才和深受百姓爱戴的知名医家。实践证明，全国老中医药专家学术经验继承工作是继承发扬中医药学，培养造就高层次中医临床人才和中药技术人才的重要途径，是实施中医药继续教育的重要形式。这项工作的开展，加速了中医药人才的培养，推进了中医药学术的研究、继承与发展。

作为河南中医药事业发展的排头兵，河南中医药大学第一附属医院汇集了众多知名医家。这套丛书收录了河南中医药大学第一附属医院名老中医的特色临证经验（其中除国医大师李振华教授、全国名老中医冯宪章教授仙逝外，其余均健在）。该丛书的前期组织策划和编写工作历时近两年，期间多次修订编纂，力求精心打造出一套内容详实，辨证精准，笔触细腻的中医临床经验总结书籍。相信通过这套丛书的出版一定能给广大中医工作者和中医爱好者带来巨大收益，同时也必将推进我省中医药学术的研究、继承与发展。有感于此，欣然为序。

最后奉诗一首：

中医一院不寻常，

诸位名师泛宝光。

继往开来成大统，

章章卷卷术精良。

国医大师　张磊

2021 年 10 月

丛书编写说明

　　河南中医药大学第一附属医院经过近70年栉风沐雨的发展，各方面建设都取得了长足的发展，特别是在国家中医药管理局开展全国名老中医药专家学术经验继承指导工作及全国名老中医药专家工作室建设工作以来，更是培养了一大批优秀的中医临床人才和深受百姓爱戴的知名专家，为了更好地总结、凝练、传承这些大家、名医的学术思想，展现近20年来我院在名老中医药传承工作中取得的成果，医院联合中国中医药出版社策划编撰了本套丛书。

　　该丛书囊括我院内、外、妇、儿等专业中医名家的临证经验，每位专家经验独立成册。每册按照医家小传、学术精华、临证精粹、弟子心悟等四个章节进行编写。其中"医家小传"涵盖了医家简介、成才之路；"学术精华"介绍名老中医药专家对中医的认识、各自的学术观点及自身的独特临证思想；"临证精粹"写出了名老中医药专家通过多年临床实践积累的丰富而宝贵的经验，如专病的临床诊疗特点、诊疗原则、用药特点、经验用方等；"弟子心悟"则从老中医们传承者的视角解读对名老中医专家中医临证经验、中医思维及临床诊疗用药的感悟，同时还有传承者自己的创新和发挥，充分体现了中医药传承创新发展的基本脉络。

　　本套丛书着重突出以下特点：①注重原汁原味的传承：

我们尽可能地收集能反映名老中医药专家成长、成才的真实一手材料，深刻体悟他们成长经历中蕴含的学习中医的心得，学术理论和临床实践特色形成的背景。②立体化、全方位展现名老中医学术思想：丛书从名老中医、继承者等不同角度展现名老中医专家最擅长疾病的诊疗，结合典型医案，系统、全面地展现名老中医药专家的学术思想和临证特色。

希望本套丛书的出版能够更好地传播我院全国名老中医专家毕生经验，全面展现他们的学术思想内涵，深入挖掘中医药宝库中的精华，为立志传承岐黄薪火的新一代医者提供宝贵的学习经验。为此，丛书编委会的各位专家本着严谨求实、保质保量的原则，集思广益，共同完成了本套丛书的编写，在此谨向各位名老中医专家及编者表示崇高的敬意和真诚的谢意！

丛书在编写的过程中，得到了王永炎院士、张伯礼院士、国医大师张磊教授等老前辈的指导和帮助，在此表示衷心的感谢和诚挚的敬意！

河南中医药大学第一附属医院

2021 年 8 月 30 日

序　言

人生苦短，岁月匆匆，屈指从医已六十个春秋。斗转星移，古稀远去，往事不堪回首。好在入室幼科，童心相伴，常忘老之已至。

儿童是人类的未来，祖国的希望。中医儿科历史源远流长。"来入咸阳，闻秦人爱小儿，即为小儿医"（《史记·扁鹊仓公列传》），神医扁鹊可为儿科始祖。然，作为一门学科，魏晋传有《颅囟经》专论小儿杂病诸候，可谓儿科开山之作，惜已亡佚。今行之《颅囟经》乃"谨据《永乐大典》所载褒而辑之。依《宋志》旧目厘为二卷，俾不至无传于后焉"（《钦定四库全书提要》）。至北宋医家钱乙，字仲阳，精研幼科，著《小儿药证直诀》，为中国第一部理法方药皆备的儿科专著，后人奉为儿科经典，钱乙被尊为"儿科之圣""幼科之鼻祖"，儿科自此发展成为一门独立的学科。金、元、明、清均有名家。新中国盛世，儿科全面发展，名家竞烁，名著纷呈。

余有志幼科，三更灯火，躬行实践，虽未虚度，而业绩平平。著书立说，难免贻笑大方。志在名医者，余之经验教训简言有四，书此，与年轻同道诸君共勉。

一是读书。苦读经典，博览诸家，背着书包做临床。

二是临床。多做临床，勤于思考，带着问题再读书。

三是著述。坚持动笔，养成习惯，持之以恒不间断。

四是科研。早做科研，攻艰克难，迎难而上攀高峰。

以上四条，相辅相成，不断超越自我，日久必有所成。守正创新，共同努力，中医药振兴定随时代而昌弘。

本书所集，为余数十年临证点滴之心得，不当之处，敬祈同道贤达不吝赐教！

郑绍仲

于河南中医药大学教师公寓之静泰书屋

岁在庚子年仲秋

前　言

我们的老师郑启仲教授已经走过了60个寒暑的从医之路。逆境初心，发奋学医；广拜名师，继承创新；辛勤耕耘，孜孜以求，取得了骄人的成绩。

作为第四批全国老中医药专家郑启仲教授学术经验继承人和全国名老中医药专家郑启仲传承工作室的成员，近8年来，我们先后整理出版了《郑启仲儿科经验撷粹》《郑启仲儿科医案》《郑启仲经方名方应用经验》《郑启仲中医儿科用药经验》《中原历代中医药名家文库·郑启仲》《全国名老中医药专家学术传承系列案例教材·跟国家级名老中医郑启仲做临床》等专著。在这期间，我们发现郑启仲教授成功的秘诀在于他心中有三个坚持："我是一名医生，我要对得起病人；我是一名党员，我要对得起党；我是一个人，我要对得起我的人格。"

在筛选梳理编写《郑启仲儿科疑难病临证心得》的资料时，我们在几十年来记者采写的新闻稿、人物通讯、报告文学等资料中，发现郑启仲教授的成功还根植于他的一腔情愫。2004年他荣获首届"河南优秀医师奖"，一位记者在名为《情缘颂歌》的一篇报道中用"父子情缘而学医""医患情缘施仁术""文学情缘著文章"等5个情缘标题，总结了他事业成功的内动力。《中国中医药报》在1995年9月27日的头版头条通栏标题发表的《郑启仲调动时的倾诉》编者按写道："字里行间渗透了他对中医事业真挚的爱，对患者深厚的情感，同时也道出了创业的艰辛。在信中，他表达了一个基层中医院院长的情怀。今天，我们把郑启仲院长的信登载于报端，目的是使人们能从中领悟出一些做人、做事、做官的哲理。"

在这本书的编写中，我们分设了"医家小传""学术精华""临证精粹""弟子心悟"等篇章，不仅展现郑启仲教授的学医初心、刻苦读书、敬师尊友、为人师表、感恩患者、仁心仁术等材料，更介绍了学术思想、临证经验，以便青年中医工作者参考。

由于我们水平有限，加之时间紧迫、篇幅所限，其中不当之处在所难免，敬请同道提出宝贵意见，以便今后修订完善。

本书的编写出版得到了河南中医药大学第一附属医院领导的大力支持，编委会同仁夜以继日付出了辛勤的汗水，在此一并表示由衷的谢意。

郑宏　郑攀

于河南中医药大学第一附属医院全国

名老中医药专家郑启仲传承工作室

二○二○年国庆节前五日

目 录

第一章 医家小传

第二章 学术精华

第三章 临证精粹

第四章　弟子心悟

第一章

医家小传

郑启仲，1944 年生，河南省清丰县人，中共党员。河南中医药大学第一附属医院主任医师、教授，中国中医科学院全国中医药传承博士后合作导师。中国共产党第十四次全国代表大会代表，全国先进工作者，国家级有突出贡献中青年专家，享受国务院政府特殊津贴。第三、四、六批全国老中医药专家学术经验继承指导老师，第二批全国名老中医药专家传承工作室专家。历任中华中医药学会儿科分会第四、五届副主任委员，世界中医药学会联合会儿科专业委员会常委等职。从事中医儿科临床 50 余年，提出"顿咳从肝论治"等新见解多项，获省厅级科技成果奖 8 项，主编、参编《郑启仲儿科经验撷粹》等专著 20 余部，发表学术文章 100 余篇。擅长小儿抽动症、肾病、发作性睡病等疑难病的治疗。

一、逆境初心，发奋学医

郑启仲教授出生在河南省清丰县一个普通农民家庭。

1960 年，郑启仲读初中二年级，正赶上国家经济困难时期，父亲又得了重病，被迫终止了学业。退学的第三天，他的班主任老师家访，看到一贫如洗的家庭状况和老父亲卧病在床的困难情景，说："我不知道您家这样困难，启仲是棵好苗苗，您还是让他回校上学吧，初中、高中的学费由我供给，大学毕业后再还我，不要利息，如果考不上大学，我分文不要。"接着又补充说，"您不要怕，可以把你们大队干部叫来，立个字据。"父亲再三感激。老师走后，父亲满怀歉疚地说："孩子，咱们家穷，人家老师也不富啊！不是大人不想让你上学，我实在没办法，我们家祖辈没有一个识字的，我做梦都想让你上学，可咱命穷就认命吧，咱绝不亏欠人家老师。"当时，至孝的郑启仲流着泪服从了父亲的决定，就这样早早地结束了学生时代，开始了坎坷不平的人生道路。

后来，他拉着父亲到处求医治病，一次次目睹了广大农村缺医少药的场面，既看到过为患者解除病痛的好医生，也碰到过玩忽职守、不负责任的坏医生。有一次他拉着父亲到距家二十里以外的一个公社卫生院求医，那位医生喝醉了酒，等了很长时间才看完病。拉车走出卫生院时天已黄昏，又下起了小雨，半路上坡时父亲从车上滚落下来，年少的郑启仲几次都没能把父亲背上车，父亲腿痛得要命，他心急如焚，抱住父亲大哭，心中在喊："天哪，我要是个医生该多好啊！"从此他暗下决心，一定要学医，将来为农民治病。这就是郑启仲的初心！

此后，他便开始借给父亲买药的机会到本村卫生所一位老中医那里，一边帮他干活一边向他求教。这位好心的杨天顺老中医看他酷爱医学，就把自己的《药性赋》《汤头歌诀》《医学三字经》等书送给他，让他先背会。这位杨老先生便成了郑启仲学习中医的启蒙老师。杨老先生十分喜欢这个未拜师的学生，当他得知清丰县纸房公社卫生院要招人时，主动推荐郑启仲去应试。郑启仲虽衣衫褴褛，可一篇作文加上一笔好字，让他成绩名列前茅。院长侣维生一句"自古有为多寒士"的话改变了郑启仲的命运。1960 年 7 月，郑启仲顺利地到卫生院参加工作。上班离家那天，饱受病痛折磨的父亲流着眼泪对他说："当医生就要当个好医生。"这朴实的叮嘱饱含了悲伤、兴奋和期盼。父老乡亲一直把他送到村头，这是广大农民对一位医生寄托的期望。从此，他牢记父辈的嘱托，决心好好学医，一定要学成一个能为广大农民治病的好医生。

后来在 1988 年郑启仲入选河南省卫生系统先进事迹报告团，赴全省巡回报告时，对于自己的人生，对于自己的从医之路，他深情地说："人生就像一棵树，只有一次次地战胜春天的风沙，夏天的暴雨，秋天的寒霜，冬天的冰雪，才能长成有用之材。"

二、天赐严师，背诵经典

郑启仲到卫生院报到那天，院长第一句话就说："听杨先生（指推荐他参加考试的杨天顺老中医）说你很喜欢中医，你就先去中药房工作，同时向三位老中医学习。"卫生院的三位老中医，一位是看妇科病的，两位是看内科病的，都是全县知名的好中医。特别是出身中医世家的侣怀章先生，看到郑启仲床头放着《药性赋》《汤头歌诀》之类的小书，就亲切地对他说："启仲啊，你要想将来当一名好中医，光背这些小书还远远不够，我送给你一本书。"说着，顺手从抽屉里拿出一本薄薄的《伤寒论》，严肃地说："你别看这本书小，它可是一部大书，它和《黄帝内经》《金匮要略》《神农本草经》为四大经典，是中医的灵魂，学不好四大经典永远不可能成为一名好中医。北宋大儒张载说：'不记则思不起。'对经典，必须死记硬背，不能把经典当小说看。你现在这么年轻，尽早把《伤寒论》背会，终生受益。这是一本宋代仿赵开美本的《伤寒论》，没有注释，都是原文，共有398条，把这398条背熟，不理解不要紧，将来我再给你讲。一天背两条，依次递加，温故知新，一气贯之，半年多就背完了。"侣老先生一边给郑启仲讲《伤寒论》，一边让他选背《金匮要略》和《内经知要》。18年后郑启仲才从河南中医学院教授石冠卿老师那里获知，侣怀章先生和石冠卿老师是20世纪50年代南京中医学院全国青年高级师资班的同学。石冠卿老师说："侣怀章基础很好，经典理论造诣深厚，看病很有临床经验，口才也很好，我们那批同学都被安排在省级单位教学或临床，他在卫生院屈才了。"

我们在跟郑启仲教授学习的过程中，经常听到他对《伤寒论》和《黄帝内经》《金匮要略》原文脱口而出，让我们叹服不已。他每次讲到《伤寒论》时都回忆起他的人生伯乐杨天顺先生、侣维生院长和严师侣怀章先生，并流露出由衷的感激和敬仰之情。郑启仲教授说："当时我还不到十六岁，什么都不懂，领导叫干什么就干什么，老师叫背什么就背什么，背《伤寒论》时，每天增加两条，每星期有一个晚上侣老师考试一次，听我从第一条背诵到进度的那一条，不能拖延。四小经典，四大经典，我的这点经典基础都是在农村打下的。侣怀章老师临证擅用经方，临床疗效卓著，虽然在公社卫生院，但黄金埋在土里，还是'真金'。"

郑启仲教授深有体会地说："唐代魏徵云：'欲流之远者，必浚其源，源不深而流之远，不可得也。'中医之源，源在哪里？源在经典，有了坚实的经典理论基础，再读中医百家之书，就能一目了然……只有学懂弄通经典，才能窥见伟大宝库中件件瑰宝的灿烂光芒！"

三、峥嵘岁月，入室幼科

"梅花香自苦寒来"，功夫不负有心人。当时农村缺医少药，在乡卫生院里，也不讲什么学历、什么职称，会开方看病，药方有效，就被患者奉为先生（医生）。不时有患者找郑启仲看病，疗效不错，很快这个年轻医生就小有名气了，仵怀章老师看在眼里，喜在心头。消息不胫而走，引起了卫生部门领导的关注。

为抢救老中医经验，国家出台了中医学徒政策，招收高中毕业或相当高中毕业文化程度而热爱中医药事业的青年跟师学习，学制5年，成绩合格者由卫生厅颁发出师证书，并按大学本科学历定工资待遇。全国的培养名额有8万个，河南省有1440个名额，其中安阳地区132个，清丰县7个。1964年5月，河南省卫生厅遵照国家抢救名老中医经验的政策，在全省遴选老师和学生，用中医带徒的方式培养中医人才。郑启仲因表现优秀（1963年被评为全县先进工作者），被县卫生科、三代祖传儿科的王志成老师选中。1964年5月，郑启仲开始了由内科改为儿科的学医生涯。他说："这是党和人民为我架设的实现梦想的金色桥梁。"

王志成，字子玉，河南省清丰县人，出身中医世家，是王氏儿科的第三代传人。先生温文儒雅，博古通今，医德高尚，经验丰富。擅长治疗小儿惊风，对急惊风、慢惊风、慢脾风及麻疹、水痘、疳积等诊疗经验丰富。中华人民共和国成立前，王氏儿科诊所就深受广大贫苦农民的称赞，美誉远播，求诊者来自河南、山东、河北、山西数省。王氏儿科医术传男不传女，三代从未收过徒弟，郑启仲是王氏儿科的第一个徒弟，也是王志成先生的关门弟子。王志成老师对郑启仲的经典基础十分满意，要求他尽快背诵《医宗金鉴·幼科心法要诀》，熟读《颅囟经》《小儿药证直诀》《幼幼集成》《幼科发挥》《幼科铁镜》等专著，以适应儿科临证的需要。然而好景不长，正当郑启仲如饥似渴地发奋学习之际，王老先生一病驾鹤西去了，郑启仲用"师徒如父子"之礼洒泪送恩师，并写悼诗一首，以寄其情。

痛悼恩师王志成

寒风萧瑟泪洗面，痛哭恩师难再见。

路人皆赞师徒好，茫茫医海何为岸？

师心仁德终为镜，活幼妙术指路明。

望师佑我全心志，定让国宝万代红。

为了郑启仲的学业，经县政府与地区卫生处、省卫生厅协商，于1966年初将郑启仲转至安阳市中医院儿科名家王瑞五先生门下继续学习。王瑞五先生当时已80岁高龄，是河南中医儿科大家，誉满中原，闻名全国，桃李遍神州。王瑞五老师的中医理论造诣精深，临床经验丰富，临证擅长望诊，"不用病家开口，便知小儿病源"，靠的是三望——望神、望色、望舌；善用经方治疗小儿疑难杂症。用药少、小、验、廉，即药味少、用量小、疗效好、药价廉。王瑞五先生有秘传十三方，药味最少的处方有两味药，药味最多的处方也只有8味药。每次坐诊，接诊患儿七八十号，甚至到一百多号。王瑞五老师常在诊疗过程中用他的经验歌诀指导学生，如"咳嗽不止金樱子""大热不退白芍将"。

郑启仲教授带我们出门诊时，常常把他的两位导师的经验传授给我们。如王志成老师用车前子治咳嗽痰多，用硼砂治顿咳；王瑞五老师治久咳用金樱子一味、小儿高热用白芍等，并且在总结跟师经验时都要我们写清楚，某药治某病是王志成老师的经验，某方治某病是王瑞五老师的经验。郑启仲教授做学问和做人一样高洁，真是"与好人处如入芝兰之室"。在跟师学习过程中，我们的灵魂一次次地净化，人格一步步地升华。

然而，好景终未长久，跟王瑞五老师半年后，"文革"开始了，王瑞五老师被剥夺了治病的权利，也无法带学生。郑启仲别无选择，只能靠自学完成学业。

安阳市中医院当时儿科有八张诊桌，医生大多是王老的门人，如王幼同、张淑芹、李法义、张玉德等。他们已出师多年，临床经验丰富。郑启仲尊他们为师，在完成自己的门诊后，还去跟学长老师们学习，收到了很好的效果，也结下了深厚的友谊。就这样，经过五年的风雨坎坷，郑启仲学完了国家所规定的全部课程，经考核，以优异的成绩出师，被定为大学本科学历。郑启仲回到了原单位清丰县人民医院，继续他的中医儿科临床工作。

谈到坎坷的经历，郑启仲教授风趣地说："世事无常，人间有情。坎坷给了我更多学习的机会，让我砥砺前行。回首往事，十分感谢坎坷，是坎坷给了我智慧，使我变得坚强和自信！"

四、首部著作，一片赤诚

"读方三年，便谓天下无病可治；及治病三年，乃知天下无方可用。"（唐·孙思邈《备急千金要方·大医精诚》）郑启仲经过几年临床之后，从"无病可治"到"无方可用"的感觉日益强烈。但当时北京、南京、上海几家中医学院都不接收进修生，好在 1974 年 9 月，河南中医学院儿科李晏龄教授接受了郑启仲进修一年的申请。

当时，李晏龄老师是一位才华横溢的中年教师，在河南是屈指可数的中西医结合儿科专家。她对儿科有很深的造诣，编写一部中西医结合儿科专著是她多年的夙愿。郑启仲良好的中医理论基础、较好的文字功夫和勤奋的工作态度赢得了李老师的认可。于是他被李晏龄老师选定为编写《临床儿科》的助手。

完成几十万字的著作，谈何容易！为了争取时间，又不招惹麻烦，他们师生二人在 1975 年暑假，查阅了大量国内外资料，夜以继日，奋笔疾书，为这部专著精心"施工"。饿了，啃个凉馍；困了，用冷水洗把脸，真是"三更灯火五更鸡"啊！

有辛勤的耕耘便有丰硕的收获。1975年9月30日，一部72万字的中西医结合《临床儿科》书稿杀青了！

1977年春，《临床儿科》经河南新华印刷厂排版的清样摆在了郑启仲面前。当打开书稿时郑启仲呆住了，"李晏龄　郑启仲　编著"。"李老师你怎么把我与您的名字并列写在封面上呢？我参加写书是为了学习，不是为了署名，请您把我的名字删掉吧，要不在前言中提一句就行了。"郑启仲恳求。李晏龄老师严肃地说："著作署名是很严肃的事，这样署名是编写前与出版社就已确定了的，你是按整个编写工作的大纲圆满完成了自己的任务，不能改动。如果你执意不署名，就把你写的稿子拿走，我再找人重写，那就会打乱出版社的出书计划。做人谦虚是好的，但谦虚也不能过头，过分谦虚就是骄傲，要实事求是。"《临床儿科》出版后在全国发行，后又远播东南亚几个国家，1985年获"河南省重大科学技术成果奖"。这是郑启仲参加编著出版的首部著作。后来他又在《河南赤脚医生》杂志、《上海群众医学》杂志、《河南中医学院学报》上发表了20余篇论文，大概这也算作他的"三十而立"吧！

在一次先进事迹报告中，郑启仲教授深情地说："我去河南中医学院进修这一年，听课、临床、论文、著作，虽瘦了几斤，但收获良多，对我后来的业务发展意义重大，因为我学到的是'渔'。"

2014年春，一位进修医生在网上购得一部《临床儿科》，请郑启仲教授签字。他有些为难，思索之后写道："此书是1974年我跟李晏龄老师进修期间参加编写的李晏龄老师的第一部中西医结合儿科专著，转眼40年过去了，《临床儿科》依然在，不见恩师李晏龄！代为您的崇拜者签字，当否请老师在天堂指正。您的学生郑启仲，2014年劳动节前6日于郑州。"

五、最高学府，师生情深

每个人都有自己的理想和价值观。郑启仲的想法有些与众不同。

1984年郑启仲有幸被批准到中国中医研究院研究生班深造，这可让他太高兴了，这次可以弥补一下未读大学的缺憾了。喜事多了也难办，或叫作"天有不测风云"。准备进京前，县委一位领导请郑启仲给孩子看病，这个孩子患肾病综合征，病情基本稳定，开过药方后，郑启仲给这位领导说："我要去北京学习，孩子的病情我已跟段老先生讲了，让他接着开中药，下次复诊你去找他就行了。"这位领导有些惊讶地说："启仲同志，你一定要在两日内见到黄书记（县委第一书记黄廷远同志），向他告辞一下，否则北京你去不成，别说是我说的，切记！"郑启仲莫名其妙，只好照办。

当郑启仲见到书记说明来意后，书记在屋内往返踱步思考，大有为难之情。原来，县委常委已做出决定，让郑启仲出任县人民医院的院长兼书记，且破例让他"组阁"。因县委知道他曾多次拒绝从政，这次下定决心，不谈话，直接宣布。

这位黄书记深知郑启仲对到中医最高学府求学是多么渴望，不得不忍痛说："这样吧，启仲同志，我再放你一次，但有三个条件。一，你给我推荐一位院长人选；二，你先接个副院长；三，学习结束后一定回来。否则，我就按计划宣布县委决定。"郑启仲只好答应了这三个条件，才踏上了进京的求学之路。

当时，中国中医研究院研究生部（现中国中医科学院研究生院）在西苑医院内，岳美中、赵锡武、耿鉴庭、方药中、王伯岳、王琦、时振声等名家云集。研究生班的主课是自然辩证法、中医四大经典、医古文、英语、医学统计学；不上课时，郑启仲就去拜望名家，跟名师临床。

入学两周后的一天，教《伤寒论》的王琦老师把郑启仲叫到书房，将一份编写提纲交给了他，邀请他参加王琦老师主编的《伤寒论讲解》的编写工作，并让他执笔写第一稿，60万～80万字，4个月完成。郑启仲很是为难，尽管是在王琦老师《伤寒论》教学讲稿基础上整理，他仍感到无论在学识上，还是写作能力上都面临着严峻的挑战，唯恐误了老师的大事。但是他想到这是自己向王琦老师学习《伤寒论》的一次绝好机会，就义无反顾了。算一算，他必须每个晚上完成5000字以上才能按期完稿。白天，郑启仲上课学习，晚上秉灯夜战，一般凌晨两点以后才回宿舍，真是"独上高楼，望尽天涯路"啊！宿舍里住着来自海南、内蒙古等地的4位同学，对郑启仲都很关照，每天早晨都是轻手轻脚地起床，7点半才把他叫醒，好让他赶上8点钟的课。每谈及此，郑启仲对这几位同学都十分感激。星期天他提上一壶开水，带上几个面包，一天都不下楼。在王琦老师的指导下，与河北中医学院的阎艳丽老师一道，3 个人经过一百多个不眠之夜的苦战，完成了《伤寒论讲解》。该书于 1988 年由河南科学技术出版社出版发行。

王琦老师在序言中写道："书之所成，欣得郑启仲、阎艳丽两君通力合作，而有今日之貌。'锄禾日当午，汗滴禾下土'言其种禾不易，而笔耕心锄亦尤艰辛也。"

《伤寒论讲解》完成后，王琦老师再次邀请郑启仲和他合作完成一本 25 万字的儿科古医籍《诚书》的点校工作，又给了郑启仲学习点校古籍的机会。

在北京一年的学习时间里，郑启仲不但完成了以上百万字的写作任务，而且以四大经典全优的成绩取得了结业证书。这一年的学习和工作使他常常想，一个人的时间是有限的，但时间的价值无量，如果能在单位时间内提高工作效率，不就等于延长了时间和一个人的生命吗？

1987 年，他应邀参加了王琦教授主编的我国第一部中医男科专著《中医男科学》的编写工作，还应邀参加了《中国大百科全书·传统医学》的编写，这些工作都与在最高学府的深造紧密相连，也是王琦老师给他创造的机遇。

2012 年，王琦教授学术思想研讨会在北京召开，郑启仲教授撰文《君子、才子、孝子·王琦先生印象》致贺，深情地回顾了那段难忘的岁月。从文章题目就可以看出，郑启仲教授对王琦老师有多么尊敬和崇拜！王琦教授被评为国医大师和中国工程院院士后，郑启仲教授几次在工作室给我们讲王琦院士的天赋与勤奋，其师生情深感人肺腑，催人泪下。

六、拯黎济羸，道义担当

为了发展清丰县的中医事业，保障人民健康，在财政十分困难的情况下，1988年县委县政府决定，不建政府办公楼，筹建清丰县中医院。1990年2月，郑启仲作为清丰县中医院首任院长兼党支部书记，请老书法家、县文化馆馆长孙聚五先生题写"清丰县中医院"门匾，并在两侧门柱分别刻上了"拯黎""济羸"四个大字，金光灿灿，十分醒目。来院者都驻足一观，可大多数人不知何意。在一次职工会议上，郑启仲专门谈到，"拯黎""济羸"这四个字，是引自唐代医家王冰《黄帝内经素问注》序："拯黎元于仁寿，济羸劣以获安。"黎元，是黎民百姓，也就是人民大众；羸劣，是指体弱多病的人。这两句话译成白话的意思是拯救黎民百姓达到高寿，帮助体弱多病的人获得安康。这是王冰的动机和理想，应当作为中医院的宗旨和奋斗目标，更应成为每位中医院人的价值观和人生境界。换成现在的话就是救死扶伤，实行革命的人道主义。

郑启仲这样写，这样说，也这样做。门诊楼开诊，他不请八方宾客，带领全院职工义诊，老百姓说："中医院像共产党办的医院。"清丰县中医院硬件、软件一齐上，边建设边创建二级甲等医院。1995年，清丰县中医院通过了国家二级甲等中医院验收，是濮阳市第一个县级二级甲等医院，也是建院最晚、创建"二甲"最早的医院。物质文明、精神文明一起抓，医院内"学雷锋"蔚然成风。时任清丰县委书记的郭俊民同志说:"我们的中医院是市场经济条件下一朵十分鲜艳的精神文明之花,一个个、一串串好人好事感人肺腑,催人泪下……"并发文号召全县各行各业向中医院学习。郑启仲也被国务院授予全国先进工作者,享受国务院政府特殊津贴,当选中国共产党第十四次全国代表大会代表,是河南省唯一的医生代表。

1993年,毛主席的侍卫长李银桥去了清丰县。县委书记刘新献同志说:"李老,您没来过清丰,我请您去看两个地方,一是清丰亭,二是中医院。"李银桥老先生走到中医院下车后,不让书记叫院长,见到患者即问:"你们看什么病?""找哪位医生看病?""这个医院怎么样?""你们找过他们的院长郑启仲医生看过病吗?"一番调查研究之后才见院长。他一见到郑启仲,握手即说:"我调查过了,你这个医院办得好,农民说像共产党办的医院,这已很难得了。"

1995年,《中国中医药报》连续发表了《一个劳模的背影》《一位医生的追求》《郑启仲调动时的倾诉》《他有理想,他有追求》《他并没有走》等关于郑启仲先进事迹的系列报道,在全国中医药界产生了强烈的反响。篇幅所限,在这里难以收录,我们把郑启仲写给编辑部的一封短信收录在此,或许可以作为他践行"拯黎济羸"的一个注脚。《中国中医药报》编辑部在1995年9月27日《中国中医药报》头版头条以"郑启仲调动时的倾诉"为通栏标题发表了郑启仲写给编辑部的一封信,并加了编者按。

编者按:中共十四大代表、全国劳动模范、国家级有突出贡献的中青年专家、河南省清丰县中医院院长郑启仲的事迹，被新华社河南分社高级记者解国记、《濮阳日报》记者梁南洋和本报记者张云翔的报道先后在中国中医药报发表后，引起了一些反响。在郑启仲院长根据组织的决定调任濮阳市中医院第一副院长之际，他饱含深情地给编辑部写来一封信，字里行间渗透了他对中医事业真挚的爱，对患者深厚的情感，同时也道出了创业的艰辛。在信中，他表达了一个基层中医院院长的情怀。

今天，我们把郑启仲院长的信登载于报端，目的是使人们能从中领悟出一些做人、做事、做官的哲理。

中国中医药报编辑部：

两篇报道先后收读，你们把一名小人物先后两次头版发稿，使我想了很多。

近日濮阳市委组织部调我去濮阳市中医院工作。近20年来，省、市先后几次商调我的工作，此次直令，县委只好顾全大局了。尽管都是事倍功半，但也算事业有成。从医30多年来从未离开清丰小县，苦是苦了一点，但也有基层的收获。农民很朴实，他们是人，他们也需要高级医生看病。几天来，我的心里很不平静。8月16日，市局、市中医院领导接我去报到，不料全院80多名职工哭围不放行，市局领导从职工重围中把我拉上车，有的职工哭倒在地，加上在场的一些患者哭留，使我看到了一名医生的价值，无奈提笔留四句话以示心态："离任登车赴新程，满院一片泪雨声。涛涛黄河倾万里，不及职工送我情。"院领导班子要求题词，留"艰难困苦，玉汝于成，任重道远，再创辉煌"一句话，党和人民给我的荣誉超出了我的贡献，职工给我的真情超出了我付出的劳动。

欠账、内疚油然而生，汗水、辛劳都被这泪水洗刷一空。留下来的只有后半生对党和人民的报答。未来的路怎么走，使我感到为难的仍然是两个字——做人。几十年的实践证明，任劳容易任怨难，负重容易忍辱难啊！我尽管为此做了不懈的努力，做的还很不够。曾不止一次地徘徊过，也不止一次地擦干泪水。从求学到而立，从不惑到知天命，人生已过大半，汗水、泪水、鲜血，失败、成功、喜悦，无非是做人、做事、做官。做人，堂堂正正，光明磊落；做事，踏踏实实，兢兢业业；做官，正大光明，清正廉洁。这在当今社会似乎更难了。归根结底是务本，本立而道生嘛，大千世界，一个人的能力是有限的，尽力而为吧。

郑启仲

1995 年 8 月 28 日谨上

七、活人为念，知行合一

"医为仁术，非仁不可为医也。"郑启仲不但医术精湛，而且医德高尚。新华社记者解国记在一篇题为《佳话》的报道中写道：

抹去病儿脸上的泪花，拂去家长心头的暗影，他用一双神奇的手，将一阵阵呻吟啼哭，"加工"成一串串笑语欢声。

他叫郑启仲，清丰县中医院院长，一位著述百万的中医儿科专家。其新论影响广及海内外。从中医学徒到破格晋升主治医师，再晋升为副主任医师；从河南省劳模到全国先进工作者，再到享受国务院政府特殊津贴的专家，他成了一位功臣。

可他在病人面前，全没个功臣样子。

孩子是娇宝贝，有了病，谁不想让专家名医看？于是，郑启仲的诊室里总是挤满了人。一位乡下妇女本来已挤到最前边，但还往前探腰。抱着的孩子悬在了郑大夫"上空"。呼啦一声，不好，孩子屙了，屙了郑大夫一膀子。乡下妇女吓哭了，郑大夫指指她的孩子："来，先给你看。"他给孩子开了方，还关切地问那妇女带钱够不够，毫无愠色。

"大夫还管给钱？让让好看吧，哪能真借。""不，郑大夫可是真的。"一次，他正在诊室里看病，忽然听到窗外对话："今天这几样药，咱带的钱不够了。""差多少？""差10来块。"郑启仲摸摸兜，没钱，他赶快向旁边的人借了15元钱，送到窗外："刚才谁说拿药钱不够……"感动得两位乡下人不知所措。

农民手头紧，看病缺钱啦，怎样让他们少花几个？郑启仲领着大伙动了不少脑子。只要能治好病，药物有中低档的不开高档的；注射费、手续费有下限不收上限；有关项目能免费的还要免收。去年7月1日，中医院向社会提供义诊，专家值班诊断，B超、X光免费服务，患者潮水般涌来。郑启仲婉言劝走本院职工，让平民百姓尽情享用。"郑大夫的心眼好。""中医院像咱们党开的医院。"络绎不绝的病患如是评说。(原载《河南日报》1992年5月16日周末版)

《濮阳日报》记者杨照瑞在《白衣天使的博大情怀》报道中记录了如下故事：

岁月，能改换山河；时间，会冲淡记忆。然而，"爱"，作为一种无私的奉献、忘我的境界，却能超越时空，成为世人景仰的永久财富。

日前，记者获悉全国首批享受国务院政府特殊津贴专家、国家级有突出贡献的中青年专家、河南省濮阳市妇幼保健院院长郑启仲坐诊，便携患顽症日久的女儿前往求诊。

郑大夫双手不停地搓了许久，才去为女儿诊脉。之后，又把听诊器的听头置于手心处，直至搓得与体温相差无几，才置于女儿胸部。见记者有些不解，一位护士对记者耳语："这是俺郑院长的老习惯，为的是让病人心里热乎乎的。"

由此，记者不禁忆起10余年前的一件事。老家堂叔听说记者与时任清丰县人民医院副院长的郑启仲有缘，便托记者带他求诊。一番诊断后，郑大夫开出一纸药方。取药离去之际，堂叔却道："这趟白来啦。"问其何故，答曰："我吃多贵的药都没啥效，这剂药总共一块八毛钱，会管用？"记者返回诊室想问个究竟。郑启仲笑了："一个农民，挣个钱多难呐。只要对上症，再便宜也是好药。您跟他说，治不好再来找我！"

旁边一位大夫模样的人哈哈大笑道："要贵药还不容易，千儿八百的，有的是，开多了俺院的效益才好呢！"

谁若把郑启仲看成舍不得开药的吝啬鬼，那就大错特错了。

在他主持创立清丰县中医院期间，曾有这样一件事。

有位在外地为官的熟人，开轿车拉着老父找他求诊。奇怪的是，此公开口不谈老父病情，却对他没完没了地控诉起老人分家不公的种种"劣迹"，还说两位农民胞弟对老父如何刻薄，不舍得花钱给老人看病云云。还对他说，最好别住院，好歹开点药算了。郑启仲闻之面部笑容顿时敛起，没好气地甩出一句："不想看病找我做啥！"

开处方时，出于一种愤怒，本来几十元即可的处方，他一下开出上百元，然后对那为官的老大说了声："取去吧，好药，准管用。"

查房时，老人躺久了，想坐起来。老大却从前面拉起老人两只袖子用力向上搋。一见此景，郑启仲匆匆走到老人床后，双手从老人后背部轻轻向上托起，"就这架势，会吗？"老大和他的两位兄弟不禁羞愧满面。

老人出院时，郑启仲送至门外。兄弟三人一再向他致谢。郑启仲却对老大掏出压抑日久的心里话："我当医生的，对不住父母，绝不会成为好医生。你在外面当官，要是让老人受委屈，这官也不一定能当好。"老大流泪了："郑大夫，您看好了我父亲的病，也教我懂得了如何做人！"

仰无愧于天，俯无愧于地，立无愧于民，这就是白衣天使郑启仲的博大情怀。（原载新华通讯社《每日电讯》2001 年 12 月 11 日）

2019 年 6 月 1 日，安徽的一位姓魏的患儿家长给郑启仲教授送了一面锦旗，上书"医心如佛"四个大字。其知行合一可见一斑。

八、感恩患者，一腔情愫

在相当长的一段时间里，医患关系十分紧张，患者有意见，医生有委屈，郑启仲有他自己的见解和做法。郑启仲作为院长多次在全院职工大会上说："我不要求大家待病人如亲人，只要你能做到对每一位患者问心无愧就行了。"同时他还提出了"医生应感谢患者"的观点，并以此为题在1997年3月16日《濮阳日报》发文。

关于医德医风问题，我认为，除了加强医院管理、制定行为准则之外，关键是解决医务人员的观念问题。一是学医观，清朝名医费伯雄有一段名言："为救人而学医则可，为谋利而学医则不可。我之父母有疾欲求医相救者何如？我之妻子儿女有疾欲求医相救者何如？易地以观，则利心自淡矣。"古人尚且如此，而我们作为新中国的医务工作者该怎么做呢？二是医患观，也就是怎样认识医生和患者的关系问题。一个作家的成功离不开生活，一个医生的成才离不开患者。在医生为患者解除病痛的同时，患者也惠予了医生提高医术、积累经验的机会。所以说，医生不应该把自己看作患者的救世主，在很大程度上医生的经验是拿患者的痛苦甚至生命换来的，这就存在一个医生如何感谢患者的问题。一个成功的作家能发自肺腑地说："感谢生活！"一个医生应该心悦诚服地说："感谢患者！"这就是我要说的医患观。实践证明，树立了感谢患者的医患观，不管多么忙和累，心中充满了激情，充满了愉悦，充满了成就感，是一种快乐和享受，自己的灵魂不断得到升华，人生境界不断提高。

至于个别医生遭遇的不幸事件，少数患者家属对医生的不信任或误解当另作别论。我所讲的感谢患者是我们医生如何对待患者的问题，要坚信我们的真诚会换来大多数患者及亲属的理解和尊重的，人同此心，孰能无情！

清丰县中医院一开始就坚持全院开展学雷锋活动，为患者洗头、洗脚、剪指甲，垫钱买药，拒收红包蔚然成风。1994年5月15日《健康报》以"让医院成为一方净土"为题做了报道。只要医生感谢患者的观念存在心中，对患者有一种亲切感、同情心、尊重感，失败了有内疚，成功了不自傲，使灵魂一次次净化，境界不断得到升华，这就是笔者对"医生应感谢患者"实践的一点感受。

九、静泰书屋，心若止水

郑启仲教授醉心临床，多次有从政的机会都婉言谢绝，接任副院长是以去北京中国中医研究院研究生班深造为条件而答应的，当院长也是不得已应下的。坐下来读书、看病、写文章，当一名清净医生是他的梦想。1995年5月17日，《中国中医药报》头版发表的《濮阳日报》记者梁南洋写的长篇通讯《一个劳模的背影》，结尾时说：人们只看到他被评为"国家有突出贡献中青年专家"的时候，却忘记了数十年来他悬梁刺股的刻苦；人们只看到他精神焕发地参加党的十四大，热情洋溢地传达十四大精神时，却不知道他内心深处正经历着母亲刚刚去世的痛苦。人们只看到了他是院长、是专家、是党员、是劳模，却忘记了他也是个有血有肉的人。

郑启仲毕竟是人而不是神。1992年金秋，他手里拿着参加中国共产党第十四次全国代表大会的通知，守候在病危的母亲床前，他不知道自己是该尽人子之孝道，还是去履行一名党员的神圣职责。他的母亲是在会议召开前数日去世的。

他既为母亲的慈颜难再感到万分痛苦，又感谢母亲没有让他为难。匆匆料理完母亲的丧事，抹去脸上的泪水，郑启仲踏上了赴京的路程。

年届知天命之年的郑启仲开始觉得自己很累，他想远离喧嚣的尘世，回到自己那宁静的书屋。他说："我就想坐下来，给病人看病，做点学问。"

他感到了人生短暂，想要做的事竟那么多。于是，他又回到了自己的书房，每天晚上看完新闻联播就去看书学习，一直到深夜。

他想到了辞职，不止一次地想到要辞去院长的职务去做点自己愿做的事，到濮阳市中医院工作只接个副院长，坚决不当正职也出于此。他甚至浪漫地设计了自己退休后的晚年生活：去读点文学方面的书，写写小说。然而，他真的能退下来，清清净净地做一名普通医生吗？

10年后郑启仲终于迎来了这一天。61岁时交接了院长的职务，62岁时亲自跑到人事局找局长，要求办理退休手续，实现了退休的愿望，回到了自己那宁静的书屋。坐诊、读书、写作，十年的计划制订得清晰而感人。他的书房自名为"静泰书屋"，有人请教含义时，他说："静，取'宁静以致远'之意，做学问要宁静致远，淡泊明志；泰，一要稳如泰山，读书要坐得住，耐得住寂寞；二是遇到挫折、困难、逆境，要泰然处之。"

然而让郑启仲没想到的是，北京、深圳、海南几家医院聘请他去坐诊，几家民营医院聘请他当院长，还有人出巨资与他合伙办医院，待遇都很优厚。"君子不耻禄之不伙"，经过深思熟虑之后，郑启仲决定去无特殊优厚待遇的郑州。河南中医学院（现河南中医药大学，下同）第一附属医院聘请他为主任医师、教授，授予"优秀中医临床人才培养指导老师"的称号，河南中医学院第二附属医院（河南省中医院）聘请他为名师传承研究室终身导师。郑启仲在这里实现了"读书、临证、著述"的梦想。

2008 年 8 月，国家人力资源和社会保障部、卫生部、国家中医药管理局选定郑启仲为第四批全国老中医药专家学术经验继承工作指导老师。他收的两名继承人都是硕士，在郑启仲的精心指导和自身的努力下，两名学生顺利通过了博士论文答辩，获得中医临床医学博士学位，郑启仲被国家中医药管理局评选为"第四批全国老中医药专家学术经验继承工作优秀指导老师"。

2011 年，国家中医药管理局在河南中医药大学第一附属医院建立"郑启仲全国名老中医药专家传承工作室"。在国家和河南省中医管理局的指导下，医院领导的大力支持下，郑启仲带领工作室 11 名成员，夜以继日，呕心沥血，圆满完成带教、授课、论文、专著、科研等各项指标，以优异的成绩顺利通过了国家中医药管理局的验收。

2016 年，郑启仲又被遴选为第六批全国老中医药专家学术经验继承工作指导老师。

在完成 3 个项目的近 12 年中，郑启仲带领他的学术继承人和传承工作室学术团队，获省级课题立项 6 项、厅局级立项 8 项，已结题 9 项，获河南省科技进步奖 3 项、河南省中医药科技成果奖 6 项。发表论文 62 篇，其中核心期刊 28 篇。

出版专著 6 部，参编专著 5 部，在编著作 3 部。获国家发明专利 5 项。

与团队相处的过程中，年逾古稀的郑启仲精神饱满，充满激情。每周不仅有三次门诊，还有会诊、病案讨论、学术讲座、修改论文、撰审书稿，天天忙个不停。每向他请教问题，他总是乐呵呵的，边改边讲，"论文要小题大做，不能大题小做""写稿子有话则长，无话则短""准备资料如一缸水，写出稿子一杯水""删繁就简三秋树，领异标新二月花"……使我们受益良多。按照他的话说，"干自己想干的事不累"，真可谓"不待扬鞭自奋蹄"啊！

在郑启仲的"静泰书屋"中，整墙的书柜摆得满满的，阳台的墙柜也成了他的书柜，书桌背后的一柜书是中国古典名著 100 部和世界十大文豪全集。他每天就是这样从诊室到书屋，从书屋到诊室，两点一线往复。

河南省卫生健康委副主任、河南省中医管理局局长张重刚在为《郑启仲儿科医案》的序言中写道："作为一名医生，爱读书、爱看病、爱写文章，会读书、会看病、会写文章，有此三爱三会，成为中医大家是其修为的必然。作为一位中医工作的管理者，在河南由中医药大省向中医药强省跨越的重要发展时期，我期盼有更多医德同辉的'郑启仲式'的中医大家涌现，有更多的中医药名著问世。

"我与启仲先生相识已 30 有年，最深刻的印象是先生为人谦和低调，学风严谨求实，理论造诣深厚，临床经验丰富，业内外口碑俱佳，是深受患者信赖的好医生，更具有谦谦君子、经纶才子和仁厚医家的风范。"

第二章

学术精华

一、对中医经典的攻读与实践

郑启仲教授从医已整整 60 年了，读经典、做临床、写文章贯穿始终。他认为《黄帝内经》是我国现存最早的医学经典，为中医学理论之源，是中医各科形成与发展的理论基础。他常讲："魏徵曰：'欲流之远者，必浚其泉源，源不深而求流之远，不可得也。'中医之源，源在何处？源在经典，源在《黄帝内经》，一定要尽早把经典著作的学习放在首位。只有从学习《黄帝内经》入手，只有把经典学懂弄通，才能站立在高山之巅，一览中医药群山之美；只有具备深厚的经典功底，才能泉源喷涌、奔流千里……必深其源而后方可流之远矣！"郑启仲教授几十年如一日，苦读经典，他提出的每一个新的学术观点都是在《黄帝内经》理论指导下形成的。如在《素问·咳论》等篇的启发下，提出了"顿咳从肝论治"的学术观点；在《素问·至真要大论》"阳明司天，燥淫所胜……腹中鸣，注泻骛溏……"等运气学说理论的指导下，提出了"小儿秋季腹泻因燥起"的独特见解等。

《伤寒杂病论》亦是如此。郑启仲教授讲，医圣张仲景是我国伟大的医学家，开中医临床辨证论治之先河，他所著的《伤寒杂病论》，创立了伤寒六经辨证体系，奠定了理、法、方、药的理论基础，被后世推为"众方之宗，群方之祖"。他十分尊崇仲景之学。1984 年，郑启仲教授在中国中医研究院（现中国中医科学院）研究生部学习期间参加了王琦教授主编的《伤寒论讲解》一书的编写。王琦教授在序言中说："书之所成，欣得郑启仲、阎艳丽两君通力合作，而有今日之貌。"在平时的工作中，郑启仲教授常将《伤寒论》原文脱口而出，使学生们叹服不已。

郑启仲教授临证善用经方。在他配制的儿科协定处方24剂中，18个是经方；他治疗小儿冷秘的3个主方、治疗发作性睡病的5个主方都是经方，可见其受仲景之学影响之大。2016年又出版了《郑启仲经方名方应用经验》一书，首届国医大师、河南中医药大学原校长李振华教授在序言中写道：

"由全国名老中医郑启仲教授的传人郑攀、郑宏博士主编的《郑启仲经方名方应用经验》，又是一部学习、应用、传承经方名方的力作，作为一部儿科应用经方名方专著尤为难得。书稿先睹，甚感欣慰……桂枝汤治发作性睡病、小柴胡汤治嗜异症、半夏泻心汤治性早熟、理中汤治特发性血小板减少性紫癜、升降散治过敏性紫癜、补阳还五汤治皮肌炎、封髓丹治儿童多动症等，都展示了郑启仲教授深厚的理论造诣和丰富的临证经验。更当点赞的是吴茱萸汤治高血钙症，症见头痛、呕吐、口渴、多尿、便秘，西医诊断为高血钙症和尿崩症，治疗无效，郑启仲教授辨证为肝寒上逆、胃失和降，给予晨服吴茱萸汤，晚进调胃承气汤而愈，可见其经方应用之匠心逸群矣。"

郑启仲教授还十分推崇温病之学，对叶天士、吴鞠通、杨栗山等温病学家的学术思想倍加赞赏。小儿为"纯阳"之体，"肝常有余"，临床确实热病居多。银翘散、桑菊饮、养阴清肺汤等为其常用方药。特别是将杨栗山的升降散广泛应用于儿科临床，且多有创新，如以升降散化裁创新的"升清降浊制动汤"（简称"升降制动汤"）治疗小儿多发性抽动症，升降散加减创立的"清燥止泻汤"治疗秋季腹泻等，都是疗效确切的良方，显示了温病学思想对郑启仲教授学术思想的影响。

郑启仲教授全面继承了钱乙"五脏证治"的学术观点，并加以发展创新。现存的《小儿药证直诀》是钱乙的学生阎季忠搜集其生前论述、方剂编集而成。钱乙学术思想是以《黄帝内经》理论为渊源，结合个人临证经验，提出的独到学术见解，对后世医家的学术成就产生了深远的影响。例如：①提出"全而未壮"的小儿生理特点。②提出小儿患病"易虚易实，易寒易热"，虚实寒热，变化迅速的病理特点。③首创儿科"五脏论治"体系，将风、惊、困、喘、虚归纳为肝、心、脾、肺、肾的主要证候，用虚实寒热判断脏腑病理变化。④在上述学术思想的基础上创制了诸如泻青丸、导赤散、泻黄散、泻白散、六味地黄丸等有效方剂，被推为"小儿经方"。薛立斋推崇说："有太医丞钱仲阳氏，贯阴阳于一理，合色脉于万全，伟论雄才，迥迈前列，可谓杰起而振出者也。"郑启仲教授在攻读研究中医经典和儿科历代医家成果的基础上，结合长达半个多世纪的临床实践，逐步形成了"从肝论治"的儿科学术思想。

二、"从肝论治"的儿科学术思想

郑启仲教授深研中医经典，全面继承了钱乙"五脏论治"的学术思想和万密斋"五脏之中肝常有余，脾常不足，肾常虚，心热为火同肝论，娇肺易伤不易愈"的学术观点，经过自己长期的临床实践研究，逐步形成了"从肝论治"的儿科学术思想，现从理论依据、形成特点、表现形式及运用方法等方面介绍如下。

（一）四个特点

1. 阳常有余，热病居多

"襁褓小儿，体属纯阳，所患热病居多。"（清·叶天士《临证指南医案》）明代儿科医家万密斋在钱乙"五脏虚实辨证"的基础上提出了"肝常有余"的观点，在《育婴家秘》中指出："肝属木，旺于春，儿之初生……谓如草木之芽，受气初生，其气方盛，亦少阳之气，方长而未已，故曰肝有余。""肝常有余"学说发展了钱乙五脏虚实理论，准确地揭示了肝的生理特点，对指导儿科辨证极有临床意义。郑启仲教授认为，小儿体禀纯阳，无论外感内伤都极易化火，所以小儿热病居多，正如万密斋所论："肝主风，小儿病则有热，热则生风。"治肝之法当放首位。郑启仲教授治小儿温热病，临床上常用清肝泻火、清热镇惊、平肝息风等法。

2. 逼子成才，肝易抑郁

肝属木，主疏泄，喜条达而恶抑郁。郑启仲教授认为，人类疾病谱的变化是与社会的发展密不可分的。我国当今社会，独生子女甚多，在家倍受溺爱，同时被家长寄予成才厚望，学业压力很大。子女成绩略有下降，轻则被训斥责骂，甚则棍棒相加，致使不少小儿肝气抑郁，导致疾病丛生。由于小儿保健事业的发展，如胎教、早教、学前教育等，小儿智力发育普遍较早，所以情感发育也大为提前，与此同时情志疾病、行为与精神障碍疾病也在增加，这些疾病都与肝气抑郁有关，需用好治肝之法方能收到良好疗效。郑启仲教授用经验方"疏肝乐食汤"治疗厌食症，"升清降浊制动汤"治疗小儿抽动症，小柴胡汤治疗神经性头痛，柴胡加龙骨牡蛎汤治疗小儿嗜异症等，都是"从肝论治"思想的具体体现。

3. 诸脏之病，多与肝系

中医学的两大特点，一是整体观念，二是辨证论治。从五脏的关系看，肝主疏泄，主藏血，体阴而用阳，喜条达，恶抑郁，与心、肺、脾、肾诸脏关系密切，在生理上互相促进，病理上相互影响，如临床常见的木横乘土、木不生火、木反侮金及土反侮木、火旺木焚、水不涵木等病证。郑启仲教授认为，在五脏证治中要充分运用五行生克理论，把握各脏之间的生理和病理关系，才能真正体现整体观念，做到辨证论治而收到良好疗效。特别是疑难疾病从肝论治可以收到事半功倍之效。如他在《素问·咳论》等理论指导下提出"顿咳从肝论治"，创"镇肝止咳"法和"镇肝止咳汤"，临床取得良好疗效。

4. 从肝论治，莫忘理脾

万密斋在《幼科发挥》中曰："肝常有余，脾常不足者，此却是本脏之气也。盖肝乃少阳之气……肠胃脆薄，谷气未充，此脾所不足也。"脾为"后天之本"，气血生化之源。郑启仲教授一贯重视脾胃在小儿生长发育和疾病中的作用，提出"小儿百病，胃气为要，有胃气易治，无胃气难疗。遣方用药，不可伤胃，从肝论治，莫忘理脾"。所以，郑启仲教授在治疗肝病时遵循"见肝之病，知肝传脾，当先实脾"，在"从肺论治""从心论治""从肾论治"中也时时不忘顾护脾胃。主张小儿用药"三毋"："解表毋过汗，清热毋过寒，泻下毋过剂。"

方小量轻是郑启仲教授追求的境界。他认为方小量轻不但不易损伤脾胃，而且便于小儿服用，有利于疾病康复，对小儿尤为重要。

（二）五种形式

1. 肝常有余，木动风摇

万密斋在《幼科发挥》中提出"肝常有余"的生理特点。《万氏家传育婴秘诀》谓："肝属木，旺于春，春得少阳之气，万物之所以发生也，儿之初生曰芽儿者，谓如草木之芽，受气初生，其气方盛，亦少阳之气方长而未已，故曰肝常有余，有余者，乃自然有余也。"其以草木初萌于春的形象比喻，阐述了肝在小儿生长发育中的主导作用。这与《素问·六节藏象论》中肝为"阴中之少阳，通于春气"的理论是一致的。万氏的精辟见解，是对小儿生理特点的正确提示，颇为后世医家所肯定、弘扬。在小儿生长发育期间，肝脏之所以能较之他脏有余，是由其本身的生理功能与小儿生长发育的特殊阶段决定的。小儿既离母体，脏腑机能活动的进行、生长发育的实现，必赖后天水谷以资助。"一有此身，必资谷气"，水谷的摄取、腐熟、运化功能虽在于脾胃，但也离不开肝的疏泄作用。肝肾相互依存，古人称之为"乙癸同源"。其他如肺的治节功能的实现，心的君主功能的行使，语言、智力、动作的渐次进展与应期出现，也无不与肝有着密切的关系。肝主升发，具有升生阳气以启迪诸脏，升发阳气以调畅气机的作用，故又言肝主升生之气。郑启仲教授认为，生理特点决定了病理特点。肝属木，主升发，主疏泄，主藏血，喜条达，恶抑郁。在病理上，肝疏泄太过与不及、升发太过与不及等均可导致疾病的发生。由于小儿为"纯阳"之体，"阳常有余，阴常不足"，无论外感内伤，患病多从热化，极易引动肝风，正如万密斋"肝主风，小儿病则有热，热则生风"之论。"诸风掉眩，皆属于肝。"临证多见壮热、惊悸、抽搐，甚至角弓反张等"有余"之证。由此可见，肝常有余是小儿疾病向"易实"衍化的病理基础之一。因此，郑启仲教授认为，肝木易化火，木动则生风，即"木动风摇"，从肝论治应为儿科之首法。他在临床每遇发热之证，常用平肝息风之法。

2. 脾常不足，土壅木郁

"脾常不足"是小儿又一重要的生理特点。所谓脾常不足，系指小儿"稚阴稚阳"之体，脏腑娇嫩，形气未充，脾胃薄弱的生理状态而言。

万密斋在《幼科发挥》中说："肝常有余、脾常不足者，此却是本脏之气也。盖肝乃少阳之气，儿之初生，如木方萌，及少阳生长之气，渐而壮，故有余也。肠胃脆薄，谷气未充，此脾所不足也。"形象地描绘了小儿生机旺盛，蒸蒸日上的发展趋势。小儿生长发育极为迅速，对水谷精微的需求较成人相对多，因此，脾胃在小儿阶段处于举足轻重的地位。气血津液的来源，肌肤肢体的丰满，五脏六腑的健全，皆由脾的运化不断补充和化生。

但小儿脾胃处于幼稚脆弱的阶段，五脏六腑"成而未全，全而未壮"，整个消化系统发育未臻完善。而机体的生长发育较快，对水谷精微的需求大，担负后天给养重任的脾胃"供不应求"，水谷精微之气不能适应生长发育的需要，故形成生理上的"脾常不足"。万密斋指出："脾常不足者，脾司土气，儿之初生，所饮食者乳耳，水谷未入，脾未用事，其气尚弱，故不足。"万密斋以小儿"脾常不足"概括了小儿脾胃特点，说明了小儿时期脾胃功能尚未健全，水谷之气尚未充盛。然而这种不足只是一个相对的概念，同时又是动态的、处于不断变化过程中的。它不同于病态的虚弱，而是小儿正常发育状态的一种生理现象。小儿脾胃虽然薄弱，但只要调养得宜，就能够适应机体的生长需要，发挥其正常生理功能，并且随着年龄的增长和水谷的不断摄入，"不足"之脾胃也将日趋发育成熟、健全。

小儿由于生理上的脾常不足，加之寒温不能自调，饥饱不知自节，或添加辅食不当，极易损伤脾胃，造成运化失常，升降失司。正如万密斋在《育婴家秘》中说："小儿肠胃脆薄兮，饮食易伤，筋骨柔弱兮，风寒易侵。""水谷之寒热伤人也，感则脾先受之。""况小儿脾常不足，非大人可比，幼小无知，口腹是贪，父母娇爱，纵其所欲，是以脾胃之病，视大人犹多也。"郑启仲教授认为，当今父母片面强调高营养饮食，滥服滋补之品；或过于溺爱，纵其所好，恣意零食、偏食、冷饮；或饥饱无度，如过食肥甘、煎炸炙煿之品，均可损伤脾胃，脾胃纳运失职，升降失调，宿食停聚，积而不化，则成积滞，症见脘腹胀满、厌食、嗳腐，兼见头胀、胁痛、心烦易怒等，舌红苔黄腻，脉弦滑。属脾病及肝，即脾胃壅滞而影响到肝的疏泄功能，反过来又加重了脾胃的壅滞，称"土壅木郁"，亦叫土反侮木。《素问·宝命全形论》云："土得木而达。"

因此，郑启仲教授临床治疗脾胃失调的病证，在健脾和胃的同时，加用疏肝之品，以使肝脾调和，各复其职。比如他治疗小儿积滞常用枳术保和汤加佛手、青皮等疏肝之品而收良效。他的经验方中有治小儿厌食症的疏肝乐食汤，即是"从肝论治"学术思想的具体体现。

3. 心常有余，木火相煽

肝属木，主疏泄，主藏血；心属火，主血脉，主神志。木生火，二者属相生的母子关系，其生理关系主要表现在血液和精神情志方面。

心主血，心是一身血液运行的枢纽；肝藏血，肝是贮藏和调节血液的重要脏腑。两者相互配合，共同维持血液的运行，所以说"肝藏血，心行之"（王冰注《黄帝内经素问》）。全身血液充盈，肝有所藏，才能发挥其贮藏血液和调节血量的作用，以适应机体活动的需要，心亦有所主。心血充足，肝血亦旺，肝所藏之阴血，具有濡养肝体、制约肝阳的作用。所以肝血充足，肝体得养，则肝之疏泄功能正常，使气血疏通，血液不瘀滞，有助于心主血脉功能的正常进行。

心藏神，肝主疏泄。人的精神、意识和思维活动虽然主要由心主宰，但与肝的疏泄功能亦密切相关。血液是神志活动的物质基础，心血充足，肝有所藏，则肝之疏泄正常，气机调畅，气血和平，精神愉悦。肝血旺盛，制约肝阳，使之勿亢，则疏泄正常，使气血运行无阻，心血亦能充盛，心神得养，神志活动正常。病理上，相互影响，如木不生火、火衰木病等。然而，小儿心常有余，肝常有余，阳常有余，决定了最常见者为"木火相煽"。小儿心神怯弱，肝气未盛，对于外界环境、情绪及学习压力的调节尚不成熟，因此，肝易抑郁而化火。《素问·气厥论》云："肝移热于心。"故临床上肝火常夹心火，表现为性情偏执、冲动任性、多言秽语、烦躁不安等心肝火旺之证。

心主神志，肝主疏泄，皆与精神、情志活动相关，因此，小儿情志及精神行为疾病逐渐增加，与社会环境及学习压力对心肝的影响关系密切。郑启仲教授临证十分重视小儿家庭环境、性格特点、学业情况、情志如何，对多发性抽动症、多动症、学习困难、强迫症、发作性睡病、性早熟等多种疑难杂症注重从肝论治，肝心同调，疏肝泄热，清心宁神，疗效显著。

4.肺常不足，木火刑金

"肺常不足"首见于明代著名儿科学家万密斋《育婴家秘》

一书，是对小儿肺脏生理特点的高度概括。小儿时期，五脏六腑的形与气都相对不足，有别于成人，指小儿时期的肺脏无论在组织结构上还是在生理功能上，均娇嫩柔弱，全而未壮，有异于成人。

肺主一身之气，外合皮毛腠理，肺为"华盖"，肺主一身之表，又主一身之气，为脏腑之外卫；肺为娇脏，为清虚之体，外合皮毛，开窍于鼻，与天气直接相通，故六淫等外邪侵入，最易犯肺。万密斋云："娇脏易遭伤。"小儿时期的肺系功能未臻完善，肺气尚未充盛，故肺之主气、司呼吸、主宣发肃降、主治节、通调水道等功能均处于不完善和不稳定状态，抗邪力弱，一旦受邪则功能易乱，发生疾病。肺属金，主气；肝属木，主疏泄，金克木，二者属相克关系。肝主升，肺主降，人体气机升降、气血调畅全赖肝肺之升降功能。郑启仲教授认为，小儿"肝常有余，肺常不足"，肺金的肃降，能制约肝气、肝火上升。如肝肺的气机升降失常，肺金不能克制肝木升动之气，导致肝气升发太过，肝气郁结，气郁化火，循经犯肺，即可出现"木火刑金"的反克现象，出现胁痛、易怒、咳逆、咯血等肝火犯肺（木火刑金）之证；反之，肺失肃降，继而化热，肺热下行，亦可影响到肝，则肝失条达，在咳嗽的同时可见胸胁胀满引痛、头晕头痛、面红目赤等症。郑启仲教授在《素问·咳论》"五脏六腑皆令人咳"理论的指导下，提出了"顿咳从肝论治"的观点，创立"镇肝止咳"法，拟"镇肝止咳汤"方，是其"从肝论治"学术思想的典型代表。

5. 肾常不足，水不涵木

肾主藏精，五行属水，主生长发育与生殖，为生命之根。小儿生长发育，全赖肾中之精气。肝肾两脏关系密切，有"乙癸同源"之说，肝藏血，肾藏精，精血同源，互资互化；肝属木，肾属水，水能涵木，两脏为母子关系，有余的肝气必然需要充足的肾水。这对于小儿来说是最重要的，肾水充足，肾精化肝血，肝血养肝气，则肝气有余，又不失其舒畅条达之性，此为"自然之有余"，为旺盛的生命之机；肾水不足，不能涵养肝木，肝气失于疏泄，则为"亢盛之有余"。肝主疏泄，主藏血；肾主藏精，主水，为先天之本。肝属木，肾属水，水生木，二者属相生关系。肝木靠肾水的滋养而维持其条达之性，生理上主要表现在精血同源，即肝肾同源。

郑启仲教授认为，当今社会学习压力、工作压力导致大部分年轻夫妇选择过晚孕子，孕期仍从事繁重工作，使小儿先天禀赋不足，肾精亏虚，五脏不足，气血虚弱。而先天禀赋不足是小儿易患哮喘、抽动症、多动症、发作性睡病等多种疑难病症的内在因素，与现代研究发现许多疑难病具有明显家族史、遗传在发病中具有重要作用的结论是一致的。

《张氏医通·诸血门·诸见血证》说："气不耗，归精于肾而为精；精不泄，归精于肝而化清血。"即指肾精化为肝血。肾精与肝血，二者相互滋生，相互转化。小儿肾常虚，肾精不足，"水不涵木"，阴阳失衡，肝阳易亢，肝风易动。郑启仲教授认为小儿多动症、抽动症、性早熟发病率逐年升高与此相关。临床用归芍地黄汤、杞菊地黄汤、龙牡地黄汤加减治疗小儿多动症；用逍遥散、龙胆泻肝汤治小儿特发性性早熟等都是"从肝论治"学术思想的具体应用。

（三）六种方法

郑启仲教授"从肝论治"儿科疾病的学术思想体现在儿科常见病和疑难疾病的治疗之中，常用者有如下六种。

1. 清肝解热法

小儿"肝常有余"，无论外感六淫，内伤乳食，多从热化，易引肝风。所以，"清肝解热法"为其常用之法。郑启仲教授说："小儿多热证，热极易生风，清热防动风，儿科第一功。"临床见发热患儿，在辨证论治的同时，常辅以清肝解热法，加入平肝清热化痰解痉之品治之。郑启仲教授常用蝉蜕、僵蚕、羚羊角粉等，以防肝热动风，他认为这些药清肝解热而无苦寒伐胃之弊。如治疗外感发热时，在辨证应用银翘散的基础上加入蝉蜕、僵蚕，临床疗效明显提高，退热迅速；高热不退者加羚羊角粉；积滞化热者，在消食导滞的基础上加入上品，不但热退较快，又防热极生风；少阳郁热，用小柴胡汤加蝉蜕、僵蚕；阳明经热，用白虎汤酌加清肝解热之品等每收良效。

病案举例：积滞发热案

张某，男，2岁8个月，郑州市人。2010年9月3日初诊。

患儿于3天前出现不食、呕吐，次日发热38℃，经社区诊为发热原因待查，给予退热药不效而来诊。刻下：烦躁不安，呕恶不食，口气酸腐，发热（体温38.7℃），腹胀满，按之痛，大便已两日未行，舌尖边红苔黄垢。查血常规未见异常。诊断为积滞。辨证属乳食积滞，郁而化热。治宜消积清热，表里双解。

处方：大柴胡汤加减。柴胡 6g，大黄 3g，炒枳实 3g，炒厚朴 3g，生白芍 10g，槟榔 6g，炒莱菔子 6g，焦山楂 6g，炒僵蚕 6g，蝉蜕 3g。1 剂，水煎，频服。

二诊：2010 年 9 月 4 日。服上方后当晚大便泻下，热势遂减。上方去大黄、厚朴、槟榔，再进 1 剂热退身凉，神静，纳增而愈。

按语："便通药止"是郑启仲教授应用下法的原则之一。凡用通下法，他总是与家长反复叮嘱，大便一通，服药即停，以免药过病所损伤脾胃。本例采用最常用的下法治疗小儿积滞发热，以大柴胡汤加消食导滞之品及僵蚕、蝉蜕解表通里，清肝解热，以防热极生风，1 剂便通热退，2 剂神静纳增而愈。

2. 平肝清心法

小儿五脏六腑成而未全，全而未壮，心气未充，怯弱未定。"肝常有余"，肝失疏泄，易于化火，扰动心神，常致夜卧不宁，惊惕哭闹。郑启仲教授常用"平肝清心法"，如导赤散加白芍、郁金、石菖蒲、远志、竹叶、僵蚕、蝉蜕、生龙齿等。凡属肝郁化火，心火内扰之证均可用之。

病案举例：小儿夜啼案

田某，女，1 岁 10 个月，荥阳市人。2009 年 5 月 12 日初诊。

患儿夜间哭闹 10 余天。经当地医院治疗不效而求诊。刻下：每到夜间 10 点以后哭闹不安，时有惊恐之状。舌尖边红苔白，指纹色紫达气关。诊断为夜啼。辨证属心火内扰，肝亢不宁。治宜平肝清心，宁心除烦。

处方：导赤散合泻青丸加减。生地黄 3g，竹叶 2g，栀子 3g，防风 3g，生白芍 6g，蝉蜕 3g，远志 3g，钩藤 3g，生甘草 3g。3 剂，每日 1 剂，水煎服。

二诊：2009 年 5 月 15 日。服上方 2 剂后夜惊即止，原方改隔日 1 剂，再进 3 剂而愈。随访 1 年未见复发。

按语：小儿"神气怯，易于感触"。心主惊而藏神，小儿神气怯弱，若暴受惊恐，则神志不宁，寐中惊啼不安。故投导赤散合泻青丸加减，以清心平肝，宁心除烦，2 剂而惊止，守法调理而愈。

3. 镇肝息风法

肝体阴而用阳，先天肾阴不足，热病日久，或肝火久郁，耗伤肝肾之阴，则致肝肾阴虚、肝风内动之证。郑启仲教授用镇肝息风法主要治疗小儿惊风、痫证、狂证、多动症、抽动症等。对于抽动症属肝肾阴虚、肝风内动者，郑启仲教授常用此法，方选镇肝息风汤合孔圣枕中丹加减。

病案举例：儿童多发性抽动症案

李某，男，7 岁，开封市人，2010 年 5 月 19 日初诊。

患儿 2 年前无明显诱因，出现眨眼、挤眉、摇头、腹部抽动等症。经当地医院诊为小儿抽动症，服用西药氟哌啶醇无效。改用中药温胆汤、羚角钩藤汤等效亦不显而求诊。刻下：摇头耸肩，挤眉，弄眼，腹部不时向上抽动，心烦易怒，大便干，小便黄，舌红苔少，脉细数。诊断为小儿抽动症。辨证属肝肾阴虚，肝风内动。治宜滋阴潜阳，镇肝息风。

处方：镇肝息风汤加减。生白芍15g，代赭石15g，生龙骨15g，生牡蛎15g，天冬10g，玄参10g，龟甲10g，茵陈6g，生麦芽6g，僵蚕6g，蝉蜕6g，生甘草6g。7剂，每日1剂，水煎服。

二诊：2010年5月26日。摇头、腹部抽动减轻，烦躁易怒见缓，守法再调。上方去茵陈，加白附子6g，14剂，每日1剂，水煎服。

三诊：2010年6月12日。诸症显著减轻，方改一贯煎加减。药用生地黄10g，沙参15g，枸杞子15g，麦冬10g，生白芍15g，白附子6g，穿山龙10g，谷精草10g，全蝎6g，生甘草6g。14剂，每日1剂，水煎服。

四诊：2010年6月28日。诸症基本消失，上方去生地黄、麦冬、穿山龙，加生白术15g，茯神15g，远志6g。隔日1剂，调理2个月症状消失。随访1年未见复发。

按语：该患儿患抽动症2年余，服用西药氟哌啶醇未能控制。改用中药温胆汤、羚角钩藤汤等无效而求郑启仲教授诊治，辨证属肝肾阴虚，肝风内动，用镇肝息风法，投镇肝息风汤治疗，7剂见效，21剂诸症大减，改柔肝息风法，用一贯煎加减，14剂而诸症消失，可谓药切病机，见效亦捷。后加生白术、茯神、远志而收全功。

4. 镇肝止咳法

肝主疏泄，性喜条达，肺主一身之气，主肃降。肝与肺，生理上相互调节，病理上相互影响。若肝失疏泄，则会影响到肺气的正常肃降；反之若肺失肃降，也会影响到肝，使气机升降失常。郑启仲教授在"五脏六腑皆令人咳"理论指导下，发现了百日咳痉挛性咳嗽的病机属"木火刑金"，提出了顿咳从肝论治的观点，创拟了镇肝止咳法和镇肝止咳汤，用于百日咳痉挛性咳嗽的治疗，取得了满意的疗效。郑启仲教授用镇肝止咳法不仅治疗百日咳，凡辨证属"肝咳"者，均用镇肝止咳法治疗。

病案举例：顿咳案

马某，女，4岁，2010年2月5日初诊。

患儿咳嗽40余天，呈阵发性痉挛性剧咳，最后呕出痰涎甚至胃内容物方止，昼轻夜重，每日发作7～8次。在当地县医院用中西药治疗不效而来诊。刻下：患儿精神紧张，呈惊恐状，目胞微肿，右侧目睛红赤，舌质尖边红苔黄，脉弦滑。诊断为顿咳。辨证属木火刑金，风痰相搏。治宜清热化痰，镇肝止咳。

处方：镇肝止咳汤（郑启仲经验方）加减。柴胡6g，生白芍12g，代赭石9g，炒僵蚕9g，青黛3g，胆南星3g，黄芩6g，炒栀子6g，茅根12g，生甘草3g。3剂，每日1剂，水煎服。

二诊：2010年2月8日。痉咳明显减轻，精神好转，目赤减轻。上方再进4剂。

三诊：2010年2月12日。痉咳已基本停止，目赤基本消退，面目仍轻度浮肿。上方去代赭石、黄芩、栀子、青黛，加炒白术6g，茯苓9g，姜半夏3g。每日1剂，再进3剂而愈。

按语：镇肝止咳汤是郑启仲教授在"顿咳从肝论治"学术思想指导下，创制的治疗百日咳痉挛性咳嗽的经验方。本案患儿咳嗽40余天，呈阵发性痉挛性剧咳，昼轻夜重，每日发作7～8次，系典型的痉挛性咳嗽。当地中西药治疗收效不显，故用镇肝止咳法，投镇肝止咳汤而收到满意疗效。

5. 疏肝和胃法

肝主疏泄，胃主受纳，肝与胃生理上相互促进，病理上相互影响。肝的疏泄有助于胃气下降而调节胃的受纳功能；反之若肝失疏泄，则会横逆犯胃，使胃失和降，而出现呕吐、呃逆、嗳气、纳呆、腹胀等症。郑启仲教授常用疏肝和胃法治疗上述病症，常用方药为四逆散加减，胃热呕吐者加苏叶、黄连，烧心、反酸者合左金丸，伤食呕吐者合保和丸加减，呃逆者加公丁香、柿蒂，肝气上逆重者加代赭石等。

病案举例：胃脘痛案

宋某，女，14岁。2009年10月26日初诊。

因情志失调而胃脘疼痛1年余。刻下：上腹部阵阵作痛，痛引两胁，时有反酸，大便不畅，舌红苔薄黄，脉弦滑。诊断为胃脘痛。辨证属肝郁化火，肝火犯胃。

处方：四逆散合左金丸加减。醋柴胡6g，炒白芍12g，炒枳实 6g，黄连 6g，吴茱萸 1g，煅瓦楞子 15g，佛手 10g，砂仁 6g，玄胡 6g，生甘草 3g。3 剂，每日 1 剂，水煎服。

二诊：2009 年 10 月 29 日。药后患儿诸症明显好转，效不更方，上方再进 5 剂，痛止脉平而愈。

按语：胃脘痛一证有寒热虚实之分，儿科临床以积滞等实证居多。本案胃脘痛时轻时重已 1 年余，证属情志失调，肝气抑郁，日久化火，肝火犯胃之证。故投四逆散合左金丸加减治之，3 剂见效，8 剂诸症悉平。

6. 疏肝理脾法

肝属木，脾属土，肝与脾关系极为密切。肝藏血，肝血的供应依赖于脾脏的化生作用，脾气的健运则依赖于肝的疏泄功能。若小儿所欲不遂，情志失调，肝气郁滞，可致木乘脾土，形成肝脾不和之证，常致患儿腹痛、泄泻等。郑启仲教授把疏肝理脾法用于治疗小儿厌食、腹痛、腹泻等。

郑启仲教授在临床实践中发现，小儿厌食症大多因家庭环境、不良习惯导致小儿肝气不舒，情绪抑郁，肝气犯胃，胃不受纳。故提出"厌食从肝论治"的观点，并创拟了"疏肝乐食汤"应用于临床取得满意的疗效。

病案举例：小儿厌食案

田某，男，8 岁，濮阳市人，2009 年 9 月 3 日初诊。

纳呆、食少时轻时重 2 年余。患儿因学习压力大，所愿不遂，渐见纳呆食少，经当地医院用健胃消食之剂治疗不效而来诊。刻下：面色萎黄，发黄无泽，两胁不舒，心烦易怒，大便不调，舌红苔白腻，脉弦。诊断为厌食症。辨证属肝郁脾虚，肝脾不和。治宜疏肝解郁，醒脾开胃。

处方：疏肝乐食汤（郑启仲经验方）加减。醋柴胡 6g，白芍 10g，百合 10g，醋郁金 6g，焦山楂 10g，炒麦芽 10g，佛手 6g，玫瑰花 6g，砂仁 3g，炙甘草 3g。7 剂，每日 1 剂，水煎服。

二诊：2009 年 9 月 12 日。进食增，舌苔变白薄，脉现缓象。上方再进 7 剂，每日 1 剂，水煎服。

三诊：2009 年 9 月 19 日。饮食恢复正常，诸症基本消失，上方取 15 剂，隔日 1 剂，调理 1 个月而愈。

随访 2 年未见复发。

按语：厌食，中医称"恶食""不思食""不嗜食"，属儿科常见病，病因复杂。本例患儿因学习压力，加之所愿不遂而致肝气抑郁，肝郁克脾，肝脾不和，长期厌食不愈。久治不愈者，乃健胃消食而未疏肝之故。郑启仲教授辨证求因，用疏肝理脾法，投疏肝乐食汤加减而顺利治愈，实乃"从肝论治"之范例也。

三、小儿体质"三说"与应用心得

郑启仲教授十分重视小儿体质，从小儿生长发育、预防保健、疾病防治的应用方面进行了深入的研究。

（一）小儿体质"三说"的提出与形成

小儿是指从胚胎形成到青春期结束这段时期。整个时期每个年龄阶段又有不同的机体特点，又可划分为 7 个阶段：胎儿期、新生儿期、婴儿期、幼儿期、学龄前（幼童）期、学龄（儿童）期和青春期（少年）期。小儿时期，个体处于不断生长发育过程之中，有着不同于成人的体质特点。

关于小儿体质，古代医家早有论述。《灵枢·逆顺肥瘦》曰："婴儿者，其肉脆、血少、气弱。"隋代巢元方《诸病源候论·小儿杂病候》曰："小儿脏腑之气软弱，易虚易实。"唐代孙思邈在《备急千金要方》指出"小儿气势微弱"以及"小儿始生，肌肤未成""少小新生，肌肤幼弱"，并认为小儿多有惊痫者，亦由少小"血脉不敛，五藏未成""五脉不流，骨怯不成"之故。以上文献认为"气血不足，脏腑柔弱"是小儿的基本体质特点。

我国第一部儿科专著《颅囟经》曰："孩子气脉未调，脏腑脆薄。""凡孩子三岁以下，呼为纯阳，元气未散。"提出了小儿为"纯阳"之体的概念，清代吴鞠通之前的医家多尊崇此说，影响久远。

宋代儿科名医钱乙在《小儿药证直诀》中说："小儿骨气未成，形声未正，悲啼喜笑，变态不常。"明确指出小儿"脏腑柔弱""五脏六腑，成而未全，全而未壮"的体质特点，还指出小儿"脏腑柔弱，易虚易实，易寒易热"的病理特点。张从正在《儒门事亲》中也指出："小儿初生，肠胃绵脆，易饥易饱，易虚易实。"大大丰富了小儿体质学内容。

明代万密斋在《育婴家秘》中说："小儿血气未充……肠胃脆薄，精神怯弱。"更具体提出小儿"肝常有余，脾常不足，心常有余，肺常不足，肾常虚"的五脏有余及不足观点，丰富了小儿体质学说内容，为小儿疾病的治疗提供了辨体论治的依据，一直有效地指导儿科临床。万密斋还提出"儿之初生曰芽儿者，谓如草木之芽，受气初生，其气方盛，亦少阳之气方长未已"，成为小儿体质"少阳"学说的开山鼻祖。

明代张景岳在《景岳全书·小儿则》中说"小儿元气未充"以及"小儿之真阴未足"的观点。清朝温病大家叶天士在《临证指南医案·幼科要略·总论》中也说"再论幼稚，阳常有余，阴未充长"，为"稚阴稚阳"学说的提出打下了基础与铺垫。

清代吴鞠通在《温病条辨·解儿难》指出小儿"稚阳未充、稚阴未长"，明确提出了小儿属"稚阴稚阳"之体的学术观点，指出小儿体质阴阳二气均较不足，较之"纯阳"观点更趋完善。此外，吴鞠通还指出小儿"脏腑薄、藩篱疏，易于传变，肌肤嫩、神气怯，易于感触"的病理特点。

（二）小儿体质"三说"的"是"与"非"

郑启仲教授认为，小儿的体质特点，决定疾病的产生、发展与转归，小儿体质"纯阳""稚阴稚阳""少阳"学说，在儿科发展史上对指导临床实践发挥了重要作用。正确认识小儿体质"三说"，对于小儿生理病理特点的理解和运用，提高临床疗效，指导预防保健，保障儿童健康等都具有十分重要的意义。

1."纯阳"说

《颅囟经·脉法》首先用"纯阳"一词称呼小儿，曰："凡孩子三岁以下，呼为纯阳，元气未散。"小儿为"纯阳"之体说由此而生，长时期被后世多数医家所尊崇。由于对"纯阳"一词的概念未做详尽的阐述，以至于后世医家对"纯阳"的理解各执己见，难免偏颇。

清代吴鞠通之前，多数医家是从小儿患病后多表现为阳证、热证、实证的病证特点来理解"纯阳"的。由于小儿为"纯阳"之体，以阳为用，阳气抗邪的特点是温热、向上的，无论外感六淫之邪、时令疫毒，还是内伤饮食，在抵抗邪气的过程中，都易于阳（热）化，在疾病早期表现为阳证、热证、实证。

宋代钱乙在《小儿药证直诀·序言》说："小儿纯阳，无烦益火。"《圣济总录·小儿风热》曰："小儿体性纯阳，热气自盛……"金代刘完素《黄帝素问宣明论方·小儿门》说："大概小儿病者，纯阳，热多冷少也。"元代朱丹溪《格致余论·慈幼论》："小儿十六岁以前，禀纯阳气，为热多也。"清代温病大家叶天士在《临证指南医案·幼科要略·总论》中说"襁褓小儿，体属纯阳，所患热病最多"及"小儿热病最多者，以体属纯阳，六气著人，气血皆化为热也"。清代著名医学家徐大椿在《医学源流论·治法》也说："小儿纯阳之体，最宜清凉。"在治疗小儿疾病时，力主清凉，力避温热，出现了明显的弊端。如清代儿科医家陈复正所言："幼科论证，悉以阳有余阴不足立论，乖误相承，流祸千古，后人误以婴儿为一团阳火，肆用寒凉，伤脾败胃。"

那么，如何正确理解"纯阳"说呢？

郑启仲教授认为，首先，不能从字面意思理解"纯阳"。

人是一个阴阳平衡的有机整体，阴平阳秘，机体功能才能正常。阴和阳是不能分割的，物质是功能的基础，功能是物质的具体表现。若将"纯阳"理解为阳亢阴亏或有阳无阴都是不正确的。不存在有阳无阴的盛阳，也没有阳盛阴微和阳气的绝对有余。正如吴鞠通所言："古称小儿纯阳，此丹灶家言，谓其未曾破身耳，非盛阳之谓。"余梦塘在《保赤存真》中说小儿"真阴有虚，真阳岂有无虚……此又不可徒执纯阳之论也"。《秘传片玉心书》中又说："小儿纯阳之体，阴阳不可偏伤。"陆平一在其《孵溪医论选》中论及小儿机体特点时也说："小儿年幼，阴气未充，故曰纯阳，原非阳气之有余也，特稚阳耳……"徐小圃先生也认为小儿"阴属稚阴，阳为稚阳"，而非"纯阳"之体。

"纯阳"学说是对婴幼儿时期小儿生机旺盛、发育迅速生理现象的高度概括，说明了小儿在生长发育、阳充阴长过程中生机蓬勃、发育迅速的生理特点。从小儿总体的生长发育过程来看，小儿不断生长、发育并逐渐成熟，这种蓬勃的生长趋势是绝对的，中医把这种积极向上的、不断完善的特性称为"阳"，而这种阳的趋势是绝对的，故理解为"纯阳"。"纯阳"是在阴平阳秘前提下，阳气相对偏旺的生理状态。由于小儿生长发育迅速，对各种营养物质需要迫切，而精血津液这些属"阴"的营养物质总显得相对不足。"纯阳"学说着重强调了阳相对旺盛，阴相对不足。陈复正在《幼幼集成》中说："至云小儿阳火有余，不知火之有余，实由水之不足。"后世的"阳有余，阴不足"说是这种观点的注解和发展。

2."稚阴稚阳"说

随着对"纯阳"学说认识的深入，纯阳学说的片面性和局限性日益暴露。清代温病学家吴鞠通率先摆脱了纯阳学说的禁锢，在《温病条辨·解儿难》中指出："古称小儿纯阳，此丹灶家言，谓其未曾破身耳。非盛阳之谓，小儿稚阳未充，稚阴未长也。"正式提出了小儿为"稚阴稚阳"之体的新说。郑启仲教授认为，"稚阴稚阳"学说的确立，表明对小儿体质的认识从功能和物质的角度趋向全面，几乎被中医界公认，中华人民共和国成立后的教科书都为之推崇，并做了正确的解释和运用。

"稚阴稚阳"的体质学说认为，小儿的阴和阳都是幼稚的，不充实的。也就是说，小儿体内精、血、津液以及脏腑、四肢、百骸等有形物质尚未发育成熟（稚阴），脏腑的各项生理功能尚未完善（稚阳），仍处于生长发育的动态过程中。该学说深刻阐明了小儿最基本的生理本质，对中医小儿体质学说产生了深远的影响，已经成为临床共识。

郑启仲教授认为，"稚阴稚阳"学说的提出是长期以来对"纯阳"学说的不同认识之间争鸣的产物，也有深厚的历史渊源。《灵枢·逆顺肥瘦》曰："婴儿者，其肉脆、血少、气弱。"《颅囟经》说："孩子气脉未调，脏腑脆薄。"钱乙在《小儿药证直诀·变蒸》也说："五脏六腑成而未全，全而未壮。"明代张景岳《景岳全书·小儿则》认为"小儿元气未充""小儿之真阴未足"。明代王肯堂《证治准绳》说："盖小儿初生襁褓，未有七情六欲，只是形体脆弱，血气未定，脏腑精神未完。"

江育仁对"稚阴稚阳"进行了较全面的解释:"这里的阴,一般是指体内精、血、津、液等物质;阳,是指体内脏腑的各种生理功能活动,故稚阴稚阳的观点更充分说明了小儿无论在物质基础与生理功能上,都是幼稚不完善的。"根据"稚阴稚阳"总结出的小儿"脏腑娇嫩,形气未充;生机蓬勃,发育迅速"的生理特点和"发病容易,变化迅速;脏气清灵,易趋康复"的病理特点,有效地指导着儿科临床实践。

3."少阳"说

明代万密斋在《育婴秘诀·五脏证治总论》云:"春乃少阳之气,万物之所以发生者也。小儿初生曰芽儿者,谓如草木之芽,受气初生,其气方盛,亦少阳之气方长未已……"这是小儿体禀"少阳"之说的最早较明确的记载。近代医家张锡纯在《医学衷中参西录》中说"小儿少阳之体,不堪暑热"及"盖小儿虽为少阳之体,而少阳实为稚阳",明确提出了小儿为"少阳之体"的说法。今人安效先、徐荣谦对小儿体质的"少阳"学说进行了较全面的论述与阐发。

郑启仲教授认为,"少阳"学说强调小儿时期的阴阳平衡是动态发展的,小儿的阴阳平衡是阳气占主导地位的阴阳平衡,是处于不断发展变化中的阴阳平衡。随着阳气不断迅速生长,阴气亦随之生长,即所谓"阳生而阴长"。小儿时期阴阳平衡更迭的速度主要取决于阳气的生发速度。阳气占主导地位的阴阳平衡是"少阳"学说的核心。不可仅从字面上认为"少阳"学说只强调了"阳"而并未提及"阴"。"纯阳"学说和"稚阴稚阳"说分别体现了小儿生理特点的两个不同方面。"纯阳"学说体现的是小儿生机蓬勃、发育迅速的一面，"稚阴稚阳"学说体现的是小儿脏腑娇嫩、形气未充的一面。"少阳"学说概括了小儿生机旺盛的特点，又隐含了小儿各方面发育不成熟，阴阳二气皆稚嫩的特点。《素问·阴阳类论》云："一阳者，少阳也。"王冰注曰："阳气未大，故曰少阳。""少阳"学说不仅避免了"纯阳"学说对于小儿阴阳二气稚嫩和不足阐述的不够，也避免了"纯阳"学说之"纯阳"易被误解为"纯阳无阴"的不足；还避免了"稚阴稚阳"学说单纯强调小儿脏腑嫩弱，对小儿生机蓬勃、发育迅速生理特点强调不够的缺陷，是"纯阳"学说和"稚阴稚阳"学说的补充和完善。

（三）小儿体质"三说"的历史地位和局限性

郑启仲教授认为，任何一门科学，在它形成和发展的过程中，无不是在继承前人的基础上，不断创建新的理论、学说使其得以丰富发展的。小儿体质"三说"见仁见智，对小儿体质的认识不断深化，如张宝林指出："纯阳之体学说，不能完整的解释小儿体质的生理特点，其作为一个学说，没有统一的含义……稚阴稚阳学说，概念统一、明确，反映了中医学的整体观点。"根据"稚阴稚阳"总结出小儿"脏腑娇嫩、形气未充；生机蓬勃，发育迅速"的生理特点和"发病容易，变化迅速；脏腑清灵，易趋康复"的病理特点，有效地指导着儿科临床实践。"少阳"学说又从小儿生长发育阶段的生理特点认识上，对"稚阴稚阳"学说进行了某些补充和阐发。

"三说"虽然对儿科的临床实践有很大的指导意义，但也有其一定的局限性。《黄帝内经》把人的体质从"阴阳五行""形体肥瘦及年龄壮幼""性格刚柔勇怯""形态苦乐"等四个方面进行了分类研究，内容包括了性别、年龄、地区、禀赋、体态、性格、心理活动、皮肤、社会地位、生活条件、对自然界的适应能力及药物针刺的反应等方面，并通过描述个体的特殊性即个体的差异性，提示诊断治疗原则。从《黄帝内经》体质分类看小儿体质"三说"，郑启仲教授认为"三说"只是《黄帝内经》体质分类中的一个方面，"纯阳""稚阴稚阳"或是"少阳"，都是阐述小儿生长发育阶段生理体质特点的共性，而不能用以说明不同小儿体质的差异性，即个体体质。比如，同为1岁婴儿，均属"稚阴稚阳"之体，在同一环境中感受外邪，由于其阴阳强弱的个体差异，有的表现为发热、无汗、脉浮紧的表实证，有的则表现出发热、自汗、脉浮缓的表虚证，临床只能针对每一小儿的不同见证施治，而不能因同属"稚阴稚阳"之体而用一方治之。"稚阴稚阳"说显然无法解决小儿个体体质差异的问题，故需对小儿体质进一步研究。中医体质学说的创建人王琦教授在中国人九种体质的研究基础上，对小儿（1～2岁、2～7岁、7～14岁）体质进行了深入研究。这一研究成果的面世，将把小儿体质研究推向历史新阶段。

四、小儿望诊研究与应用心得

（一）小儿面部望诊

郑启仲教授常说，儿科俗称"哑科"，闻诊、问诊、切诊均易受干扰，望诊诊察的结果一般比较客观可靠。四诊合参以望为首，而望诊之中又以望面为先。正如《幼科概论·望形色审苗窍从外知内》言："望闻问切，此固医家之不可少一者也，然在大方脉则若是，而小儿科则以望为主。"小儿肌肤柔嫩，反应灵敏，凡外感六淫，内伤乳食，以及脏腑功能失调，气血阴阳盛衰，易从面色表现于外。郑启仲教授在望闻问切四诊合参的基础上，重点对"面上证"进行临床验证，然后总结出规律，用以指导临床实践。

1. 面部五色与五脏的关系

面部望诊是小儿望神色中的重要组成部分。《灵枢·邪气脏腑病形》说："十二经脉，三百六十五络，其血气皆上于面而走空窍。"《灵枢·师传》也说："五脏之气阅于面。"说明面部色泽是人身气血的反映，望面色可以了解脏腑气血的盛衰，以及邪气之所在。观察面部气色的好坏，主要在有神无神。所以

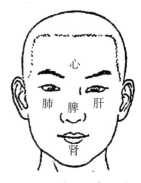

图 1 面部五脏部位图

喻嘉言《医门法律·望色论》说："察色之妙，全在察神。"《素问·五脏生成》谓："生于心，如以缟裹朱；生于肺，如以缟裹红；生于肝，如以缟裹绀；生于脾，如以缟裹栝楼实；生于肾，如以缟裹紫，此五脏所生之外荣也。"常用的面部望诊方法有五色主病和五部配五脏（图1），其中五色主病是望神察色诊病的主要方法。

面部五色配五脏，是根据面部不同部位出现各种色泽变化来推断脏腑病变的面部望诊方法。《灵枢·五色》曰："五色各见其部，察其浮沉，以知浅深；察其泽夭，以观成败；察其散抟，以知远近；视色上下，以知病处。"宋代钱乙则明确提出："左腮为肝，右腮为肺，额上为心，鼻为脾，颏为肾。"（《小儿药证直诀·面上证》）明代王肯堂在《证治准绳·幼科》中引《全婴方》云："左颊属肝，东方之位，春见微青者平，深青者病，白色者绝……右颊属肺，西方之位，居右，秋见微白者平，深白者病，赤色者绝……额上属心，南方之位，火性炎上，故居上，夏见微赤者平，深赤者病，黑色者绝……鼻上属脾，中央之位，故居中，而四季见微黄者平，深黄者病，青色者绝……下颏属肾，北方之位，水性润下，故居下，冬见微黑者平，深黑者病，黄色者绝。"对这五个部位的色泽变化用五行学说解释，吴谦指出："欲识小儿百病原，先从面部色详观。五部五色应五脏，诚中形外理昭然。额心颏肾鼻脾位，右腮属肺左属肝。青肝赤心黄脾色，白为肺色黑肾颜……"（《医宗金鉴·幼科心法要诀》）

2. 面部五色的临床意义

五色，即按面色红、青、黄、白、黑五种不同颜色的偏向表现来诊察疾病。五脏六腑之生理病理均在机体呈现特定的颜色，如《素问·举痛论》曰："五脏六腑固尽有部，视其五色，黄赤为热，白为寒，青黑为痛，此所谓视而可见者也。"《万氏秘传片玉心书·观形察色总论》说："凡看小儿疾病，先观形色，而切脉次之。""五位青色者，惊积不散，欲发风候。五位红色者，痰积壅盛，惊悸不宁。五位黄色者，食积癖伤，疳候痞癖。五位白色者，肺气不实，滑泄吐痢。五位黑色者，脏腑欲绝，为疾危恶。"《育婴家秘·幼科发微赋》概括："青惊赤热，黄积白疳，如煤之黑分，必中乎恶毒，似赭之紫分，斯感乎风寒。"古代儿科医家对于五色主病，一方面出自五行理论，另一方面也是临床实践观察、经验积累的结果。

（1）面色白

面呈白色，是气血不荣，络脉空虚所致，多为虚证、寒证。小儿感冒初起，面色苍白，无汗者，多为外感风寒；久病面白少华，唇色淡白，多为血虚；突然面色苍白，四肢厥冷，大汗淋漓者多为阳气暴脱；若面色㿠白，颜面四肢浮肿者，为阳虚水泛，常见于阴水。

案 张某，女，6岁，1977年12月10日初诊。

咳嗽、发热、喉鸣2个月余。2个月前感寒而发，发热、咳嗽、喘鸣，当地医院诊为支气管肺炎，治疗不愈而来诊。刻下：面色白，心悸气短，自汗恶风，咳嗽喘鸣，痰多色白，食少便溏。听诊右下肺可闻中小湿性啰音。舌质淡，苔薄白，脉浮缓无力。中医诊断为肺炎喘嗽。西医诊断为支气管肺炎。辨证属心肺气虚，肺气失宣。治宜益气和营，温肺化痰。

处方：黄芪建中汤加减。黄芪12g，桂枝6g，白芍10g，炙甘草3g，姜半夏6g，白术6g，生姜3g，大枣3枚。3剂，每日1剂，水煎服。

二诊：1977年12月13日。咳减，喉鸣消失，自汗渐止，纳食增加，面色转为红润，肺部啰音消失，效不更方，守法再进 6 剂而愈。其父大悦，询问能否根治。调方如下。

处方：黄芪 9g，桂枝 6g，白芍 10g，炙甘草 3g，生姜 3g，大枣 2 枚，紫河车粉 2g（冲服）。3 日 1 剂，水煎服。上方，连续进 28 剂停药观察，随访 3 年未见复发。

按语：患儿面呈白色，白色多是气血不荣，络脉空虚所致，多为虚证、寒证。本例患儿为支气管肺炎，"邪之所凑，其气必虚"，病邪久羁，正虚邪恋；营损于里，卫伤于外；中阳不振，脾湿生痰；寒痰内蕴，肺虚失宣，可谓本证缠绵难愈之源。"损者益之""劳者温之"，故予黄芪建中汤益气和营，温肺化痰，加白术、半夏健脾燥湿、祛痰，方药合度，见效亦速。

（2）面色红

面色赤红，因热盛而血液充盈所致，多为热证，又有实、虚之分。若面红、咽痛、咽部红肿为风热外感；小儿面红目赤，壮热不退，口渴引饮，便干尿赤者，为里热炽盛；午后颧红潮热，口唇红赤伴盗汗为阴虚内热，虚火上炎；若两颧艳红如妆，面白肢厥，冷汗淋漓为虚阳上越，是阳气欲脱的危重证候。

案 1 李某，女，4 岁，2009 年 6 月 17 日初诊。

咳嗽 1 个月。咳嗽呈阵发性剧咳，多在午后和夜间发作，咳后吐出白色黏痰，经用西药头孢类抗生素、镇咳化痰剂，中药止嗽散等治疗不效。刻下：左腮色赤且灼手。舌尖边红，苔黄微腻，脉弦有力。中医诊断为咳嗽。西医诊断为支气管炎。辨证属木火刑金，痰热蕴肺。治宜清肝泻火，化痰止咳。

处方：小柴胡汤合黛蛤散加减。柴胡 6g，黄芩 6g，姜半夏 6g，青黛 2g，海蛤壳 10g，栀子 6g，炒僵蚕 6g，葶苈子

6g，甘草 3g。3 剂，每日 1 剂，水煎服。

按语：该患儿咳嗽 1 个月余，久治不愈，应考虑到"五脏六腑皆令人咳，非独肺也"。而此患儿左腮发赤，结合舌红苔黄等，清肝泻火，化痰止咳之小柴胡汤合黛蛤散 3 剂而愈，实得益于面部望诊提示的病位、病因病机的指导。

案 2 张某，女，7 岁，2010 年 10 月 16 日初诊。

低热 2 个月。患儿 2 个月前因感冒发热、咳嗽，经当地医院中西医结合治疗热退咳止。数日后发现每天午后低热（体温 37.1 ～ 37.7℃），夜半自退，经多家医院检查排除心、肝、肾、肺疾患及结核病。用中药青蒿鳖甲汤等均不效而来诊。刻下：患儿表情活泼，体温 37.4℃，唯右腮红赤。舌淡红，苔少微黄，脉浮微数。中医诊断为发热。西医诊断为发热原因待查。辨证属肺有蕴热。治宜养阴清肺。

处方：泻白散加减。桑白皮 10g，地骨皮 10g，杏仁 10g，白薇 6g，乌梅 10g，甘草 6g，粳米 30g。3 剂，每日 1 剂，水煎服。

二诊：2010 年 10 月 19 日。面赤、低热减轻，其中第 3 日体温未达 37℃。原方再进 5 剂，低热退，腮赤消，停药观察，随访半年未见复发。

按语：该患儿低热达 2 个月有余，郑启仲教授接诊即叫我们看"这个患儿右腮发赤多么典型"，不用诊脉就知有热在肺。遵钱乙"散肺虚热，少服泻白散"，方用泻白散加白薇、乌梅泻肺、敛阴而收功。

（3）面色黄

面色黄而非常色者，常因脾虚失运，水谷、水湿不化，气血不充所致，多为虚证或湿证。小儿面目色黄而鲜明，为湿热内蕴之阳黄；面目黄而晦暗，为寒湿阻滞之阴黄；出生后不久出现的黄疸为胎黄，有生理性与病理性之分。小儿面色萎黄，伴形体消瘦、腹胀纳呆为脾胃气虚，常见于疳证；面黄无华，伴脐周阵痛，夜间磨牙多为虫积。

案 连某，女，10岁，河南许昌市人，2010年5月8日初诊。

嗜食泥土半年余。患儿半年前出现不思饮食，嗜食泥土而不能自控，兼见困倦无力，身体消瘦。在某医院按钩虫病及蛔虫病治疗无效。刻下：面色萎黄，双气池色暗，精神倦怠，形体消瘦，心烦，失眠多梦。舌淡红，苔黄而腻，脉濡数。中医诊断为嗜异症。西医诊断为异食癖。辨证属湿热内阻，中焦失和。治法宜清利湿热，健脾和胃。

处方：三仁汤加减。杏仁6g，白蔻仁6g，薏苡仁15g，法半夏6g，厚朴10g，滑石10g，淡竹叶10g，黄连6g，远志6g，夜交藤15g，琥珀2g（研极细末，冲服）。5剂，每日1剂，水煎，分2次服。

二诊：2010年5月13日。患儿自述嗜异症减轻，见泥土能自控，睡眠好转，于前方去琥珀，加党参10g，白术12g，麦芽20g，继服15剂，症状消失。

按语：本例为嗜食泥土症，历时半年，久治少效。细究其因，实湿热内阻，中焦失和所致。张景岳在《景岳全书》中说："直取其本，则所生诸病，无不皆退。"故用三仁汤清利湿热，宣畅三焦；配白术、党参、麦芽健运脾胃。湿去热清，脾胃和合而愈。

（4）面色青

面色青，因气血不畅，经脉阻滞所致，多为寒证、痛证、惊痫、瘀证。若面色白中带青，表情愁苦皱眉，多为里寒腹痛；面青而晦暗，神昏抽搐，常见于惊风和癫痫发作之时；面青唇紫，呼吸急促，为肺气闭塞，气血瘀阻。大凡小儿面呈青色，病情一般较重，应注意多加观察。

案 关某，男，11 岁，河南濮阳市人，2011 年 6 月 2 日初诊。

发作性抽搐 4 年。4 年前无明显原因出现抽搐发作，在某大学医院行脑电图检测示异常儿童脑电图，诊断为"癫痫"。服用丙戊酸钠已 2 年余，仍有大发作，求郑启仲教授诊治。刻下：每周发作 2～3 次，表现为突然仆倒，不省人事，醒后惊恐不安。面色萎黄，双气池紫暗，表情呆滞，饮食差，大便滞。舌尖边红，苔黄，脉弦。脑电图检查：儿童异常脑电图。肝肾功未见异常。中医诊断为痫证。西医诊断为癫痫。辨证属肝胆郁热，痰扰清窍。治宜疏肝利胆，化痰息风。

处方：柴胡加龙骨牡蛎汤加减。醋柴胡 10g，姜半夏 6g，黄芩 10g，人参 6g，胆南星 6g，炒栀子 6g，远志 10g，郁金 10g，白矾 3g（化，兑服），石菖蒲 10g，生龙骨 15g，生牡蛎 15g，生姜 6g。每日 1 剂，连服 28 剂。

二诊：2011 年 7 月 5 日。服药期间发作 1 次，全身症状轻，守法再调。

处方：醋柴胡 6g，姜半夏 6g，桂枝 3g，人参 6g，郁金 6g，白矾 3g（化，兑服），远志 6g，石菖蒲 6g，生龙骨 15g，生牡蛎 15g，生姜 6g，甘草 6g。30 剂，每日 1 剂，水煎服。

三诊：2011 年 8 月 6 日。服药期间发作 2 次，舌尖边红，苔白腻，上方去桂枝，加炒栀子 6g，白芍 15g，天麻 10g，30剂，每日 1 剂，水煎服。患儿近 1 个月未发作，复查脑电图明显改善。守方化裁巩固疗效 6 个月后停药观察，随访 1 年未见发作。

按语：徐大椿曰"此方能治肝胆之惊痰，以之治癫痫必效"。张景岳云："癫狂二证，皆由情志过度……皆属火炽痰壅，但有缓急之分耳。"心藏神，为精神之所舍，火炽痰壅扰乱神明，则发狂为急；痰热闭阻，神明失用，只发癫为缓。此方诸药相配，散与敛、通与补、温与清共融于一方之中，郁热清而痰浊除，闭阻解而神明复，浮神敛而惊悸安，故收良效。

（5）面色黑

面色黑，常因阳气虚衰，水湿不化，气血凝滞导致，多为寒证、痛证、瘀证、水饮证。若面色青黑，手足逆冷，多为阴寒里证；面色黑而晦暗，兼有腹痛呕吐，可为药物或食物中毒；面色青黑晦暗为肾气衰竭，不论新病久病，皆属危重。若小儿肤色黑红润泽，体强无病，是先天肾气充沛的表现。

郑启仲教授在继承《黄帝内经》、钱乙、王肯堂、吴谦等小儿望诊的基础上，望诊面部时强调以下几方面。①患儿情绪、光线强弱及环境温度等对其色泽会有一定影响，所以要在安静未哭之前，尽量利用自然光线抓紧时机细心诊察；②对其异常色泽要详细询问其时间及变化情况；③要紧密结合闻问切诊，正确判断异常变化的病位、病性、病因病机，不论五色主病，或五部配五脏的面部望诊方法，都要抓住五色特殊变化，四诊合参，综合分析，正确诊断，实为经验之谈。

（二）小儿风池气池望诊

小儿风池气池望诊是小儿面部望诊的一部分，有关内容零星散见于有关医籍，在理论和实践上未能形成一种独立的望诊方法。郑启仲教授从医已 60 年，在诊断上特别重视小儿望诊，尤其是对风池气池望诊进行了深入研究，成为其望诊的一大特色。

1. 小儿风池、气池的部位

对于风池、气池的部位，《幼科推拿秘书·卷二》曰："风池在目上胞，一名坎上；气池在目下胞，一名坎下。"《医宗金鉴·幼科心法要诀》有"风气青惊紫吐逆"之论。刘弼臣教授在《医宗金鉴·幼科心法要诀白话解》中注释说："这里的风，是指风池，在眉毛下面；这里的气，是指气池，在眼睛下面。"也就是说，风池在眼上胞，气池在眼下胞。（图 2）

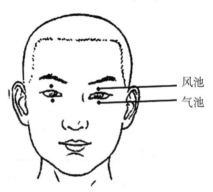

图 2　风池、气池部位图

按照眼科五轮学说："白晴属肺，曰气轮；乌珠属肝，曰风轮；大小眦属心，曰火轮；上下胞属脾，曰肉轮；神瞳属肾，曰水轮。"（明·蒋示吉《望色启微》）郑启仲教授学习前人经验，结合自己多年的临床实践，认为前人把风池、气池的部位分别定在目的上胞和下胞是符合临床实际的。结合眼科五轮学说"上下胞属脾，曰肉轮"，脾与胃相表里，这说明风池、气池与脾胃密切相关，即风池属脾，气池属胃。

2. 小儿风池、气池的色泽变化与临床意义

《医宗金鉴·幼科心法要诀》曰："风气青惊紫吐逆。"《小儿推拿广意·上卷》曰："风气二池黄吐逆，若黄青色定为风，惊啼烦躁红为验。"郑启仲教授发现，小儿风池、气池的异常变化，远不只"青惊紫吐逆"。脾为后天之本，气血生化之源，与全身各脏腑关系密切。按照全息律"任何一个局部都可以反映它所在整体"的理论，小儿风池、气池的异常变化，可以反映全身的变化，对儿科疾病的诊断治疗具有重要意义，且便于观察，少有干扰，简单易行。郑启仲教授研究"小儿风池气池望诊"多年，总结出风池、气池色青、赤、黄、白、黑五种变化的临床意义及使用方法。

（1）风池、气池色青

小儿风池、气池色青，是儿科临床常见的一种异常变化。青为木色，病多系肝。主风、主惊、主寒、主痛及血瘀等。淡者为虚，重者为实。病机多为痰热动风，肝风内动，肝亢乘脾，寒凝经脉，肝血瘀阻等。常见于小儿惊风，多发性抽动症，多动症，癫痫，脑炎，痛症，肝病等。治法常用化痰

息风，平肝息风，疏肝解郁，散寒止痛，温经通络，活血化瘀等。

案 张某，女，2岁6个月，2010年5月20日初诊。

腹泻2个月。近2个月来每天腹泻3～4次，大便清稀不臭，量中等，呈蛋花样，夹未消化食物残渣，偶有抽搐。刻下：面色苍白，风池、气池及印堂色青。精神萎靡，肢冷，腹部柔软略胀，纳呆，腹痛，夜眠不安，时有肢体抖动。舌质淡红苔白，指纹红淡紫透气近命。诊断为慢脾风。证属脾阳虚衰，土虚木乘，虚风内动。治宜健脾温阳，暖肝息风。

处方：附子理中汤加减。制附子3g，人参6g，白术6g，干姜3g，全蝎1g，煅龙骨10g，炙甘草6g。2剂，每日1剂，水煎频服。

二诊：2010年5月22日。精神明显好转，腹泻次数减为每日1～2次，肢体抖动停止，纳增，遂以原方继进3剂，诸症悉平，风池、气池青色消退。

按语：《小儿药证直诀》言"小儿慢惊，因病后或吐泻，或药饵伤损脾胃……此脾虚生风无阳之证也"。该患儿风池、气池及印堂色青，为木乘脾土，结合舌质淡，苔白，指纹红淡紫透气近命，俱属虚寒之象，考虑日常饮食不节，喂养不当，损伤脾胃，脾阳大虚则泄泻、抽搐诸症变生。故选附子理中汤加全蝎、煅龙骨温运脾阳、镇惊息风，令土实生金，金实制木则木无所乘，诸症自除。

（2）风池、气池色赤

小儿风池、气池色赤，是风池、气池常见的异常变化。赤为火色，病多系心。主热、主火，多为阳证、实证。病机多属心火上炎，心脾积热，毒热内蕴，阴虚火旺等。常见于口舌生疮，积滞化热，各种传染病等。治法常用清心泻火，通腑泄热，凉血解毒，滋阴降火等。赤色即红色，有虚实之分，淡红为寒、为虚热，临证当细辨之。

案 韩某，女，2岁，2011年10月15日初诊。

反复发热1周。患儿7天前出现发热，热峰39℃，伴唇周及口腔黏膜、咽峡部出现较多疱疹及溃疡，周围有红晕，口唇周围可见较多黄色分泌物，流涎较多，大便偏干，小便黄。风池气池色赤。舌红苔白，舌面见较多溃疡，指纹紫滞达风关。诊断为口疮。辨证属脾胃湿热，阳明火盛。治宜清热利湿，解毒散火。

处方：泻黄散加减。藿香6g，山栀子10g，防风6g，滑石10g，黄芩6g，牡丹皮6g，蒲公英6g，薄荷5g，升麻5g，生地黄6g，淡竹叶6g。1剂，水煎，2日服完。

二诊：2011年10月17日。体温降至正常，流涎仍较多，精神好转，舌淡红，苔白，指纹淡红，口腔及咽峡部疱疹、溃疡较前减少。

处方：藿香6g，防风6g，白术6g，山栀子6g，升麻6g，生薏苡仁10g，苍术6g，薄荷6g，淡竹叶6g，砂仁6g，鸡内金6g，太子参6g。3剂，每日1剂，水煎服。

三诊：2011年10月20日。流涎较少，体温正常，胃纳好转，二便正常，舌淡，舌面少许溃疡，指纹淡红达风关，风池气池赤色已退。

处方：白术6g，苍术6g，生薏苡仁6g，藿香6g，升麻6g，砂仁6g，防风6g，淡竹叶6g，鸡内金6g，山栀子3g。3

剂，诸症平。

按语：《素问·至真要大论》云"诸痛疮疡，皆属于心""少阳之复，大热将至，火气内发，上为口糜"。疮疡的发生虽与心经关系密切，但此小儿饮食不节，恣食肥甘，脾胃受伤，聚湿生热，"脾开窍于口""舌为脾之外候"，加之望诊该患儿风池、气池皆赤，考虑为阳明胃经、太阴脾经积热所致，故予泻黄散治之效佳。

（3）风池、气池色黄

小儿风池、气池出现色黄，也是儿科比较常见的一种异常变化。黄为土色，病多属脾。主湿、主虚。病机多为湿邪困脾，脾失健运。常见于小儿泄泻、厌食、积滞、疳证、脾湿、肝病等。治法常用运脾化湿，消积健脾，健脾止泻，疏肝健脾等。

案 宋某，男，6岁，河南开封人，2012年9月3日初诊。

时值夏至。厌食、纳呆1年余。患儿为独生子女，平素甜食、零食较多。近3个月来，纳食减少，食欲明显下降，时有恶心呕吐，头晕，寐差，便干不调。经几家医院诊治不效，且日见消瘦而求诊。刻下：形体消瘦，面黄白，风池、气池色黄。神疲乏力，厌食，纳呆，口淡恶心，寐差倦卧，小便长，大便偏干，舌质红，苔白腻，脉弱。诊断为厌食。辨证属脾胃虚弱，纳运失司。治宜益气健脾，化湿和胃。

处方：七味白术散加减。人参6g，炒白术10g，茯苓10g，木香6g，藿香6g，葛根10g，焦山楂10g，陈皮6g，佛手10g，砂仁6g，生姜6g，甘草3g。中药配方颗粒，6剂，每日1剂，分早晚2次冲服。

二诊：2012年9月9日。食欲增加，效不更方，守方再进6剂。食量明显增加，精神和悦，改异功散善后而愈。

按语：《素问·痹论》云"饮食自倍，肠胃乃伤"。若饮食过度，乳食内停，气机不畅，则脾胃升降失常，运化无力，浊阴不降，清阳不升，而见厌食、纳呆，故投七味白术散扶脾化湿，配砂仁、陈皮、佛手芳香醒脾，生姜温胃止呕，焦山楂化积开胃。脾为阴土，喜燥而恶湿，胃为阳土，喜润而恶燥，一阴一阳，一升一降，脾胃调和，才能使枢纽运转正常。

（4）风池、气池色白

小儿风池、气池色白，也是儿科比较常见的一种异常变化。白为金色，病多属肺。主寒、主虚。病机多为气虚血亏，土不生金，阳气虚弱，中焦虚寒，寒邪束表等。常见于咳嗽、哮证、久泻、厌食、脱证等。治法常用温肺散寒，益气养血，培土生金，温中散寒，温阳固脱等。

案 姚某，女，7岁，河南新乡市人，2010年3月12日初诊。

遇冷咳嗽、哮喘发作3年余。患儿3岁时因受凉而发哮喘，反复发作已3年余，经多方治疗未能控制，求郑启仲教授诊治。刻下：面浮黄，风池、气池色白，喉中痰鸣，呼吸喘促，畏寒怕冷，时自汗出，大便稀，小便清。体温37.2℃。舌淡，苔白，脉浮。诊断为哮证。西医诊断为支气管哮喘。辨证属营卫失和，土不生金。治宜调和营卫，化饮平喘。

处方：桂枝加厚朴杏子汤加减。桂枝9g，白芍9g，姜厚朴 6g，杏仁 6g，炙甘草 6g，生姜 3 片，大枣 3 枚。2 剂，每日 1 剂，遵嘱桂枝汤煎服法。

二诊：2010 年 3 月 14 日。哮止喘平，脉静身凉，唯大便稀薄，每日 2 次，上方加炒白术、茯苓各 10g 以培土生金。

三诊：2010 年 3 月 17 日。诸症消失，风池、气池色白已消。为防复发，拟善后之方。

处方：黄芪 12g，肉桂 3g，白芍 6g，炒白术 6g，五味子 3g，当归 6g，肉苁蓉 6g，紫河车 2g，生姜 6g，大枣 10g，炙甘草 3g。中药配方颗粒，每日 1 剂，水冲服。

服 30 剂后去肉桂、白芍，加熟地黄 10g，白芥子 6g，改为隔日 1 剂。又服 3 个月，停药观察，随访 3 年未再复发。

按语：郑启仲教授对桂枝加厚朴杏子汤治小儿哮喘倍加推崇，常用此方治疗小儿支气管哮喘。表虚者加黄芪；脾虚者加白术、茯苓；肾气不足者加白果仁；肾阳虚加制附子，以桂枝易肉桂；血虚者加当归；肾精亏虚者加熟地黄、肉苁蓉、五味子、紫河车，每收良效。本例风池、气池色白，乃气虚金弱之故，经上方调理而收全功。

（5）风池、气池色黑

小儿风池、气池出现色黑，临床比较常见。黑为水色，病多属肾。主寒、水饮、瘀血证，亦主痰热证。病机多为寒水上犯，水饮内停，瘀血内阻，久病伤肾，痰火内扰等。常见于哮证，肾病，肝病日久，抽动症，癫痫等。治法常用温阳利水，温肺化饮，温补肾阳，活血通络，平肝息风，化痰清热等。

案 王某，男，6 岁，河南济源市人，2012 年 11 月 3 日初诊。

咳喘反复发作 3 年余。患儿于 3 年前每遇寒冷即发咳喘，秋冬较重，每年可发 10 余次，经多家医院治疗未能控制发作。近日咳喘加重，动则加剧而求诊。刻下：双风池、气池色黑而暗，喘息，咳嗽，咯吐痰涎，四肢欠温，畏寒，鼻流清涕，舌质淡胖，苔白，脉沉细。中医诊断为哮证。西医诊断为支气管哮喘。辨证属寒饮内停，上凌于肺。治宜温阳化饮，补肾纳气。

处方：阳和汤加减。熟地黄 10g，鹿角霜 10g，白芥子 3g，麻黄 3g，制附子 3g，巴戟天 6g，肉桂 3g，茯苓 10g，炒白果仁 6g，炮姜 3g，细辛 2g，炙甘草 3g。3 剂，每日 1 剂，水煎服。嘱服药期间忌食辛辣、生冷、油腻之品。

二诊：2012 年 11 月 6 日。家长诉患儿 1 剂后，喘去其半，痰亦大减，四肢转温，面色见红润。续进 2 剂，喘咳渐平，饮食亦佳，风池、气池黑色变浅，效不更方，原方再服 3 剂。

三诊：2012 年 11 月 9 日。诸症基本控制，虑其病根已深，非旦暮能除，更书一方嘱其缓解期常服。

处方：人参 6g，茯苓 9g，白术 9g，鹿角胶 9g，淫羊藿 9g，肉桂 3g，炮姜 3g，白芥子 3g，炙麻黄 3g，炙甘草 3g。中药配方颗粒，隔日 1 剂，连服 3 个月。

随访半年，喘未复发，风池、气池色黑消失。

按语：《谦斋医学讲稿》载有阳和汤治疗顽固性痰饮咳喘病案。久喘患者病情缠绵反复，正气溃散，故易致六淫之邪侵袭，六淫之邪，又以寒邪居多，寒邪袭肺，肺失宣降，痰浊内生，而阳和汤温、宣、补三法并用，用其治疗哮喘频发之本虚标实者甚为合拍。方中以炮姜、肉桂辛温助阳；鹿角胶、熟地黄填补精血，更有阴中求阳之妙，使肺中沉寒得温，痰滞易散；麻黄宣肺平喘，白芥子利气化痰，二药直捣巢穴；甘草乃止咳良药，又可调和诸药；加细辛以温肺化饮；加茯苓以健脾治本；加白果以补肾纳气。全方配伍，补而不腻，使全身精血充足，阳气温煦，一切阴寒痰浊凝结之证得温补通散之力而消散，风池、气池黑色亦随之消失。

（三）小儿舌诊望诊

郑启仲教授特别重视小儿舌诊。他十分推崇杨云峰之论："不独伤寒发热有胎可验，即凡内外杂症，亦无一不呈其形、著其色于舌……据舌以分虚实，而虚实不爽焉；据舌以分阴阳，而阴阳不谬焉；据舌以分脏腑、配主方，而脏腑不瘥、主方不误焉……危急疑难之顷，往往症无可参，脉无可按，而唯以舌为凭；妇女幼稚之病，往往闻之无息，问之无声，而唯有舌可验。"（《临症以验舌为准统论》）郑启仲教授常讲，儿科自古称为"哑科"，神识未发，语言未通，脉又难凭，望闻问切以望为主，然哭闹拒诊、惊恐不安，又多以假象而难为凭，唯舌象无以遁形，最能辨其邪之进退、正之盛衰，故儿科医生必精舌诊，舌诊为儿科之要。

1. 舌的生理

舌是口腔中一个重要的肌性器官，它附着于口腔底、下颌骨、舌骨呈扁平而长形。舌的上面称舌面，下面称舌底，舌面又分为舌体与舌根两部分，以人字沟为分界。伸舌时一般只能看到舌体，它是中医舌诊的主要部位。习惯上将舌体的前端称为舌尖，舌体的中部称为舌中，舌体的后部、人字形界沟之后称为舌根，舌两边称为舌边。舌体的正中有一条纵行沟纹，称为舌正中沟。

舌面覆盖着一层半透明的黏膜，黏膜皱褶呈许多细小突起，称为舌乳头。人体的疾病能反映在舌上，与舌的特殊构造和生理功能密切相关。正常舌乳头的浅层上皮有轻度的角化脱落现象，脱落的上皮与唾液、食物碎屑和细菌混在一起，共同形成一层薄薄的白色舌苔。舌是食物进入消化道的必经器官之一，也是机体内环境与外环境接触的要道。舌内血管、神经分布丰富，且有较多的腺体。血氧浓度、血红蛋白含量以及舌上皮厚度均可影响舌质的变化。当体内上述成分发生改变时即可从舌头反映出来。

舌的正常组织结构决定了正常舌象特点：舌色淡红鲜明，舌质滋润，舌体大小适中，柔软灵活，舌苔均匀，薄白而润。简称"淡红舌，薄白苔"。

2. 舌象与脏腑

舌为心之苗窍、为脾之外候。在脏腑中，以心和脾胃与舌的关系最为密切。其他脏腑则通过心和脾间接影响舌象的变化。《灵枢·脉度》说："心气通于舌，心和则舌能知五味矣。"心主血，所以察舌可以了解卫气营血和脾胃消化功能的病变，同时可以了解病之表里、寒热、虚实。《幼幼集成·舌病证治》云："舌为心之苗，胃之根，小儿多生舌病，以心脾之积热也，故有重舌、木舌、弄舌、舌胎等证，宜辨其虚实而治之。"

脏腑病变多反映于舌面，且具有一定的分布规律。《伤寒指掌·察舌辨证法》有"舌尖属上脘，舌中属中脘，舌根属下脘"的说法，即舌尖部多反映上焦心肺的病变，舌中部多反映中焦脾胃的病变，舌根部多反映下焦肾的病变，舌两侧多反映肝胆的病变。根据临床观察，提示某些脏腑病变在舌象变化上有一定的规律，但并非绝对，还需结合其他症状，加以分析辨别。

3. 小儿舌诊的临床意义

《医门棒喝》说："观舌质可验其正之阴阳虚实，审苔垢即知邪之寒热浅深。"正常小儿舌象表现为舌体灵活，活动自如，舌质淡红，舌苔薄白质润。小儿舌质较成人红嫩。新生儿舌红无苔、哺乳婴儿的乳白苔，均属正常舌象。食后或服药后对舌苔有一定影响，应注意。儿科除内科舌诊内容外，还要注意一些特殊舌象，如木舌、重舌、舔舌、连舌、吐舌、弄舌、霉酱苔、花剥苔、染苔等。郑启仲教授认为，望舌主要从三个方面进行，包括舌体、舌质、舌苔。这三个方面既要分看，又要合看，才能结合其他诊法，做出正确诊断。

（1）望舌体和舌形

指舌的形质、动态等，舌体胖嫩边有齿痕，多为脾肺气虚；舌体瘦薄而色赤者，多为热病伤津。舌形胖嫩为脾气不足，舌肿色赤为心脾热盛，舌起芒刺多为热入营血，舌生裂纹多属阴伤液耗。舌体强硬多为痰浊阻滞，舌体伸缩多为热盛风动，舌体歪斜为风邪中络，舌体痿软为脾气衰弱。舌常伸出口外，久不回缩，称为吐舌；舌反复伸出舔唇，旋即回缩，称为弄舌。吐舌常因心脾有热，弄舌可为惊风先兆，二者又均可见于先天禀赋异常、智能低下者。

（2）望舌质

舌质主要观察的内容包括颜色、质地、舌下络脉等，主要反映脏腑气血津液的盛衰。舌色淡红明润，表明脏腑气血功能正常，即使有病亦轻浅。舌色淡白不荣，多因气血不足，主虚主寒。舌色鲜红主热证，实热证舌老红，多见于急性热病；舌红干为热伤阴津，舌尖红为上焦温病或心火上炎，舌边红为肝胆有热；虚热证，舌嫩红，伴质干不润者为阴虚内热。舌色红绛主热入营血、瘀热互结，红绛质干为热灼阴津，舌色深绛为血瘀夹热。舌质紫暗为气滞血瘀。

（3）望舌苔

望舌苔包括望苔质和望苔色。中医学认为舌苔是由胃气上熏于舌而成。在病理情况下，胃气夹病邪之气上熏于舌而成，不同的邪气造成不同的舌苔改变，所以望舌苔可以辨别病邪的寒热、邪正的消长。

舌苔薄而白、不滑不燥为正常。新生儿亦多见薄白苔，少数舌红无苔者于48小时内可转为淡苔，所以新生儿舌苔情况可作为观察胃气生发的指标之一。

舌苔薄主正常或病轻浅，如外感初起；舌苔厚主病在里或病深重，如食积痰湿。苔质滋润为有津；苔质滑润为湿滞；苔质干燥为津伤；苔质腐垢为胃浊；苔质黏腻为痰湿。舌苔白主正常或寒湿，薄白为外感风寒或风热初起，白腻主痰湿内蕴。舌苔黄主热证、里证，薄黄为风热在表、风寒化热或热邪传里，黄腻苔主脾胃湿热或肺家痰热，老黄干燥主热甚，耗伤气阴。舌苔灰黄而干为热炽津伤；舌苔色灰而润为痰湿内停。舌苔花剥如地图主脾胃病，脾胃气虚者兼舌质淡、胖嫩、有津，脾胃阴虚者兼舌质红、苔少、少津，也有因体质因素而产生者。舌面光而无苔，主阴伤液竭或胃气将竭。儿童易出现染苔，如吃橘子、蛋黄、核黄素等可使舌苔染黄，吃橄榄、乌梅、铁剂等可使舌苔染黑，服未包之黛蛤散（青黛）可使舌苔染青，喝牛奶、豆浆等可使舌苔染白等，均不能误认为病态。

郑启仲教授经常强调观察舌象应结合以上三方面，综合判断，还应注意其动态变化。例如舌质由淡红转红转绛，是热证由浅入深；舌苔由白转黄转灰，是热证由轻转重。舌苔由无到有，说明胃气逐渐来复；舌苔由薄转厚，说明食积湿滞加重；舌苔由厚转薄，说明食积湿滞渐化。

舌诊是中医望诊中的重要组成部分。在疾病发生发展过程中，脏腑的虚实、气血的盛衰、病邪的深浅，以及预后转归等，都能从舌象上反映出来。尤其哺乳婴儿不会言语，小儿不能正确诉说病情，加之就诊时啼哭叫扰，给诊断造成困难。所以，望舌就显得更加重要。

4. 郑启仲教授的舌诊临证心得

（1）察舌首重技巧，方有正确判断

郑启仲教授指出，儿科与内科不同，小儿临诊多因惧怕而常哭闹不安，情绪、光线等直接影响医生观察小儿舌象，给医生以错误的信息，所以提出察舌首先要重视方法和技巧。

郑启仲教授强调察舌要以在自然光线下，以患儿情绪稳定、自然张口伸舌为准。若患儿哭闹不安，则舌充血变红、变紫；若室内光线昏暗，则舌色暗红；若在灯光下察舌，不同的灯光则会出现不同的颜色，非灯光不可时要用日光灯，以免假象导致判断错误。

郑启仲教授接诊患儿首先望诊，同时与患儿逗乐，稳定患儿情绪，然后让患儿自然伸舌进行舌诊。有时把患儿抱到室外，反复多次，将患儿不同情绪、不同光线舌诊的差异示范给学生，教导学生对每一位患儿的舌诊判断时都要综合考虑各方面因素的影响，做出正确的判断。他总结出"望舌体舌质以观正气之盛衰，望舌苔变化以察病邪之进退，质苔互参以把握病机之转归"的舌诊经验。

案 黄厚燥苔泄泻，通因通用获效

韩某，男，1岁2个月，河南内黄人，1972年5月17日初诊。

呕吐、腹泻9天。患儿混合喂养，呕吐、泄泻、发热2天，于5月11日以"急性胃肠炎"住院治疗。患儿住院后，急予静脉补液，静滴抗生素等。发热渐退，呕吐减轻，又配合中药葛根芩连汤、五苓散加减治疗4天，腹泻不见明显好转，于5月17日请郑启仲教授会诊。刻下：患儿形体瘦弱，泄泻每日5～6次，呈水样夹有不消化食物残渣，量不大，味腥臭，伴哭闹、拒食，腹部稍胀。舌质红，舌中部黄厚燥苔，指纹紫滞。诊断为积滞。辨证属宿食内滞，胃失和降。治宜和胃消积，运脾止泻。

处方：小承气汤加减。制大黄2g，炒枳实3g，炒厚朴

3g，炒槟榔 3g，焦山楂 3g，炒麦芽 3g，炒神曲 3g。1 剂，水煎，频服。

二诊：1972 年 5 月 18 日。服后下黏稠污便 2 次。患儿哭闹渐止，腹胀减轻，吃奶入睡。次日精神好转，吃奶增加，呕吐止，大便 1 日 2 次，为黄色稀便，黄厚燥苔退之大半，原方去大黄、槟榔，加炒白术 6g，砂仁 3g，再进 2 剂，痊愈出院。

按语："治病必求于本。"该患儿已腹泻 9 日，脾虚可知，然舌中黄厚苔不退者，宿食内滞不化也，据此予以消导通下，滞去泻止而胃气自复。如谓吐泻日久，再进益气健脾之剂，恐有"沙滩建楼"之弊。

（2）知常还要达变，谨防诊察有误

郑启仲教授强调，小儿为"稚阴稚阳"之体，舌诊首先要熟悉其正常舌象，不能与成年人同观，知常方能达变。正常小儿的舌体柔软，活动自如，颜色淡红，舌面上布有一层薄白均匀的白苔，干湿适中，新生儿则舌红无苔，婴幼儿舌苔薄白而滑。"观舌质，可验其病之阴阳虚实；审苔垢，即知邪之寒热深浅也。"（《医门棒喝》）

案　口疮唇裂似阳，温阳反治收功

李某，女，11 岁，河南清丰人，1974 年 3 月 15 日初诊。

口唇干裂疼痛 3 天。患儿平素脾胃不健，于 1 周前自觉咽喉痛，某医给予牛黄解毒丸每次 1 丸，每日 3 次，连服 3 天不觉减轻。其母又给生鸡蛋清 1 个，蜂蜜约 30g，水冲服，每日 2～3 次，连用 3 天，虽咽痛渐觉减轻，但出现口唇干裂疼痛，脘腹冷痛，不能进食而求诊。刻下：患儿形体瘦弱，面色白而无华，表情痛苦，上下口唇肿胀干裂，涂着芝麻油，口腔黏膜不充血，咽部黏膜有一黄豆大表浅溃疡，心肺听诊无异常。舌质淡，苔薄白滑润，脉沉迟。诊断为口疮。辨证属脾阳不振，寒凝中焦。治宜温中祛寒，益气健脾。

处方：附子理中汤加减。制附子 9g（先煎），炒白术 9g，干姜 6g，砂仁 6g，炙甘草 3g。3 剂，每日 1 剂，水煎服。

二诊：1974 年 3 月 18 日。口唇肿胀消退，干裂减轻，腹痛已止，食纳增加，口腔溃疡较前缩小，舌质转淡红，苔薄白，脉沉缓。原方制附子减为 6g，干姜减为 3g，再进 3 剂，诸症平。最后给予香砂六君子汤 3 剂善后而愈。

按语：该患儿平素脾胃不健，因虚火上炎而致口疮。先服牛黄解毒丸已苦寒伐胃，又进大量蛋清、蜂蜜等寒凉滋腻之品，致药过病所，寒凝中焦，冰伏胃阳，脾阳被伤，故出现舌质淡白、苔薄白滑润、脘腹冷痛等一派脾胃虚寒之证。口唇肿胀、干裂乃寒极迫胃中虚阳外越所致，故以舌质淡、苔薄白滑润为主要诊断依据，不为口唇肿胀、干裂之假象所迷惑，投附子理中汤治之而收捷效。如不辨舌，见口唇干裂，再进寒凉，势必导致一弊再弊，造成不良后果。

（3）观舌质知正气，察舌苔明病邪

郑启仲教授认为，舌质是舌之本质，反映患儿脏腑气血的虚实、津液的存亡，察舌质可知患儿正气的虚实。舌苔由胃气所生，可随病邪而变化，舌苔是脾胃之气上熏，胃中津液上潮，凝聚于舌而成，察舌苔可明病邪之浅深、部位、寒热等疾病之标。所以，郑启仲教授强调要将舌质、舌苔的变化互参方可辨明正气之虚实，病邪之盛衰。

案　久痢苔黄燥黑，承气急下起沉

谷某，女，8岁，河南清丰人，1974年8月6日初诊。

间断下痢4个月余。患儿于4个月前，大便脓血，经某医院诊断为"急性细菌性痢疾"，给予西药治疗，脓血便消失，数日后又发，改服中药为主治疗，病情时轻时重，缠绵不愈。4天前服真人养脏汤合桃花汤2剂后，症状加重而求诊。刻下：患儿肌体消瘦，精神疲倦，面色萎黄，表情痛苦，大便每日5～6次，量少，有脓血，里急后重，腹部胀满，呕恶不食。郑启仲教授寻思良久，8岁小儿下痢4个月之久，白头翁汤、香连丸已多次服用，湿热何以不除？近日误投真人养脏汤、桃花汤能致变如此乎？详询其因，患儿父亲为食堂厨师，患儿常随父饮食，病前即以肉食伤胃，数日纳呆，随发为痢。舌质红，苔黄厚而燥中黑，脉滑数。中医诊断为痢疾。西医诊断为细菌性痢疾。辨证属积滞内停，邪滞阳明。治宜荡积通腑，升清降浊。

处方：大承气汤加减。大黄6g，玄明粉6g（化），炒枳实6g，姜厚朴6g，炒莱菔子9g，槟榔6g。1剂，水煎服。

二诊：1974年8月8日。患儿家长来诉，服药后患儿腹痛加剧，翻滚哭闹，随即泻下灰黑色水样便两次，夹有粪块数粒，臭秽难闻，腹痛渐减。至半夜又泻两次，量渐少，痛止入眠。次日患儿精神大振，开始进食。嘱饮食调养，停药观察，不日而愈。

按语："初痢宜泻，久痢宜补"，乃治痢之常法。本案久痢不止，黄厚燥苔不除，妄投真人养脏汤致病情加重者，乃不辨舌、证，墨守陈规之弊也。郑启仲教授辨舌求因，以积为患，故峻下荡积，通因通用，法切病机，方药适度，4个月之苦，一药而除，可知舌诊之要。

（4）望舌辨证立法，随机施治效佳

郑启仲教授认为，小儿神识未发，语言未通，切脉难凭，闻问切三诊又难以实施，唯有望诊反映疾病的信息较为可靠，而舌诊又是望诊中十分重要的诊断立法依据。以小儿脾胃病为例，饮食内伤的变化可在舌上鲜明地体现出来。甚至在无证可循的情况下，舌上反映出的疾病初露征兆，可以给医者见微知著的启示。如乳食内伤、脾胃气虚、阴虚火旺、湿热内阻的舌象各有不同。乳食内伤的患儿舌质淡红，苔白厚腻。若尚未化热则舌质多无变化，仅有舌苔堆于舌面。而小儿脏气清灵，随拨随应。进消导之剂后，则舌苔消退非常明显。郑启仲教授在临证中把舌诊作为立法施治的主要依据，舌质、舌苔的变化也是施治过程中调整治疗方案、辨证用药的重要依据，且越是重症、急症，越显舌诊价值。

案 暑温发热月余，舌诊三仁立功

宋某，男，4岁，河南范县人，1969年9月24日初诊。

发热1个月余。患儿于8月12日按"流行性乙型脑炎"住院治疗。先后投以银翘散、白虎汤、羚角钩藤汤、清营汤、紫雪丹、安宫牛黄丸等，配合西药对症治疗1个月有余。虽病情几经好转，但发热一直不退，于9月24日邀郑启仲教授会诊。刻下：体温波动在38～39℃，精神萎靡，神志模糊，腹胀纳呆，口不渴，大便每日2～3次，呈稀糊状，小便黄。舌红，舌面满布白腻厚苔，脉细濡。中医诊断为暑温。西医诊断为流行性乙型脑炎。辨证属湿邪弥漫三焦。治宜宣畅气机，清利湿热。

处方：三仁汤加减。杏仁 3g，白蔻仁 6g，薏苡仁 12g，滑石 6g，姜厚朴 6g，姜半夏 6g，白通草 3g，竹叶 3g，藿香 6g，佩兰 6g，石菖蒲 6g，郁金 6g。3 剂，每日 1 剂，水煎服。

二诊：1969 年 9 月 28 日。患儿连进 3 剂，神志转清，腹胀减轻，食纳始进，体温降至 38℃以下，舌苔退为薄白，病情急转向愈。辨证守法调理 12 剂，体温正常，诸证悉平，痊愈出院。

按语：用药如用兵，本例乙脑，湿邪弥漫三焦，湿热胶结，久郁不化达 1 个月有余，屡药不解者，湿邪为患也。舌苔白腻满布为辨证的重要依据之一。故投三仁汤为主方宣畅气机、清利湿热，3 剂而诸症大减，可见舌诊在温病治疗中地位之重要。若不详辨舌，只以病程之长短推其邪之进退，贻误战机实难免也。

第三章

临证精粹

第一节　儿科疑难病临证心得

一、百日咳从肝论治心得

百日咳是由百日咳嗜血杆菌引起的呼吸道传染病，中医称"顿咳""疫咳"等。病程长，症状重，治疗困难。郑启仲教授在《黄帝内经》理论指导下，提出了"从肝论治"的新见解。

（一）从肝论治观点的提出

《素问·咳论》云："五脏六腑皆令人咳，非独肺也。"百日咳，病程可达 2~3 个月以上，"最难速愈，必待百日后可痊"（《治验·顿嗽》）。中西医都尚乏理想的治疗方法。郑启仲教授运用《黄帝内经》理论，结合自己的临床实践，于 1986 年提出了"顿咳从肝论治"的观点。论文《论顿咳从肝论治》在《山东中医学院学报》1986 年第 1 期发表。郑启仲教授对顿咳病因病机、发病季节、临床特征、病愈规律进行了深入研究，认为顿咳的病因病机为"其感在肺，其病在肝；木火刑金，风痰相搏；其咳在肺，其制在肝"，应"治从肝论，镇肝止咳"，创立了"镇肝止咳"法和"镇肝止咳汤"方，应用于临床取得了满意疗效，得到了临床验证。

（二）从肝论治的理论依据

1. 其感在肺，其病在肝

顿咳系感受风热时邪为患，虽肺先受邪而症多系肝。

（1）发病季节

顿咳在春季农历三四月发病。《素问·咳论》曰："五脏六腑皆令人咳，非独肺也……五脏各以其时受病，非其时各传以与之……乘春则肝先受之。"发病季节正应肝气。

（2）临床见症

顿咳初感，始见微热恶风，流涕咳嗽，继则咳嗽加剧，"从少腹下逆上而咳，连咳数十声，少住又作，甚或咳发必呕，牵制两胁"（《本草纲目拾遗》）；阵咳发作时，两手握拳随咳而挛动不止，弓背弯腰，满面红赤，颈脉怒张，涕泪交迸，呕吐痰涎、胃内容物与胆汁，最后发出鸡鸣样回吼声，其咳方暂止，甚者抽风昏厥，窒息气闭。"咳之至久，面目浮肿，或目如拳伤，或咳血，或鼻衄。"（《治验·顿嗽》）阵咳之后身疲无力，蹲之久不能立，较大儿童自诉胁腹作痛。

从上述见症分析，握拳挛动、弓背弯腰、抽风昏厥皆属风动之状，"诸风掉眩，皆属于肝"（《素问·至真要大论》）。"肝气通于目"（《灵枢·脉度》），"肝藏血"（《素问·调经论》），肝气上迫，肝液上涌则为泪；肝血上逆，则面赤而颈脉怒张；肝火伤及目络则目睛充血；肝火灼伤肺络则咯血、鼻衄；咳引两胁作痛为肝咳之征。《素问·咳论》曰："肝咳之状，咳则两胁下痛……肝咳不已，则胆受之，胆咳之状，咳呕胆汁。"肝气犯胃，胃气上逆则为呕，肝病及胆则呕吐胆汁。

（3）发作特点

顿咳发作的另一个特点是，午后至半夜为重，半夜后至午前发作明显减少，这与《素问·脏气法时论》"肝病者，平旦慧，下晡甚，夜半静"相符。

（4）病愈规律

顿咳多在三四月起病，而痊愈则多在六七月，这也与"病在肝，愈于夏"（《素问·脏气法时论》）一致。以上可以看出，顿咳与肝密切相关。

2. 木火刑金，风痰相搏

肺属金居于上焦，为阳中之阴脏，而主肃降；肝属木位于下焦，为阴中之阳脏。"肝足厥阴之脉……属肝，络胆，上贯膈……连目系……其支者，复从肝，别贯膈，上注肺。"（《灵枢·经脉》）肝气升发而主疏泄，在生理上，肺气的肃降要靠肝气的疏泄，肺气的肃降也有助于肝气的条达。在病理上则相互影响，若肝郁化火，循经上行，灼伤肺络，则可出现胁痛、易怒、咳逆、咯血等肝火犯肺（木火刑金）之证；反之，肺失肃降，燥热下行，亦可影响到肝，则肝失条达，在咳嗽的同时而见胸胁胀满引痛、头晕头痛、面红目赤等。王肯堂曰："火乘肺者，咳嗽上壅，涕唾出血，甚者七窍出血。"（《证治准绳》）小儿肝常有余，患病极易化火生风，顿咳初感在肺，继则化热化燥，引动有余之肝火，肝火循经犯肺，火灼肺金，炼液成痰；肝热则生风，风痰相搏，痰阻气机，气机不利，则痉咳剧作。阵咳之后，痰与胆汁呕出，则肝火得泄，气机暂畅，故咳休止。肝火再逆，风痰再动，则痉咳再作，这就形成了顿咳之典型见症。郑启仲教授把这一病机概括为"木火刑金，风痰相搏；其咳在肺，其制在肝"。

（三）镇肝止咳法与镇肝止咳汤的创立与应用

1. 治从肝论，镇肝止咳

"治病必求于本。"（《素问·阴阳应象大论》）本病初感，其治法与风邪犯肺同，所谓"时医到此，束手无策"（《治验·顿嗽》），是指痉挛性咳嗽而言。对于顿咳痉咳期的治疗，前贤医家已有不少精辟论述，如张洁古说："嗽而两胁痛者，属肝经，用小柴胡汤……咳而呕苦水者，属胆经，用黄芩半夏生姜汤。"《薛氏医案》言："小柴胡汤治肝火侮肺，嗽时两胁痛甚。"《小儿卫生总微论方》云："款肺散治小儿风壅痰盛，咳嗽气急，壮热颊赤，昏愦呕吐，面目浮肿，乳食减少。"郑启仲教授根据顿咳的病理机制提出了"镇肝止咳"治法。

2. 镇肝止咳汤

郑启仲教授学习前人经验，根据自己的临床体会，创制了镇肝止咳汤。

组成：柴胡 6g，生白芍 10g，代赭石 10g，青黛 1g，炒僵蚕 6g，胆南星 3g，甘草 3g，硼砂 1g（化，兑服）。为 3～5 岁用量。用法：每日 1 剂，水煎，分 2～3 次服。

方中柴胡疏肝以散肝热；白芍平肝缓急；代赭石重镇肝逆；青黛清泻肝火；僵蚕为治风痰之圣药，化痰息风止痉；胆南星、硼砂清热化痰；甘草泻火以调和诸药。诸药配伍，共奏清肝泻火、平肝降逆、镇肝息风、化痰止咳之效。

加减法：热重，加黄芩；呕吐，加姜半夏；目睛充血，加黑山栀、赤芍、牡丹皮；鼻衄、咯血，加白茅根；咳久而出现阴虚，加沙参、麦冬以养阴；面目浮肿而出现脾虚，加白术、茯苓以健脾利水。

疗效观察：为了验证镇肝止咳汤的疗效，于1977—1980年，用上方治疗顿咳，西医诊断为百日咳210例，以7天为观察时限。

结果：显效（痉咳消失）168例，占80.00%；有效（痉咳减少）37例，占17.60%，总有效率为97.60%；无效（症状未改善）5例，占2.40%。

注意事项：①务必在清晨开始煎服，至下午3时前将药服完，因下午3时以后痉咳发作频繁，每因诱发痉咳而致服药失败。②遇服药呕吐者，可改用冷服。③加强营养，忌食肥甘辛辣等物。④注意小儿精神调节，解除恐惧心理。

郑启仲教授论文"论顿咳从肝论治"在《山东中医学院学报》1986年第1期发表，同年被收入英国科技信息库。《山东中医杂志》编辑部丛林教授撰文称"论顿咳从肝论治"为"有真知灼见的文章"。在此基础上进行科研设计，对240例百日咳患儿进行临床疗效观察，结果：痊愈177例（73.70%），显效33例（13.80%），好转19例（7.90%），无效11例（4.60%），总有效率95.40%。麻杏石甘汤对照组结果分别为38.80%、

16.20%、16.70%、28.30%、71.70%。镇肝止咳汤的疗效明显高于麻杏石甘汤组（$P < 0.01$）。

江育仁、刘弼臣、张奇文、王琦等国内 11 位著名专家鉴定认为："百日咳从肝论治的见解，独辟蹊径，别树一帜，在国内外尚未有人提出。它深刻、准确地揭示了百日咳的病理机制，对临床极有指导意义，是中医研究百日咳在理论上的新突破。镇肝止咳汤的临床疗效达国内先进水平。该研究运用我国中医药优势，开发出新的特效方药，在理论和实践上取得了重要成果，系我国首创。"该研究于 1989 年获河南省科技进步奖。

（四）病案举例

案 1　林某，女，6 岁，1983 年 5 月 6 日初诊。

主诉：咳嗽、呕吐 1 个月余。

病史：患儿 1 个月前始有咳嗽，当地社区按支气管炎治疗（用药不详），咳不减反而加重，呈阵发性痉挛性咳嗽，咳吐痰涎及胃内容物。改服中药麻杏石甘汤合止嗽散加葶苈子、川贝母等治疗，亦未见痉咳减轻，仍每日发作 10 次以上，咳时伴两胁疼痛。患儿颜面轻度浮肿，右目睛出血。舌质尖边红，苔黄腻，脉滑数。中医诊断为顿咳。西医诊断为百日咳痉咳期。辨证属木火刑金，痰热郁肺。治宜清肝泻火，化痰止咳。

处方：镇肝止咳汤加减。柴胡 6g，生白芍 12g，代赭石 12g，青黛 3g，炒僵蚕 9g，黄芩 6g，姜半夏 3g，栀子 6g，牡丹皮 6g，甘草 3g。3 剂，每日 1 剂，水煎服。

二诊：2008 年 5 月 10 日。痉咳次数减少，舌红减轻，黄腻苔减轻，上方再进 3 剂。

三诊：2008 年 5 月 13 日。痉咳大减，每日 1 ～ 2 次，目睛红赤消退大半，舌转淡红苔薄白，脉平缓，饮食增加，二便调。上方去青黛、牡丹皮，再进 4 剂，诸症悉平。

案 2 张某，男，3 岁 10 个月，1984 年 5 月 10 日初诊。

主诉：痉挛性咳嗽已 1 个月余。

病史：患儿 1 个月前出现咳嗽，经当地医院用抗生素及多种止咳中成药不效而来诊。刻下：阵发性痉挛性咳嗽每日发作 10 余次，咳时两手握拳，面赤屈腰，颈脉怒张，涕泪交迸，痉咳后呕吐痰涎及胃内容物，食少纳呆，大便干。舌质红，苔黄，脉滑数。中医诊断为顿咳。西医诊断为百日咳痉咳期。辨证属木火刑金，痰热郁肺。治宜清肝泻火，化痰止咳。

处方：镇肝止咳汤加减。柴胡 6g，生白芍 6g，代赭石 6g，青黛 3g，炒僵蚕 6g，胆南星 3g，黄芩 6g，大黄 3g，甘草 3g。3 剂，每日 1 剂，水煎服。

二诊：1984 年 5 月 13 日。痉咳次数减为 5 ～ 6 次，呕吐痰涎减少，大便通，黄苔减少。上方去大黄，再进 3 剂。

三诊：1984 年 5 月 16 日。其母甚喜，痉咳已止，精神好转，食增便通，舌淡红苔少。上方去青黛、胆星、黄芩，加沙参 10g，麦冬 6g，五味子 3g，调理 1 周余而愈。

二、秋季腹泻从燥论治心得

郑启仲教授在《黄帝内经》《温病条辨》等经典理论指导

下，经过深入的理论及临床研究，提出了"小儿秋季腹泻因燥起"的学术观点。

（一）从燥论治观点的提出

秋季腹泻是由轮状病毒引起的一种急性传染性肠炎，以呕吐、腹泻伴有发热和上呼吸道感染为特征。多见于6个月至2岁的婴幼儿。主要发生在秋末冬初。起病急，传染性强，是影响小儿身体健康的多发病。目前尚无特异性疗法。秋季腹泻作为一种传染性疾病，其病因病机及治疗方药在古今文献中尚乏专论。

郑启仲教授通过对486例临床观察，总结出秋季腹泻的3个特点：①流行多在立冬至小雪之间；②发病多是6～18个月的小儿；③发病初期有发热、咳嗽等肺系症状，吐泻并作，伤阴明显。郑启仲教授于1995年提出了"小儿秋季腹泻因燥起"的学术见解，运用中医运气学说对其病因病机、临床特点等进行了深入研究，并创拟了"清燥止泻"新治法和"清燥止泻汤"，应用于临床获得验证。

（二）从燥论治的理论依据

1.病发初冬，燥邪当令

秋季腹泻的第一个特点是，发病季节虽秋分之后即有发生，但流行多集中在立冬至小雪之间（中原地区）。从1989—1991年经郑启仲教授治疗的486例临床资料统计看，在立冬前发病的有42例，占8.64%；小雪后发病的有36例，占7.41%；立冬至小雪之间发病的有408例，占83.97%。根据运气学说，一年主气之中"阳明燥金为五之气，主秋分至小雪"（《中国医学诊法大全》）。吴鞠通在《温病条辨·方中行先生或问六气论》中说："盖天之行令，每微于令之中，而盛于令之末。"立冬至小雪为阳明燥金较盛之时，秋季腹泻集中在此时发病，这是郑启仲教授提出秋季腹泻是燥邪致病的第一个理论依据。

2. 燥金克木，专病小儿

秋季腹泻的第二个特点是，患儿月龄大多在 6～18 个月。486 例病例中，6 个月以下者 12 例，占 2.47%；18 个月以上者 21 例，占 4.32%；6～18 个月者 453 例，占 93.21%。吴鞠通谓"小儿，春令也，东方也，木德也"（《温病条辨·解儿难·儿科用药论》）。陆子贤在《六因条辨·秋燥辨论》中说："盖犯是症（指秋燥）者，必由禀赋阴亏，亢阳偏盛，或形瘦身长，或色苍少泽，禀乎木火之质者，比比皆然。"小儿阳常有余，阴常不足；肝常有余，脾常不足，恰为燥邪易感之体，故多罹患本病。这也与"小婴儿轮状病毒抗体低，同一集体流行时，小婴儿罹患多"（《褚福棠实用儿科学》）相一致。

3. 燥极而泽，病发泄泻

《素问·至真要大论》三次提及燥邪致泻："阳明司天，燥淫所胜，民病……腹中鸣，注泻鹜溏。""阳明之胜，清发于中，左胠胁痛溏泄。""阳明之复……腹胀而泄。"是该篇阐述六淫致泻中提及燥邪次数最多的一淫。

燥邪何以致泻?《素问·阴阳应象大论》曰:"清气在下,则生飧泄;浊气在上,则生䐜胀。"郑启仲教授认为,脾喜燥乃平和之燥,若燥气太过,则脾为焦土,安能为胃行其津液?胃喜润恶燥,燥气伤胃后,脾又不能为其输布津液,胃又安能受纳?这样一来,脾胃俱伤,脾失健运,胃不受纳,水反为湿,谷反为滞,清浊不分,升降失常,合污而下,泄泻乃作。脾为太阴,为湿土,喜燥恶湿;而胃为阳明,为燥土,喜润恶燥。故湿邪致泻,其病在脾;燥邪致泻,其病在胃,所以秋季腹泻为燥邪伤胃,胃失和降,故病初多呕吐。《素问·六微旨大论》说:"阳明之上,燥气治之,中见太阴。"张介宾注:"阳明之本燥,故燥气在上,与太阴为表里,故见太阴,是以燥金而兼湿土之化也。"(《素问注释汇粹》)《素问·六元正纪大论》有"燥极而泽"之论,意即燥至极点反见湿象。与"重寒则热,重热则寒"同理,也可以把这一现象称之为"重燥则湿",故燥邪伤及胃肠即可引起泄泻。这就是秋季腹泻的病机特点,也是郑启仲教授提出"秋季腹泻是燥邪所致"的又一理论依据。

4. 燥邪为病,表里俱伤

秋季腹泻的第三个特点是,发病初期伴有发热、咳嗽等肺系症状,吐泻并作,伤阴明显。秋季腹泻患儿常以流涕、喷嚏、发热、咳嗽等上呼吸道感染症状而起病,这正是燥邪伤肺的临床表现,与雷少逸在《时病论·秋燥》中的论述"燥气袭表,病在乎肺,入里则在肠胃"相一致。燥邪入里,伤及胃肠,随之呕吐腹泻。大多数患儿病情发展迅速,呕吐频繁，上吐下泻，似霍乱之作，大便臭秽，肛周红赤，烦躁不安，口渴引饮，舌红苔黄，指纹紫滞等热扰三焦之症。重症者可见皮肤、口唇干燥，目窠凹陷，啼哭少泪，尿少等阴液暴伤之证，这与燥为阳邪易伤阴液相符。所以吴鞠通在《温病条辨·补秋燥胜气论》中称"金为杀厉之气"，并引欧阳氏曰："商者伤也，主义主收，主刑主杀。其伤人也，最速而暴。"

以上可以看出秋季腹泻患儿以发热、呕吐、腹泻为主证。《素问·至真要大论》曰："诸呕吐酸，暴注下迫，皆属于热。"秋季腹泻病发于秋末冬初深凉已寒之时，不但没有寒象反而呈现一派热证，是何原因?《素问·六微旨大论》说："金位之下，火气承之。"吴鞠通在《温病条辨·补秋燥胜气论》中说："盖燥属金而克木，木之子少阳相火也，火气来复，故现燥热干燥之证……前人谓燥气化火，经谓燥金之下，火气承之，皆谓是也。"从运气学说的角度看秋季腹泻的临床特征和病理机制，郑启仲教授"秋季腹泻因燥起"的见解也就一目了然了。

（三）清燥止泻法与清燥止泻汤的创立与应用

郑启仲教授研究认为，秋季腹泻虽为燥邪侵袭所致，因患儿体质不同、地域有别及不同年份的气候差异，秋季腹泻也有温燥、凉燥之分。

1. 温燥泄泻

证候：初见喷嚏、流涕、咳嗽、发热等燥邪袭表伤肺之症，1～2天；随之发热加重，食入即吐，半天～1天，或相伴而至吐泻大作，吐物酸腐，泻下臭秽如蛋花样水便，小便黄赤而少。患儿身热烦躁，上吐下泻，口渴引饮，痛苦异常。舌红苔黄，指纹紫滞。粪轮状病毒检测阳性。从临床资料看，80%以上的病例属温燥泄泻。

治法：升清降浊，清燥止泻。

方药：清燥止泻汤1号（郑启仲经验方）。

处方：炒僵蚕6g，蝉蜕3g，姜黄3g，大黄1g，苏叶3g，黄连2g，乌梅6g，甘草3g。每日1剂，水煎，频服。

清燥止泻汤1号，由升降散（《伤寒瘟疫条辨》）合苏叶黄连汤（《湿热病篇》），加乌梅、甘草而成。升降散系清代温病学家杨栗山先生之名方，杨栗山论述小儿温病时明确指出："但知不思乳食，心胸膨胀，疑其内伤乳食，不知其为温病热邪在胃也。但知呕吐恶心，口干下利，以小儿吐利为常事，不知其为协热下利也……凡杂气流行，大人小儿所受之邪则一，且治法药饵相仿，加味太极丸主之，升降散亦妙。"（《伤寒瘟疫条辨》）故取升降散升清降浊之意，合苏叶黄连汤清热和胃止呕，加乌梅、甘草酸甘化阴。方中苏叶配蝉蜕、僵蚕，宣肺化痰止咳以清上焦之热；苏叶伍黄连，清热和胃止呕以安中焦；黄连配大黄、乌梅、甘草，清热止泻敛阴以固下焦。诸药配伍，共奏升清降浊、清燥止泻之效。病初流涕咳嗽者，加荆芥、桔梗各2g；呕吐者，加姜半夏、生姜各1～2g；发热者，加葛根3～5g；舌红无苔、口渴引饮者，加北沙参9g，麦冬6g，芦根12g。

2. 凉燥泄泻

证候：初起鼻流清涕，喷嚏，轻咳，不发热，继之纳呆呕吐，泄泻每日 3～5 次，多为蛋花样便，气不甚臭，小便清，口不渴，精神可，舌淡苔白有津，指纹淡红。粪轮状病毒检测阳性。此类患儿较少，约占 15%。

治法：升清降浊，温胃止泻。

方药：清燥止泻汤 2 号（郑启仲经验方）。

处方：苏叶 3g，姜半夏 3g，干姜 3g，炒僵蚕 3g，蝉蜕 3g，茯苓 6g，煨乌梅 3g，炙甘草 3g。每日 1 剂，水煎，频服。

方中苏叶、半夏、干姜，宣肺止咳，温胃止呕；蝉蜕、炒僵蚕配姜半夏升清降浊；茯苓健脾止泻；煨乌梅、甘草酸甘化阴，涩肠止泻。表解者去苏叶，呕止者去半夏，脾虚明显者加白术，泄泻逾 7 日者加丁香。

郑启仲教授所撰"小儿秋季腹泻因燥起"一文，在《光明中医》1995 年第 4 期发表。1993 年第 6 次全国中医儿科学术会议在青岛召开，郑启仲教授只投稿未参加会议，已故中医儿科学会名誉会长、南京中医药大学江育仁教授，见到"秋季腹泻因燥起"这篇文章后说："这是我们这次会议最有份量的一篇论文。"对郑启仲教授的这一学术观点，我们也不甚理解，后在跟师侍诊中，目睹了郑启仲教授在这一观点指导下创拟的"清燥止泻汤"的良好疗效，方有了初步认识，并结合《黄帝内经》运气学说和温病理论，对他的学术观点进行了研读，进一步理解了他用心之良苦，从而更启发我们"读经典，多临床，勤思考"的决心和信心。

关于"秋季腹泻因燥起"，每谈及此，郑启仲教授都语重心长地教导我们，"要下大功夫把《黄帝内经》学好，要多读书、多临床、多拜师"。关于秋季腹泻因燥起这一学术观点的产生，郑启仲教授在其论文的结语中说：

"小儿秋季腹泻就是典型的燥邪致泻实例。该病在临床上有很典型的特点：流行多在立冬至小雪之间；发病多是 6 ～ 18 个月龄的小儿；发病初期可有发热、咳嗽等肺系症状，吐泻兼作，伤阴急暴。这些特点从病因学的角度，按暑、湿、热、食等都难以解释，且按常规治泻之法疗效不佳。为了'治病必求于本'(《素问·阴阳应象大论》)，我们带着诸多疑问，运用运气学说理论进行了深入的分析研讨，结果发现与燥邪致病的特点相合，因此，我们提出了秋季腹泻是秋燥所致的见解，首倡燥邪致泻新说。并且认为湿邪致泻病在脾，燥邪致泻病在胃，因水流湿，火就燥，同气相求，自气盛者而恶之。我们这些观点来源于《黄帝内经》，受明清温病学说的启发，运用于临床获得验证。"

（四）病案举例

案 1　张某，男，1 岁 3 个月，2009 年 11 月 16 日初诊。

主诉：发热、咳嗽、呕吐、腹泻 2 天。

病史：患儿昨天发热、咳嗽，社区诊为感冒，给予小儿感冒颗粒。当晚即呕吐、腹泻，社区医院又给头孢克肟颗粒及止吐药，病情反重。视患儿烦躁不安，发热，体温 38.1℃，时而呕吐，腹泻蛋花样水便，10小时内已泻8次，臭秽难闻。粪轮状病毒检测阳性。舌红，苔薄微黄，脉滑数，指纹紫。中医诊断为秋季腹泻。西医诊断为轮状病毒感染性肠炎。辨证属燥邪侵袭，升降失常。治宜升清降浊，清燥止泻。

处方：清燥止泻汤1号。苏叶3g，蝉蜕3g，炒僵蚕5g，姜黄2g，生大黄1g，黄连2g，乌梅3g，甘草3g。1剂，水煎，频频与之。

二诊：2009年11月17日。呕吐已止，发热退，腹泻次数减少，舌质红苔白。上方去苏叶、大黄，加陈皮3g，2剂。泻止纳增而愈。

按语：本例患儿母亲系一位大学教师，看过处方后问郑启仲教授："郑大夫，俺这孩子腹泻怎么还用大黄，没错吧？"郑启仲教授笑曰："不错，看来你只知道大黄泻下，不知道大黄还能止泻，你这孩子患的是秋季腹泻，是热泻，非大黄清热不止，你回去用吧，不用担心，这剂药喝下去明天肯定能减轻！"次日复诊，果应郑启仲教授所言，诸症大减，方去苏叶、大黄，加陈皮和胃，2剂告愈。

案2 宋某，男，1岁，2009年11月8日初诊。

主诉：流涕、咳嗽、呕吐、腹泻3天。

病史：经社区用药咳停而吐泻不止。患儿呕吐每日2～3次，大便每日5～7次，多为水样便，无脓血，粪轮状病毒检测阳性。舌淡，苔白滑，指纹红。中医诊断为秋季腹泻。西医诊断为轮状病毒感染性肠炎。辨证属燥邪侵袭，升降失常。治宜升清降浊，温胃止泻。

处方：清燥止泻汤2号。苏叶2g，姜半夏3g，干姜2g，蝉蜕 3g，炒僵蚕 3g，茯苓 6g，煨乌梅 3g，炙甘草 3g。2 剂，每日 1 剂，水煎，频服。

二诊：2009 年 11 月 10 日。患儿呕吐止，腹泻次数明显减少。上方去苏叶、半夏，加白术 3g，砂仁 1g。再进 2 剂而愈。

按语：该患儿治愈后学生请教郑启仲教授，清燥止泻汤 2 号不用姜黄、大黄如何降浊？他说，浊有寒热之分，清燥止泻汤 1 号治热浊，清燥止泻汤 2 号治寒浊，所以不用大黄、姜黄而用半夏辛开而降，配干姜与僵蚕、蝉蜕共奏升清降浊而止泻之功。郑启仲教授治秋泻一般初诊都是 1 剂药。他说，秋季腹泻病情转归很快，方药当随病机而变化，以防实实虚虚之弊。从临床观察看，秋季腹泻确如师言，不少患儿只服药 1 剂而诸症平，如非亲见，很难相信其疗效之神奇。

三、抽动症从升清降浊论治心得

郑启仲教授经多年研究，总结出用升清降浊法治疗儿童多发性抽动症的新观点，创升降制动汤新方，应用于临床取得了满意的疗效。

（一）从升清降浊论治的理论依据

1. 气机升降的含义和意义

"升"即由下向上，含有升发、宣发、发散之意。"降"即由上向下，含有下降、清泄、通降之意。其蕴含的生理意义和病理机制有以下几个方面。

（1）升降运动是气机运动的基本形式之一

《素问·六微旨大论》言："非出入，则无以生长壮老已；非升降，则无以生长化收藏。"气的升降运动，可以推动事物的发展和变化。自然界一切事物都是运动变化着的，其运动变化的基本形式是升、降、出、入。

（2）气机运动是人体生命活动的原动力

气的推动作用，不仅能够推动人体气血津液的正常运行，而且可以激发和推动各脏腑的生理活动，如《素问·经脉别论》说："饮入于胃，游溢精气，上输于脾，脾气散精，上归于肺，通调水道，下输膀胱，水精四布，五经并行。"指出脏腑通过气机升降，不断地升清降浊，吐故纳新，机体的气血津液才能正常代谢，从而维持人体的生命活动。

（3）气机升降运动互根互用

《素问·六微旨大论》云："气之升降，天地之更用也……升已而降，降者为天；降已而升，升者为地……故高下相召，升降相因，而变作矣。"有升始有降，有降始有升，二者互根互用，降中寓升，升中寓降。升降平衡则阴平阳秘，升降失常则阴阳失衡。人的呼吸、水液代谢、食物的消化与吸收、血液的运行等，无一不是脏腑经络阴阳气血升降相因、相互配合的体现。人体五脏六腑间的升降，通过相互协同、制约而构成气机运动的整体。

（4）升清降浊是气机升降运动的实质

《素问·阴阳应象大论》曰："清阳出上窍，浊阴出下窍；清阳发腠理，浊阴走五脏，清阳实四肢，浊阴归六腑。"人身之气，清中之清者，上升以养肺气，清阳之气上达，则耳目口鼻诸窍通利；清中之浊者，通过肺之肃降下达于肾，经过肾气的蒸化，润肤固腠；浊中之清者，经过脾胃输布运化，五脏六腑、四肢百骸赖以滋养；浊中之浊者，排出体外。升降运动的主要内容是升清降浊，即升发清阳，降泄浊阴，体内病理糟粕也降泄于体外，升降相因，清阳与浊阴各达其所，故阴阳平衡，维持人体正常的生命活动和生理功能。

2. 升清降浊法的生理基础

《素问·阴阳应象大论》曰："清阳为天，浊阴为地。地气上为云，天气下为雨；雨出地气，云出天气。故清阳出上窍，浊阴走下窍；清阳发腠理，浊阴走五脏；清阳实四肢，浊阴归六腑。"说明"清升"与"浊降"是自然界和人体的正常生理现象。

"升清"与"降浊"是人体新陈代谢的两种不同形式，是气机升降出入的具体体现。如《素问·六微旨大论》曰："出入废则神机化灭，升降息则气立孤危……是以升降出入，无器不有，故器者生化之宇，器散则分之，生化息矣。故无不出入，无不升降。"说明自然界的一切生物都是时刻运动着的，运动的基本形式即是升降出入。"天地阴阳生杀之理在升降浮沉之间"，说明没有升降出入就没有生命活动。人体的生命活动，无一不是脏腑升与降、出与入矛盾运动的具体表现。人体脏腑的功能活动是通过升清阳，降浊阴，以达到阴阳平衡。说明升清降浊并非仅一治法而已，其寓意深远。

"清与浊""阳与阴"都是相对的概念，其含义广泛，清阳是指水谷代谢所化生之精气，因阳气轻清，故水谷精微之气称为清阳，包括呼吸之清气、卫阳、阳气等精微物质；浊阴既包括水谷代谢之精微（精血、阴液），又包括水谷消化后所剩余的糟粕秽浊。清阳、浊阴是人体阴阳的不同形式，清阳之上升与浊阴之下降是相辅相成、互根互用的。

（1）升清降浊与脾胃的关系

脾胃共处中焦，为人体气机升降之枢纽。正如《素问·经脉别论》曰："饮入于胃，游溢精气，上输于脾，脾气散精，上归于肺。"饮食入于胃，经脾的运化，其水谷精微需要通过脾的吸收和转输，上输于肺。肺中之精微为清，其清中之清者，经肺气的宣发、心脉的输布，布散于皮毛、肌肤等各组织器官；清中之浊者，通过肺气肃降，经三焦水道，下归于肾。归于肾的水液为浊，经肾阳的蒸化，其中浊中之清者，复化气上升于肺而布散周身；浊中之浊者，下降于膀胱成为尿液排出体外。

脾胃为后天之本，脾主升清则是最基本的功能活动形式。其意义有三。一是升发水谷之精气，脾气将水谷之精气上输于心、肺、头目，通过心肺的作用化生为气血，以营养全身。二是升发输布水（津）液，脾将水谷之津液吸收并上输至肺，经肺的宣发肃降和肾的蒸腾气化，清者输布全身，浊者化为尿液注入膀胱，维持人体水液代谢的平衡。此外，脾又可直接将津液向四周布散至全身，即脾有灌溉四旁之功能，《素问·太阴阳明论》所说"脾主为胃行其津液"，也是脾升清功能的体现。三是升提内脏，脾气具有升提内脏，维持内脏正常的位置。脾气盛，中气足，则脏腑各安其位。

胃主通降，胃气以降为和。其意义有二。一是受纳、腐熟水谷，并将水谷下输于小肠。《素问·五脏别论》说："水谷入口，则胃实而肠虚；食下，则肠实而胃虚。"这种虚实交替是胃气通降作用的表现。二是降泄食物残渣，胃的通降包括了协助小肠将食物残渣下输大肠和帮助大肠传导糟粕的功能。因此，胃之通降即是相对于脾之升清而言的降浊。

"纳食主胃，运化主脾，脾宜升为健，胃宜降为和。"（《临证指南医案》）脾升胃降，升降相因，纳运协调，燥湿相济，阴阳相合，则清气上升，浊气下降，布散有序，传导无滞，共同完成饮食物的消化、吸收和输布。

脾胃居于中焦，为升降运动的枢纽，脾气主升，胃气主降，共同完成化生水谷精微以营养全身。脾胃的升清降浊，主宰着人体气机的升降；肝肾之气随脾气而升，升则上输于心肺；心肺之气随胃气下降，降则下归于肝肾。没有脾胃的升降运动，则清阳之气不能敷布，后天之精不能归藏，饮食清气无由摄入，痰浊废物不能排出。只有脾胃健运，才能维持"清阳出上窍，浊阴出下窍，清阳发腠理，浊阴走五脏，清阳实四肢，浊阴归六腑"的升降运动。

（2）升清降浊与五脏的关系

人体的升清降浊除脾胃气机的升降外，尚需其他脏腑的配合，如肝的升发，肺的肃降，心火的下降，肾水的上承等，升降不违常度，保持正常的生理状态。

《素问·刺禁论》谓："肝生于左，肺藏于右，心部于表，肾治于里，脾为之使，胃为之市。"概括了五脏升降的关系。心属火，火性炎上，主升，居南方；肾属水，水性润下，偏降，居北方；肝属木，木主升发，偏升，居东方；肺属金，金曰从革，偏降，居西方；脾胃属土，居中，为气机之枢。总之，五脏六腑各有升降，但脾胃升降对脏腑气机升降起着协调作用，是气机升降运动的枢纽。

肺居上焦，功能主气，司呼吸，主宣发与肃降，其气机以肃降为顺，下降的道路以右侧下行。肝位于下焦，气宜舒畅条达和升发，故肝气的运动以升为主要形式，道路以左侧为上升之路。肝肺二脏左升右降，调节着体内气机的升降运动。

脾胃同居中州，是气机升降出入的枢纽；在中焦的气机升降中，脾主升，胃主降，形成斡旋，为全身气化之动力源泉。它既可引肾水上济心火，又可引心火下温肾水，从而维持"水火既济""心肾相交"的生理平衡。脾气上升则清阳之气上输，肝肾之气并之而上行。胃气下降则浊阴之气下运，心肺之气随之而下达。因此，升清降浊不仅是脾胃生理活动的基本形式，而且是对人体脏腑功能活动的高度概括。

（3）升清降浊法的病理基础

生理状态下，升清降浊维持人体生命活动及脏腑生理功能；病理状态下，清气不能升，浊气不能降，则出现各种疾病。《素问·阴阳应象大论》提道："清气在下，则生飧泄；浊气在上，则生䐜胀。"《灵枢·阴阳清浊》曰："受谷者浊，受气者清。清者注阴，浊者注阳。浊而清者，上出于咽；清而浊者，则下行。清浊相干，命曰乱气。"这是对脾胃升降失常病理机制的概括，提示升清降浊法潜在的病理机制为气机逆乱，清浊相干。

在正常生理情况下，脾升胃降有序，升清降浊保持相对平衡。一旦这种平衡失常，便会导致气机逆乱，变证由生。

正如李东垣言："脾胃之气既伤，而元气亦不能充，而诸病之所由生。"说明诸病多生于脾胃，脾胃虚弱、升降失常，乃是诸病由生的内在根源。清气升而不升，则物停于中，浊气难降，必上为患；浊气降而不降，清气难升，食不入胃，必影响气血生化之源。

《素问·六微旨大论》曰："非出入，则无以生长壮老已；非升降，则无以生长化收藏。""生死之机，升降而已。"认为升降出入"四者之有，而贵常守。反常则灾害至矣"。若升降正常，出入有序，则五脏安和；升降失常，出入无序，则五脏乖戾。脾胃的升清降浊作用对脏腑的升降出入、阴阳平衡至关重要。汉代华佗《中藏经》曰："脾病则上母不宁，母不宁则为阴不足也，阴不足则发热；又，脾病则下子不宁，子不宁则为阳不足也，阳不足则发寒。脾病则血气俱不宁，血气不宁则寒热往来，无有休息。"又曰："阳气上而不下曰否，阴气下而不上亦曰否；阳气下而不上曰格，阴气上而不下亦曰格。否格者，谓阴阳不相从也……皆由阴阳否格不通而生焉。"

综上所述，气机失调、升降失常导致清浊相干是脏腑病变的基本病理之一。五脏六腑各有升降，但脾胃升降对脏腑气机升降起着协调作用，是气机升降运动的枢纽。脾胃纳运升降的动态平衡一旦遭到破坏，不仅使消化功能发生紊乱，也将波及其他脏腑，导致脏腑功能失调，阴阳失衡。

3. 多发性抽动症的发病机理

（1）古今医家对多发性抽动症病机的认识

综古今文献，《素问·至真要大论》曰："诸风掉眩，皆属于肝；诸热瞀瘛，皆属于火；诸暴强直，皆属于风。"《小儿药证直诀·肝有风甚》指出："风病或新或久，皆引肝风，风动而止于头目……"王肯堂《证治准绳·幼科·慢惊》谓："水生肝木，木为风化，木克脾土，胃为脾之腑，胃中有风，瘛疭渐生。其瘛疭症状，两肩微耸，两手下垂，时复动摇不已，名曰慢惊。"古代医家认为本病的病机为肝风内动，或因土虚木旺，或因心肝火旺，引动肝风。

当今多数医家认为本病为本虚标实之证，病位在五脏，主要责之于肝。本虚主要为脾气虚弱、肝肾阴虚，风、火、痰为标实。病机为脾虚肝亢，风动痰扰；肾虚肝亢，风阳鼓动。古今医家在病因病机的本虚标实的认识上有共同之处，但对于该病的核心病机无统一认识。

（2）郑启仲教授对多发性抽动症病机的认识

郑启仲教授认为，本病为本虚标实之证，病位在五脏，主要表现在肝。病机为痰邪内扰，气机失调，升降失常，肝风内动。痰浊、风、火、瘀既为病理产物，亦为致病因子。痰浊与风、火、瘀相互胶结，导致多发性抽动症症状怪异、变化多端，反复发作，迁延难愈。其病机核心为气机失调，升降失常。其理论依据如下。

①症多怪异，当责之痰

多发性抽动症的临床特征怪异有三个方面。

其一，发病无明确病因，发作无明显诱因，抽动无规律，运动抽动或发声抽动可单独或同时存在，一天可发作多次，也可间歇发作。

其二，多发性抽动症患儿常见的眨眼、耸鼻、噘嘴、甩头、抖肩、怪叫、秽语、咒骂,以及强迫、自闭、抑郁、精神恍惚、幻觉等怪症百出。

其三,症发多端,无处不到。刘弼臣教授指出:"(多发性抽动症)可出现六大障碍:抽动障碍、发声障碍、运动障碍、行为障碍、学习障碍、性格障碍,这些怪异行为严重影响了儿童的学习、生活及身心健康。"郑启仲教授认为,诸多症状虽可从"风"解,然而其"风"是由"痰浊"所致,痰盛则生风。一旦痰浊形成,就会壅塞脉道,阻滞气血运行,使脉络瘀阻。痰瘀互结为患的病证临床表现复杂,且多离奇古怪。所以,怪病多责之于痰。

②脾常不足,多痰之源

痰,作为一种病理产物和致病因子,在小儿体内生成的原因有以下几方面。

其一,小儿脾常不足,易为饮食所伤。特别是城市小儿食"洋餐"日多,膏粱厚味,常致胃肠积滞,升降失常,脾运失健,水谷不化精微,聚湿生痰。

其二,小儿为"稚阴稚阳"之体。无论外感内伤,患病易从热化,而临床用药则多寒凉,常致药过病所而损伤脾胃,脾虚失运,痰浊内生。

其三,小儿肝常有余。当今社会对儿童压力较大,如家庭望子成才的压力,学校学习成绩的压力,或同学之间、师生之间有矛盾,或考试成绩、模范评选而所愿不遂,均可致小儿肝气郁结,肝失疏泄,升降失常,木犯脾土,脾失健运,聚湿生痰,形成痰邪蕴伏之势,日久化火,引动肝风,诱发抽动、喉中异声等一系列多发性抽动症症状。结合多发性抽动症之病因，其病理产物"痰浊"的产生主要与脾有关，升降失常，津液失布，痰浊乃生。

③升降失常，抽动乃作

"气者，人之根本也。"气的主要运动形式为升降出入。《素问·六微旨大论》认为，升降出入"四者之有，而贵常守。反常则灾害至矣"。若升降正常，出入有序，则五脏安和；升降失常，出入无序，则五脏乖戾。升降失常实指气机紊乱的病理变化，"非出入，则无以生长壮老已；非升降，则无以生长化收藏"，而有"生死之机，升降而已"的说法。张介宾曰："气之在人，和则为正气，不和则为邪气。凡表里虚实，顺逆缓急，无不因气而生，故百病皆生于气。"一旦气机失调，五脏六腑气化失司，机体的新陈代谢失衡，势必导致各种疾病的发生，故有"百病皆生于气"之说。疾病的产生、发展与变化无不与气的升降出入有关，故气机升降出入正常是生理之本，失常则是病理之源。

以上说明，无论内因外因，造成气机升降失常，都能引发疾病。气机失调，升降失常，清阳不升，浊阴不降，痰浊内生，痰阻气机，致脏腑失调，阴阳失衡，变生诸证。痰浊既是病理产物，又是重要的致病因素。多发性抽动症各种怪异见症均与清阳不升，浊阴不降，痰浊上蒙清窍、阻滞经脉有关。《灵枢·邪气脏腑病形》曰："十二经脉，三百六十五络，其血气皆上于面而走空窍，其精阳气上走于目而为睛，其别气走于耳而为听，其宗气上出于鼻而为臭……"肝经、大肠经、胃经、心经、小肠经、膀胱经、三焦经、胆经与头直接相连，肺经、脾经、肾经、心包经以表里与脑络属。气机升降正常，经络畅通是脑主神明的基础；若清阳不升，浊阴不降，痰浊上蒙，经脉被阻，窍道阻塞，则出现多发性抽动症的各种见症。

郑启仲教授把多发性抽动症的病机概括为"痰邪内扰，气机失调，升降失常，肝风内动"。提出"升清降浊，化痰息风"为治法，创拟了"升清降浊制动汤"，简称升降制动汤。临床疗效满意，使这一学术观点得到了临床验证。

（二）升清降浊制动汤的创立与应用

1. 升降制动汤

组成：炒僵蚕 6g，蝉蜕 6g，姜黄 6g，生大黄 3g，制白附子 3g，全蝎 3g，生白芍 10g，穿山龙 10g，莲子心 3g，甘草 3g。每日 1 剂，水煎，分早晚 2 次服。5～7 岁用量，可随年龄增减。

升降制动汤是由升降散、牵正散、芍药甘草汤化裁而成。方中升降散源于明代龚廷贤《万病回春》，经清代温病大家杨栗山发挥，载于《伤寒瘟疫条辨》一书。方中僵蚕清热解郁，化痰息风，为治风痰之圣药，既能升清，又能散逆浊结滞之痰，《本草经疏》称其"能辟一切怫郁之邪气"；蝉蜕，味甘，性寒，无毒，祛风止痉，散热解毒，杨栗山称"夫蝉衣寒无毒，味咸且甘，为清肃之品，出粪土之中，处极高之上，自感风露而已，吸风得清阳之真气，所以能祛风而胜湿，饮露得太阴之精华，所以能涤热而解毒也"；姜黄，味辛、苦，性温，能破血行气，善理血中之气，利肝脾而散郁，杨栗山称其"气味辛苦,大寒无毒,蛮人生啖,喜其去邪伐恶,行气散郁,能入心脾二经建功辟疫";大黄力猛善走,可入气血两分,荡涤瘀浊。僵蚕、蝉蜕宣畅肺卫,开启上焦,升阳中之清阳;姜黄、大黄疏调气血由中焦畅达下焦,可降阴中之浊阴。四药合用,升降并施,调畅气机,通和内外。牵正散由白附子、僵蚕、全蝎组成,功善化痰祛风,通络止痉。芍药甘草汤平肝缓急而止痉。穿山龙化痰通络。莲子心清心安神,交通心肾。全方配伍,共奏升清降浊、化痰息风、通络止痉、清心醒脑之效,正切"痰邪内扰,气机失调,升降失常,肝风内动"之病机。

郑启仲教授讲,升降制动汤的核心在升降散,其他均为配伍应用。杨栗山在描述升降散的所治证候中说:"如肉瞤筋惕者……哭笑无常,目不能闭者;如手舞足蹈,见神见鬼,似风癫狂祟者……但服此散,无不取效。"升降散本为温疫而设,其病机总属三焦火郁、气机失畅。然究其组方,只要是气机失调,无论虚实寒热,都可以运用升降散来调节脏腑气机,恢复阴阳气血平衡。其辨证运用的关键是气机失调、升降失常。吴鞠通云:"只治致痉之因而痉自止,不必沾沾但于痉中求之。"故升降散升清降浊,调畅气机,为控制抽动之关键。

2. 升降制动汤的临床应用经验

郑启仲教授经过多年临床观察,升降制动汤作为核心方,结合临床辨证配伍运用,取得了较好的临床疗效。依据《实用中医儿科学》第1版,结合自己临床经验,将多发性抽动症分为 4 个证型进行辨证治疗。

（1）脾虚肝亢证

多见于素体脾虚，或抽动日久，反复发作的患儿，抽动无力，时发时止，时轻时重。临床以运动抽动和发声抽动同时存在，患儿噘嘴、弄唇、口角及面部抽动，同时伴有四肢、腹部抽动，喉中异声，时有秽语。精神倦怠，面色萎黄，风池、气池色青，食欲不振，夜卧不安，吮指磨牙，大便不调，小便清长。舌淡，苔薄白或腻，脉弦而滑。治以升清降浊，扶土抑木。方用升降制动汤加炒白术、清半夏、葛根、天麻等。

（2）痰火扰心证

起病较急，肌肉抽动见于头面、躯干、肢体等不同部位，动作多、快、有力，张口伸舌，喉中痰鸣，异声高亢，秽语频发，伴烦躁口渴，冲动多动，夜寐不安，大便干结，小便短赤，舌质红或尖红，苔黄或黄厚腻，脉滑数或弦数。治以升清降浊，清心化痰。方用升降制动汤加黄连、制胆星等。

（3）肝郁化火证

多有明显的情志不畅的病因，皱眉眨眼、摇头耸肩、伸臂踢腿等抽动症状，幅度大而频繁有力，异声高亢，伴性情急躁，冲动易怒，唇红目赤，大便干结，小便短赤，舌红，苔薄黄或黄，脉弦数有力。治以升清降浊，疏肝泻火。方用升降制动汤加龙胆草、钩藤、代赭石等。

（4）水不涵木证

见于禀赋不足，素体阴虚的患儿。患儿挤眉弄眼，耸肩摇头，伸臂握拳，手指抽动，时发时止，抽动无力。喉中时有吭吭声，伴眩晕耳鸣，注意力不集中，面红，盗汗，舌淡苔白，或舌红苔少，脉细数。治以升清降浊，滋阴潜阳。方用升降制动汤加生地黄、生龙骨、生牡蛎、生龟甲等。

（三）病案举例

案1　张某，男，7岁，2008年10月13日初诊。

主诉：眨眼、耸鼻1年。

病史：患儿1年前不明原因出现眨眼、耸鼻、喉中发出吭吭怪声，在当地医院诊为多发性抽动症，服用泰必利，疗效不显，求郑启仲教授诊治。刻下：眨眼频繁，甩头，耸肩，抽动有力。喉中异声，秽语连连，心烦口渴，冲动易怒，坐立不安，大便干。平素喜食汉堡、炸鸡等肥甘油腻之品。患儿系因饮食不知自节，损伤脾胃，脾胃为气机升降之枢纽，气机失调，升降失常，清气不升，浊气不降，清浊相干，化生痰浊，阻滞经脉，郁而化火，痰火胶结，横窜经络，上扰心神，引动肝风所致。舌红，苔黄，脉弦滑。中医诊断为肝风证。西医诊断为儿童多发性抽动症。辨证属升降失常，痰火扰心。治宜升清降浊，清心平肝。

处方：升降制动汤加减。炒僵蚕10g，蝉蜕10g，姜黄6g，生大黄6g，制白附子6g，全蝎6g，生白芍15g，穿山龙10g，莲子心6g，黄连6g，胆南星3g，生甘草6g。7剂，每日1剂，水煎服。

二诊：2008年10月20日。秽语消失，眨眼、耸鼻、甩头及烦躁明显减轻，大便通畅，舌转淡红，苔薄白，脉弦。上方加柴胡6g，生大黄减为3g，再进7剂。

三诊：2008年10月27日。甩头基本消失，眨眼、耸鼻仍作，守法再调。

处方：炒僵蚕10g，蝉蜕6g，姜黄3g，制大黄3g，白附子6g，全蝎6g，柴胡6g，生白芍15g，桔梗6g，陈皮10g，生白术15g，甘草6g。7剂，每日1剂，水煎服。

四诊：2008年11月5日。诸症消失。其母担心复发，要求继续服药，上方去大黄改为散剂，每次3g，每日2次，连服3个月，患儿一切如常，停药观察。随访2年未见复发。

按语：该患儿自幼多膏粱厚味，脾胃易伤，升降失常，清浊相干，痰浊内生，郁而化火，痰火内扰，诸症丛生。郑启仲教授投自拟升降制动汤加黄连、胆南星升清降浊，清热泻火，化痰息风，14剂痰火得清，抽动明显减轻。三诊去黄连、胆南星、穿山龙、莲子心，加桔梗、陈皮以调畅气机，加白术以杜生痰之源，7剂诸症消失。四诊改为散剂巩固疗效而收全功。

案2 刘某，女，9岁，2009年3月15日初诊。

主诉：腹部肌肉抽动3年。

病史：患儿3年前出现腹部肌肉不自主抽动，经北京某医院诊为多发性抽动症，给予氟哌啶醇治疗，抽动一度得到控制。半年后症状又出现，再加量服用无效，改求中医治疗。先后进镇肝息风汤、羚角钩藤汤、柴胡加龙骨牡蛎汤、风引汤等1年余，曾有缓解，但未能控制，求郑启仲教授诊治。

刻下：患儿体瘦，面色萎黄，上腹部肌肉不自主快速上下抽动，每次抽动3～5秒钟，每次发作间隔10分钟、半小时、1小时不等，而抽动部位不移，纳呆食少，大便干2～3日一行。舌质紫暗，尖边有瘀点，苔腻微黄，脉沉涩。中医诊断为肝风证。西医诊断为儿童多发性抽动障碍。辨证属痰瘀阻络，升降失常。治宜升清降浊，化痰活瘀。

处方：升降制动汤加减。炒僵蚕10g，蝉蜕10g，姜黄6g，酒大黄10g，全蝎6g，生白芍30g，炒桃仁10g，红花10g，鸡血藤15g，升麻6g，葛根15g，炙甘草15g。7剂，每日1剂，水煎服。

二诊：2009年3月22日。抽动次数明显减少，大便每日1次，饮食见增，舌苔薄白，脉较前缓，效不更方，上方酒大黄减为6g，白芍改为酒炒白芍15g，再进7剂。

三诊：2009年3月29日。抽动基本消失，舌紫、瘀点均有改善。上方去升麻、葛根，全蝎减为3g，加生白术30g，隔日1剂，水煎服，连服2个月，未见抽动，停药观察。随访1年未见复发。

按语：该患儿只有腹部肌肉一处抽动，似与多发性抽动症不符。郑启仲教授提及此例病案时多次讲到，这正是"怪"的表现，"怪病多由痰作祟"，越是固定在一处，越说明痰阻经络而升降失常，加之本例患儿为血瘀之体，"痰""瘀"交结而致久治不愈。故投升降制动汤去白附子、莲子心，加桃仁、红花、鸡血藤活血化瘀通络，加升麻、葛根以助升阳明之清阳，7剂而症大减。方中大黄、白芍改为酒制，意在增强活血化瘀之力，14剂抽动消失，可谓药切病机，见效亦捷。三诊加生白术30g，郑启仲教授说，脾胃为后天之本，气机升降之枢，脾主肌肉，重用白术意在健脾以防复发。

四、肾病综合征从痰瘀虚论治心得

小儿肾病综合征（nephrotic syndrome，NS，简称肾病，也称肾综）是肾小球疾病中由多种病因引起的，以大量蛋白尿、低蛋白血症、高脂血症及不同程度水肿（三高一低）为主要特征的临床症候群，被视为慢性肾病中最为棘手的病变之一。采用激素、免疫抑制剂治疗存在着易反复、易感染、副作用大的局限性，中西医结合治疗发挥中医药优势可减少或避免上述副反应。因此，探索中医药治疗小儿肾病综合征新途径、新方法，已成为当前儿科医生的主要研究方向之一。郑启仲教授经长期研究，从"痰瘀虚"论治小儿肾病综合征积累了丰富的经验。

（一）从痰瘀虚论治的理论依据

1.痰浊瘀血阻滞肾络是致病因素

（1）痰浊为病

①五脏皆生痰，肾为之本

水液的输布、排泄，是多个脏腑参与的复杂生理过程，与五脏关系密切。肾的气化、肺的通调、脾的转输、肝的疏泄等共同调节，维持津液代谢的平衡，其中肾的气化是整个过程的总动力。正如《素问·上古天真论》曰："肾者主水，受五脏六腑之精而藏之。"《景岳全书》曰："五脏之病，虽俱能生痰，然无不由乎脾肾。盖脾主湿，湿动则为痰，肾主水，水泛亦为痰，故痰之化无不在脾，而痰之本无不在肾，所以凡是痰证，非此则彼，必与二脏有涉。"赵献可提出"肾为生痰之本"之说，《医贯·卷四》曰："盖痰者病名也，原非人身之所有。非水泛为痰，则水沸为痰，但当分有火无火之异耳。肾虚不能制水，则水不归水源，如水逆行，洪水泛滥而为痰。"又如《景岳全书》曰："夫痰即水也。其本在肾，其标在脾。在肾者，以水不归源，水泛为痰也；在脾者，以饮食不化，土不治水也。"

②五液皆生痰，津为之根

津液是水谷化生的精微物质，通过肾气的蒸腾气化作用，可以将其转化为汗、泪、涎、涕、唾五液。肾本水脏而寓元阳，若命门火衰，既不能助津液化生五液，更不能分清泌浊，输布精微，则津无以化，停而成湿，聚可为痰。故在病理上五液皆可生痰。肾主水、统五液，则津液不能布散全身，水虽制于脾，实则流于肾。中医认为，痰既是体内津液代谢的产物，又是病变的致病因素。张介宾指出："痰即人之津液，无非水谷之所化。此痰亦既化之物，而非不化之属也。但化得其正，则形体强，营卫充；而痰涎本皆血气，若化失其正，则脏腑病，津液败，而血气即成痰涎。"王节斋曰："津液者，血之余，行乎脉外，流通一身，如天之清露……痰乃津液之变，如天之露也。"津液不化，则湿邪内生，气机失调，湿聚为痰。故痰乃津液之变化所生，根在于津。

③肾病乃水病，痰自内生

肾病综合征患儿的主要表现是水肿，因而在病因病机上与"水病"非常类似。《诸病源候论·水病诸候》曰："水病无不由脾肾虚所为，脾肾虚则水妄行，盈溢皮肤而令周身肿满。"然痰湿的产生与脾肾关系密切，脾肾亏虚，不仅可发为水肿，而且脾虚运化无权，水湿内停，凝聚为痰；肾司开合，肾气不足，则精不化气而化水，以致痰湿内生。

因此，郑启仲教授在张景岳"五脏皆可生痰"理论的基础上，注重痰浊在肾病发生发展过程中的病理作用，提出"痰浊为病"是导致肾病综合征发病及缠绵难愈的重要病理因素之一，且存在于肾病整个病程之中。同时，小儿肾病综合征临床常常表现出高脂血症，而中医认为痰湿具有重着、黏滞的特性，这可能与高脂血症具有高黏、高凝的病理特性相关。高凝状态使血栓形成的倾向性增大，且肾内有广泛的纤维蛋白沉着，可使病情持续发展和肾功能进行性恶化，这可能是痰湿流于肾家的表现形式之一。

（2）瘀血为病

随着历代对血证的研究，医家认识到瘀血与本病的发生有关。如《金匮要略》曰："血不利则为水。"《脉经·卷九》曰："经水前断，后病水，曰血分。"《血证论·阴阳水火气血论》也有"水火气血，固是对子，然亦互相维系，故水病则累血……瘀血化水，亦为水肿，是血病而兼水也"的论述，为后世运用活血化瘀药物治疗肾性水肿奠定了基础。

郑启仲教授讲，医之治水肿，如禹之治水，因势利导，行其所无事。血能病水，水能病血，水肿可致血瘀，而血瘀亦可导致水肿，血、气、水三者互为因果。除水肿之外，肾病综合征患儿血液存在着"浓、黏、凝、聚"的特点，血液高凝状态常与病变的严重性和活动性相平行。同时使用激素又可加重高凝状态及形成并发血栓。肾病综合征的高凝状态、肾静脉微血栓形成等病理改变，正切中医学血瘀证的内涵。

（3）痰瘀互结

早在《灵枢·决气》称："中焦受气取汁，变化而赤，是谓血。"《灵枢·营卫生会》提出："中焦亦并胃中，出上焦之后，此所受气者，泌糟粕，蒸津液，化其精微，上注肺脉，乃化而为血。"《灵枢·痈疽》曰："中焦出气如露，上注豀谷，而渗孙脉，津液和调，变化而赤为血。"说明津液的生成和代谢与血液密切相关。水津与血液不仅在生理上相互维系，而且在病理上也相互影响。张仲景《金匮要略·水气病证》中言"血不利则为水"，说明血滞不行，阻塞脉道，水液停聚也是本病的致病因素。若痰浊不化，既可壅滞气机，又可阻滞血脉，形成痰夹瘀血之证。如程文囿在《医述》中说："若素有郁痰，后因血滞，与痰相聚，名曰痰夹瘀血。"

郑启仲教授认为，津液不化，停聚为痰，痰浊壅滞，阻塞肾络，碍气滞血，亦可形成瘀血；血瘀之后，津液运行不畅而生痰；痰病系血，血病系痰，痰瘀互结，络脉不畅。故可形成"由痰生瘀，由瘀生痰，痰瘀互结，互为因果"的病机特点。高脂血症不仅可造成系膜细胞增生和基质合成增多，而且能增加血小板的聚集而促成高凝，同时高凝状态又可引起血栓栓塞的并发症，促使基底膜增厚，导致系膜硬化，加速肾脏病变的进展。这与"痰—瘀—痰"互为因果的特点极其相似，基于肾病综合征西医病理演变与中医病机特点存在高度的相关性，郑启仲教授提出"痰浊瘀血阻滞肾络"是肾病综合征的主要致病因素。

3. 肺、脾、肾三脏亏虚是发病基础

肾病综合征主要表现为水肿和蛋白尿，基本病机为肺脾肾三脏亏虚，精微下注所致。然由于引起三脏亏虚的原因不同，以及体质的差异，故对三脏的病机变化，还需具体分析。

（1）肺不布津

郑启仲教授认为，小儿肾病综合征，无论是急性期还是迁延期，都可由外邪侵袭诱发，较少见到单纯脾虚或肾虚者。由于小儿脏腑娇嫩，形气未充，易受外邪侵袭，外感六淫之邪致病后，常由皮毛而犯肺，正如《素问·咳论》所云："皮毛者，肺之合也，皮毛先受邪气，邪气以从其合也。"因此，外邪侵犯机体，肺首当其冲。然肺为水之上源，肺失宣降，失于通调，则下输膀胱不利，进而导致脾肾的气化失常，使体内水液代谢障碍，清浊不分，精微下注，即见小便不利、水肿等症。

（2）脾虚湿困

肾病患儿除表现为眼睑、颜面及肢体浮肿以外，多兼见面色少华，倦怠乏力，纳呆呕恶（服用激素纳增除外），脘腹痞闷等脾虚湿困之象。在生理上，李东垣谓"脾主运化水湿，为枢"，其中脾运胃纳，脾升胃降，两者相互作用，共同构成水液代谢中枢。在病理上，依据《素问·至真要大论》"诸湿肿满，皆属于脾"之论，脾虚运化失常，无以制水，水湿泛滥。反之，水湿泛滥又加剧脾虚，三焦气化失司，水液输布无权，溢于肌肤，发为水肿；蛋白属水谷精微物质，如中焦虚弱，失于升清，则精微物质不能正常输布，下输膀胱，故

见大量蛋白尿、低蛋白血症。正如《灵枢·口问》云："中气不足，溲便为之变。"因此，郑启仲教授认为，脾气虚弱，气化失司，失于制水，水湿困脾，脾虚湿困，水湿泛滥是其主要病理基础之一。

（3）肾失封藏

蛋白尿在中医学中无恰当病名。蛋白是人体的精微物质，由脾化生，又由肾封藏，肾精宜藏不宜泄。《素问·逆调论》谓："肾者水脏，主津液。"人体水液运行至下焦，在肾的气化蒸腾作用下，清者经三焦上升于肺，复由肺宣发输布全身；浊者下注膀胱成为尿液排出体外。若肾失封藏，肾气蒸腾无力，清浊不分，精气下泄而出现蛋白尿。

郑启仲教授认为，肾不藏精、清浊不分是导致肾病综合征蛋白尿的病机之一。并提出无论小儿肾病综合征病机如何复杂，肾失封藏为病机关键，故治疗扶正必求于肾。

（4）肺脾肾三脏亏虚

肾病综合征以浮肿、大量蛋白尿、低蛋白血症和高脂血症为特征。因其发病主要表现为浮肿，水肿是由于体内水液代谢障碍所致，与肺、脾、肾三脏及三焦气化功能失调密切相关。《素问·经脉别论》云："饮入于胃，游溢精气，上输于脾，脾气散精，上归于肺，通调水道，下输膀胱，水精四布，五经并行。"饮即水液，其正常运行，有赖于脾、肺、肾三脏功能正常协调。《丹溪心法·水肿》云："惟肾虚不能行水，惟脾虚不能制水……故肾水泛滥，反得以浸渍脾土，于是三焦停滞，络脉壅塞，水渗于皮肤，注于肌肉，而发肿矣。"如其病在肺，使肺气尤虚，"则不能水精四布，而浊瘀凝聚"（《不居集》)。其病在脾，"盖痰涎之化，本由水谷，使果脾强胃健。如少壮者流，则随食随化，皆成血气，焉得留而为痰，惟其不能尽化，而十留一二，则一二为痰矣"（《景岳全书》）。说明肺脾肾亏虚是本病的病理基础。《景岳全书·杂证·肿胀》曰："凡水肿等证，乃肺脾肾三脏相干之病，盖水为至阴，故其本在肾；水化于气，故其标在肺；水惟畏土，故其制在脾。今肺虚则气不化精而化水，脾虚则土不制水而反克，肾虚则水无所主而妄行。"提出了以肾为本，以肺为标，以脾为制水之脏的观点。

中医学认为水谷精微的输化与肾之封藏、脾之转输、肺之布散密切相关。若肺、脾、肾三脏亏虚，则水液输布失常，精微不得输化，而生诸病。肾病综合征临床主要表现为大量蛋白尿、低蛋白血症。病理上表现为肾小球的损伤，肾小球基底膜的通透性增加，蛋白从尿中丢失，以致结合蛋白的降低而影响物质的代谢。其中大量蛋白的丢失与肾失封藏，物质代谢的失常与脾失转输，水肿的产生与肺、脾、肾三脏失调，可能存在一定的关联性，在病理基础上可能有着相似的机制。因此，郑启仲教授提出，肺、脾、肾三脏亏虚是肾病综合征发病的病理基础。肺、脾、肾功能失调，上不能制约水道，中不能运化水湿，下不能通调水道。肺失通调，脾失转输，肾失开阖，三焦失决渎，膀胱失气化，水湿停留，故出现水肿、蛋白尿、低蛋白血症诸症。

3. "虚生痰瘀，痰瘀致虚，痰瘀虚互为因果"是主要病机

郑启仲教授认为，"虚生痰瘀，痰瘀致虚，痰瘀虚互为因

果"是小儿肾病综合征的主要病机。水湿痰饮同源而异生，其形成、转化与肺脾肾三脏密切相关，即水液代谢"其本在肾，其制在脾，其标在肺"。三脏功能失常，水湿停聚，发为水肿。小儿为稚阴稚阳之体，肾病综合征的病机为"本虚标实"。"本虚"为肺、脾、肾三脏亏虚，"标实"即"痰浊瘀血阻滞肾络"。由于肺、脾、肾亏虚，水湿内停，津液不化，日久则湿凝为痰，痰浊一旦形成，就成为一种致病因子，无处不到；痰为阴邪，易伤阳气，痰浊流注经脉，则壅塞脉络，阻碍气机运行，导致气滞血瘀，则形成痰夹瘀血之证。痰阻则血难行，血瘀则痰难化，日久而成痰瘀互结，进一步损伤肺脾肾功能，从而形成了"虚生痰瘀，痰瘀致虚，痰瘀虚互为因果"的病机特点，致使小儿肾病综合征缠绵难愈。

（二）清漾汤的创立与应用

1. 化痰、活瘀、补虚为治

本病的基本病机是虚实夹杂，本虚标实。肾虚为本，风、寒、湿、热、瘀为标，其中血瘀贯穿始终，治疗多以补肾、化瘀、清热为主。郑启仲教授根据肾病综合征"虚生痰瘀，痰瘀致虚，痰瘀虚互为因果"的基本病机，结合本病蛋白尿长期不消、病情反复等特点，以及温病学家叶天士"久发频发之羔，必伤及络，络乃聚血之所，久病必瘀闭"的论述，认为本病之瘀主要在肾络，提出"化痰、活瘀、补虚"为治疗肾病综合征的主要原则，并创拟了清漾汤用于临床，取得了良好的疗效。

2. 清漾汤的组方特点

肾主水，清即水清；漾即碧波荡漾，取肾病康复之意。故本方取名清漾汤。

组成：猫爪草 10g，炒僵蚕 10g，刘寄奴 6g，益母草 15g，炒地龙 6g，生黄芪 15g，菟丝子 15g，金樱子 10g。每日 1 剂，水煎，分 2 次服。5～7 岁用量，可随年龄增减。

清漾汤方中，猫爪草，味甘、辛，性微温，归肝、肺经，化痰散结，解毒消肿。僵蚕，味咸、辛，性平，归肝、肺、胃经，息风止痉，化痰散结，为治风痰之圣药；与猫爪草配伍，化痰、散结、解毒。刘寄奴，味苦，性温，归心、肝、脾经，性温善走，能活血散瘀，通络疗伤。益母草，味辛、苦，性微寒，归心、肝、膀胱经，活血调经，利水消肿；实验证明益母草提取物对血小板聚集、血小板形成以及红细胞的聚集性有抑制作用，能改善肾功能。地龙，味咸，性寒，归肝、脾、膀胱经，清热息风，通络利尿；实验证明，地龙提取物具有纤溶和抗凝作用，与刘寄奴、益母草共奏活血化瘀、通络利水之效。黄芪，味甘，性微温，归脾、肺经，补气健脾，升阳举陷，利尿消肿；药理研究证明，黄芪能促进机体代谢，抗疲劳、促进血清和肝脏蛋白质的更新，能消除实验性肾炎尿蛋白。菟丝子，味辛、甘，性平，归肾、肝、脾经，补肾益精，养肝明目。金樱子，味酸、涩，性平，归肾、膀胱、大肠经，固精缩尿，涩肠止泻，与黄芪、菟丝子配伍，共奏补气益肾固本之效。全方配伍，化痰、活瘀、补虚，正切"痰、瘀、虚"之病机。

3. 清漾汤临证运用经验

清漾汤的临证运用，郑启仲教授经过多年的临床探索，针对临床特征研究出与清漾汤相配套的系列用药法，即按照证候配伍运用。

（1）辨证论治经验

①肺脾气虚证：清漾汤合四君子汤或六君子汤加减。

②脾肾阳虚证：清漾汤合真武汤或附子理中汤加减。

③肝肾阴虚证：清漾汤合大补阴丸或知柏地黄丸加减。

④气阴两虚证：清漾汤合人参五味子汤或参芪地黄汤加减。

（2）临证加减经验

①对激素不敏感而蛋白尿不转阴者，重用僵蚕，加蝉蜕、白芥子。

②浮肿反复，以腹水为主者，加苍术；下肢肿甚为主者，加炒薏苡仁、川牛膝。

③疮毒明显者，加土茯苓、黄柏、白鲜皮。

④血瘀持久不化者，加水蛭、土鳖虫、桂枝。

⑤激素副作用严重者，重用黄芪，加荷叶、白术、仙鹤草。

⑥对激素依赖病情反复不愈者，加淫羊藿、鹿茸、紫河车、硼砂。

（3）专症专药经验

郑启仲教授在辨证与辨病结合的基础上，十分重视专病、专症、专药的应用。他反复强调专药的重要性，他十分尊崇徐大椿"药有个性之专长，方有合群之妙用"的名言，深入研究中药学，发现了不少有效专药。有关治疗肾病综合征者专药介绍如下。

①猫爪草　猫爪草的主要功能是化痰散结，可治瘰疬。猫爪草治疗肾病是郑启仲教授的经验用药，凡有蛋白尿者必用之。经临床观察，猫爪草确有消除蛋白尿的功效，且疗效与用量成正比，每日可用到30g。

②刘寄奴　刘寄奴的主要功效是活血散瘀，通络疗伤，也是郑启仲教授治疗肾病的经验用药之一。用于肾病综合征及各种肾炎有血瘀证的蛋白尿、血尿，与其他活血化瘀药如丹参等相比，确有不言之妙。

③黄芪　黄芪是补气药的代表，补气固表，利水消肿，生血、生肌、排脓内托，是疮痈圣药，为小儿肾病综合征的必用之药。郑启仲教授认为，痰瘀虚贯穿肾病综合征的全过程，所以，猫爪草化痰散结，刘寄奴活血通络，黄芪补气固本，是用于治疗肾病综合征全过程不可或缺的三宝，也是郑启仲教授经验方清漾汤的核心配伍。

④附子　郑启仲教授认为，在肾病综合征过程中，阳虚是小儿肺、脾、肾亏虚的一个重要方面，不论是激素治疗起始阶段还是递减阶段，只要有肾阳虚见证者，如面白无华、畏寒、四肢欠温、避寒就暖、下肢浮肿、大便溏薄、舌淡苔白水滑、脉沉迟无力等，应大胆应用附子，尽早扶保肾阳。用量一般为5～15g，年长病重者可加大剂量。郑启仲教授常说，对肾阳虚的患者，增一分阳气即添一分生机。

⑤二甘汤　二甘汤出自明代陈文治《证治提纲》，由生

甘草、炙甘草、五味子、乌梅各等份，加生姜、大枣，水煎服。原为胃中有热，食后复助其火，汗出如雨而设。郑启仲教授常将此方去生姜、大枣，用于治疗肾病综合征气阴两虚、肝肾阴虚证。他认为二甘汤甘酸化阴，益气敛阴，补肾涩精，补而不腻，正为小儿肺、脾、肾气阴亏虚者用。

（三）病案举例

案1　痰瘀互结肾络伤，桃红四物清漾汤

周某，女，8岁，1997年9月16日初诊。

主诉：浮肿时轻时重，伴尿检异常已2年余。

病史：患儿于1995年4月发现全身水肿，经北京某大学诊为"肾病综合征"，用激素、环磷酰胺等治疗已2年余，属激素不敏感型肾病。尿蛋白反复（+～++）。刻下：轻度浮肿，精神不振，心烦易怒，面部褐斑，咽色红，扁桃体Ⅱ度肿大、色紫略暗，大便色深不畅，小便黄。查尿蛋白（++）。患儿当时服用强的松30mg，隔日1次。舌有瘀点，苔薄黄，脉沉弦。中医诊断为水肿。西医诊断为肾病综合征。辨证属痰瘀互结，阻滞肾络。治宜化痰活瘀，通络理肾。

处方：清漾汤合桃红四物汤加减。猫爪草15g，炒僵蚕10g，刘寄奴10g，益母草30g，地龙10g，黄芪30g，当归10g，赤芍10g，川芎10g，桃仁6g，红花6g，水蛭3g。14剂，每日1剂，水煎服。

二诊：1997年10月11日。尿蛋白（+），浮肿消退，舌苔仍薄黄。上方加黄柏10g，土茯苓30g，猫爪草加至30g，每日1剂，水煎服，连进30剂。

三诊：1997 年 12 月 8 日。尿蛋白（±），舌紫减轻，黄苔已退，面部褐斑减少。强的松已减至 20mg，隔日 1 次。守法再调，清漾汤合桃红四物汤出入进 60 剂，尿蛋白（-），激素已减至 10mg，隔日 1 次。中药守法出入再进 90 剂，诸症悉平。随访 10 年未见复发。

按语：本例患儿西医诊为肾病综合征，对激素不敏感，尿蛋白迟迟不消。中医辨证属典型的痰瘀互结，郑启仲教授用化痰、活瘀、通络法，投经验方清漾汤合桃红四物汤治之，加水蛭以破血通络，法切病机，果然应手而效，顺利地减完了激素，诸症消失而告痊愈。随访 10 年未见复发。

案 2 肾病故疾愁未去，燥邪新感又袭来

张某，男，7 岁，1993 年 4 月 6 日初诊。

主诉：浮肿时轻时重，伴尿检异常 3 年。

病史：患肾病综合征 3 年，经用激素尿蛋白消失，当减量至强的松隔日 15mg 时，尿蛋白即又出现，如此反复已 2 年余。经某大学附属医院用强的松龙、环磷酰胺冲击加中药治疗仍未能控制病情而求诊。刻下：满月脸、水牛背等柯兴综合征明显，全身浮肿（中度），鼻塞，流涕，咳嗽，咽痛，咽红赤，双扁桃体Ⅱ度肿大，色暗红，大便每日 1 次，小便黄。查尿蛋白（++），肝、肾功能未见异常，时正服强的松 10mg，隔日 1 次。舌尖边红，苔白腻微黄，脉滑数。中医诊断为水肿合并外感。西医诊断为肾病综合征合并上呼吸道感染。辨证属痰湿内阻，时邪犯肺。治宜化痰除湿，宣肺止咳。

处方：清漾汤合桑菊饮加减。猫爪草 15g，蝉蜕 10g，炒僵蚕 10g，刘寄奴 10g，柴胡 6g，炙桑皮 10g，桔梗 6g，牛蒡子 6g，金银花 10g，辛夷 6g，益母草 15g，甘草 6g。3 剂，每日 1 剂，水煎服。

二诊：1993 年 4 月 9 日。咽痛，咳嗽消失，舌淡红苔白腻，表邪已解，里湿未化。

处方：清漾汤加减。猫爪草 15g，蝉蜕 10g，炒僵蚕 10g，刘寄奴 10g，益母草 15g，地龙 10g，薏苡仁 15g，茯苓皮 15g，车前子 10g，甘草 3g。7 剂，每日 1 剂，水煎服。

三诊：1993 年 4 月 16 日。浮肿见消，查尿蛋白（＋），舌淡苔白变薄，脉见缓象。

处方：清漾汤合五苓散加减。猫爪草 15g，蝉蜕 10g，炒僵蚕 10g，益母草 15g，黄芪 30g，菟丝子 10g，金樱子 10g，白术 10g，茯苓 10g，桂枝 6g，炙甘草 6g。每日 1 剂，水煎服。

连服 28 剂，浮肿消，饮食增，查尿蛋白（±）。强的松已减至 5mg，隔日 1 次。改清漾汤合香砂六君子汤加淫羊藿，水煎服，每日 1 剂。

连服 60 剂，尿蛋白（-）。强的松已减至 2.5mg，隔日 1 次。清漾汤去刘寄奴、益母草，合香砂六君子汤，每日 1 剂。

连服 6 个月，尿蛋白（-），肾功能（-），停强的松，中药改隔日 1 剂，巩固疗效，服半年。

经郑启仲教授治疗 1 年零 4 个月，至 1994 年 9 月停药，随访已 16 年未见复发，现已成为一名公安战士和孩子的爸爸。

按语：郑启仲教授认为形成痰湿内阻的病因有二。一是素体脾虚湿盛，痰浊内生；二是长期大量使用激素，致使人体阴阳失衡，肺脾肾功能失司，升降功能失调，脏腑气机紊乱，痰湿阻滞肾络，而致肾的闭藏功能失常，造成蛋白从尿中漏出，长期不消。本案患儿素体脾肾气虚，加之长期应用激素，且对强的松依赖，造成久久不能治愈。郑启仲教授用清漾汤随证出入化裁，使激素得以顺利递减至停药，最后以清漾汤合香砂六君子汤而收功，可见中医药在治疗肾病综合征中的价值。

案3 湿毒内蕴伤气化，化湿解毒为大法

程某，女，16岁，河南兰考县人。

初诊：2012年4月5日。以水肿反复发作2年余为主诉入院。患儿于2010年2月因皮肤感染后出现双下肢浮肿，遂来住院治疗，查尿常规：蛋白（++++），24小时蛋白定量2.5g，血白蛋白15g/L。诊断为"肾病综合征"，给服中药及口服强的松（足量口服4周后逐渐减量）两周尿蛋白转阴，出院后坚持服药至2008年9月停药，其间无复发。患儿平素嗜食辛辣，半个月前下肢小腿至足面出现数个疖肿，溃烂渗出，1周前双下肢浮肿，按之凹陷。刻下：患儿眼睑及双下肢浮肿，而求郑启仲教授诊治。双侧下肢小腿至足面出现数个疖肿，溃烂渗出。舌红，苔黄厚，脉滑数。复查尿常规：尿蛋白（++），24小时尿蛋白定量1.6g/L，血白蛋白28g/L。中医诊断为水肿。西医诊断为肾病综合征。辨证属湿热内蕴，气化失司。治以清热解毒，利湿消肿。

处方：五味消毒饮合三仁汤加减。野菊花12g，蒲公英15g，金银花15g，土茯苓15g，地丁12g，薏苡仁15g，白蔻仁6g，杏仁9g，滑石15g，竹叶9g，黄柏10g，厚朴6g。7剂，每日1剂，水煎服。

二诊:2012 年 4 月 13 日。服上药后,疖肿逐渐收敛缩小,小便量较前增多,水肿减轻,时有心烦不安,舌质红,苔黄微厚,脉细滑而数,尿常规:尿蛋白(+),24 小时蛋白定量 0.6g/L。此湿热渐退,有阴伤之兆,上方去厚朴、滑石,加山药 12g,麦冬 12g。7 剂,每日 1 剂,水煎服。

三诊:2012 年 4 月 20 日。疖肿已愈,水肿全消,心烦已除,尿蛋白转阴,24 小时蛋白定量 0.1g/L。后以健脾利湿清利湿热之剂,调理 1 个月余,随访半年未再复发。

按语:本案肾病,迁延缠绵,病发多端,湿热毒邪是其主要病因。湿热疮毒,浸淫于脾,导致三焦气化不利,水湿内停,形成湿热,热久蕴毒,湿热毒邪久而不化。激素类及免疫抑制类药物的长期大量应用致机体阴阳失调、水火失济、阴虚阳亢、水湿化热,出现湿热证候。因此,在治疗过程中应施以清热利湿之品。本例患儿平素嗜食辛辣,湿热内蕴,酿生疮毒,浸淫于脾,三焦气化不利而发水肿,故治以清热解毒、利湿消肿,方以五味消毒饮合三仁汤加减而获佳效。

案 4　脾肾阳虚下肢肿,温阳化气水自行

赵某,男,6 岁,河南新乡人。

初诊:2011 年 10 月 11 日。以反复水肿伴尿检异常 6 个月为主诉就诊。患儿 2011 年 5 月 20 日无明显诱因出现颜面、双下肢浮肿,遂至某医院查尿蛋白(+++),24 小时蛋白定量 6.34g,诊断为肾病综合征。口服足量强的松 [2mg/(kg·d)]1 周,尿蛋白转阴,1 个月复发 2 次,肾脏穿刺病理检查示微小病变性肾病,予环磷酰胺冲击治疗 2 次,尿蛋白转阴,24 小时尿蛋白定量 0.07g。其后给予激素逐渐减量,10 月 11 日强的松已减至隔日 20mg，环磷酰胺已冲击治疗 4 次，蛋白尿又出现，请郑启仲教授诊治。刻下：面色无华，头发稀疏，时有头晕，神疲乏力，畏寒，肢端发凉，食欲不振，小便清长，大便稀溏。舌质淡，苔白，脉沉无力。中医诊断为水肿。西医诊断为肾病综合征（激素敏感，频复发型）。辨证属脾肾阳虚，气化不利。治以温补脾肾，化气利水。

处方：真武汤合五苓散加减。生黄芪 30g，党参 10g，菟丝子 10g，白术 10g，茯苓 10g，巴戟天 6g，淫羊藿 6g，制附子 6g，桂枝 6g，砂仁 6g，炙甘草 6g。14 剂，每日 1 剂，水煎，分 2 次服。强的松片隔日 20mg 继用。

二诊：2011 年 10 月 25 日。服上药后乏力减轻，四末转温，大便成形，继以上方加山药 15g。14 剂，每日 1 剂，水煎，分 2 次服。建议强的松片每 4 周减 5mg。

三诊：2011 年 11 月 10 日。面色红润，畏寒减轻，食欲增加，继以上方加薏苡仁 15g，28 剂，每日 1 剂，分 2 次服。尿蛋白持续转阴。

调理 3 个月，皮质醇均在正常范围，诸证消失。

按语：肾病综合征是小儿时期常见病、多发病、疑难病症，属于中医学"水肿、尿浊、虚劳"等范畴。西医学多使用激素治疗，肾上腺皮质激素为治疗肾病常用药物，常能取得很好的疗效，但有很多副作用，其中皮质醇低下临床较为常见。皮质醇低下多出现在激素减量阶段，临床表现为神疲乏力，精神委顿，面色无华或㿠白，畏寒怕冷，肢冷蜷卧，小便清长，大便溏泄。郑启仲教授认为，皮质醇低下的临床表现与脾肾阳虚证相符，是导致疾病反复和激素依赖产生的关键因素，故用真武汤合五苓散加减益气温阳，化气行水治之收效。

五、发作性睡病五法论治心得

发作性睡病是一种白天不可抗拒的短期发作性睡眠，伴猝倒、睡眠瘫痪、入睡前幻觉等主要症状，部分患者伴有夜间睡眠紊乱的一种睡眠障碍性疾病。各年龄段人群均可发病，严重影响患者的生存质量，甚至会酿成意外事故而危及生命。本病属中医"嗜睡""嗜卧""多寐""善眠""饭醉""昏厥"等范畴。郑启仲教授从中医辨证求本入手，运用五法论治发作性睡病，取得了较好的疗效。现将其运用经方治疗发作性睡病五法经验介绍于下。

（一）对病因病机的认识

中医学认为正常的睡眠是卫气有规律的出阳入阴、营卫协调运行的结果。卫气日行于阳经，阳经气盛而主动，神动出于舍则寤；夜行于阴经，阴经气盛而主静，神静入于舍则寐。如《灵枢·大惑论》云："卫气留于阴，不得行于阳，留于阴则阴气盛，阴气盛则阴跷满，不得入于阳则阳气虚，故目闭也。"若营卫失和，阴阳失调，则多寐。《太平圣惠方》曰："积热不除，肝胆气实，故令多睡也。"肝与胆相表里，若少阳枢机不利，肝失条达，气机不畅，久郁化火，胆腑郁热，致使精神不济，昼夜多卧。脾胃居于中焦，为气机升降运动之枢纽。脾主升清，将水谷精微之气上输于心肺，布散于周身。胃主降浊，使糟粕秽浊之物从下而出。只有脾胃健运，升降正常，才能维持人体正常的生理功能。若中焦气机不利，升降失常，脾胃失和，卫气久留于阴而不行，则发嗜睡。正如《灵枢·大惑论》曰："邪气留于上膲，上膲闭而不通，已食若饮汤，卫气久留于阴而不行，故卒然多卧焉。"《血证论》亦云："怠惰嗜卧者，乃脾经有湿也。"人体因外感、内伤导致寒湿之邪内犯，或素体湿盛，脾虚湿困等，造成水湿内停，脾阳被困，清阳不升，清窍失养也可引发倦怠嗜卧之症。肝属木而应春令，其气温而性喜条达，主一身阳气之升腾。肝肾为相火之宅，肾阳为人身元阳，若肾阳虚衰、母病及子，或寒邪直中，或情志不畅，阴损及阳，致肝阳亏虚，进而肝肾阳虚，阳气不布、脑失所养，出现神倦嗜睡。

（二）五法论治的方药应用

1.调和营卫法

人的睡眠状态是以阴阳和调为基础的，如《灵枢·大惑论》曰："夫卫气者，昼日行于阳，夜行于阴，故阳气尽则卧，阴气尽则寤。"指出当卫气行于阳分已尽，由表入里，人便入睡；卫气行于阴分已尽，由里出表，人便觉醒。郑启仲教授认为，若营卫失和，卫阳出入无序，卫气不能日出于阴而行于阳，则多寐。此类患者平素易患感冒，致营卫失调，日久易患发作性睡病。表现为白天嗜睡时发，面色淡白，神倦乏力，易自汗出，夜间易惊，舌质淡红，苔白薄或白腻，脉多浮缓等。治宜调和营卫，燮理阴阳。以桂枝汤为主方。

案　李某，男，8岁，山东省莘县人，2009年4月9日初诊。

主诉：上课易睡2年。

病史：早产儿，自幼体弱多病，反复感冒，从6岁入学起发现常在上课时伏案而睡，呼之可醒，不时又睡，引起家长注意，经某省医院诊为"发作性睡病"，经多家医院治疗未能控制而求郑启仲教授诊治。刻下：体稍胖，面色淡白，神疲乏力，自汗时出，每日发作入睡10余次，夜卧不宁，多梦易惊，纳呆便溏，舌淡苔白腻，脉弦而细。中医诊断为多寐。西医诊断为发作性睡病。辨证属营卫失和，阴阳失调。治宜调和营卫，燮理阴阳。

处方：桂枝汤加减。桂枝10g，白芍10g，生姜10g，大枣3枚，炙甘草6g，黄芪15g，茯神10g，石菖蒲6g，远志6g。7剂，每日1剂，水煎，分早晚2次服。

二诊：2009年4月16日。其母告知比原来有精神，夜间睡眠较前平稳。守法再进14剂。

三诊：2009年4月30日。白天睡眠明显减少，听课注意力较前集中，反应较前敏捷，舌淡红苔白薄，脉平缓。守法出入又2个月，诸症悉平而愈。随访3年未见复发。

2. 和解少阳法

唐容川曰："（少阳）居半表半里之间，界内阴外阳之际，故内经以枢机比之。"（《伤寒论浅注补正》）郑启仲教授认为，如果少阳枢机不利，气机壅滞，升降出入无序，则会出现白天阳气不能发于外而嗜睡；夜间阳气不能入于阴而失眠。若少阳枢机不利，肝气郁滞，日久化火，胆腑被扰，亦可导致发作性睡病的发生。正如赵佶《圣济总录》云："胆热多睡者，胆腑清净，决断之所出。今肝胆俱实，荣卫壅塞，则清净者浊而扰，故精神昏愦，常欲寝卧也。"此类患者多由反复发热，治不如法，少阳枢机不利；或情志抑郁，肝郁气滞，日久化火生痰，痰热内扰所致。表现为白天睡眠频发，与人争吵或发怒时易猝倒，头晕目眩，口苦，纳呆，大便滞而不畅，小便黄，舌尖边红，苔多白腻或黄腻，脉弦数等。治宜和解少阳，疏肝利胆。以小柴胡汤为主方。

案 宋某，男，16岁，河南省商丘市人，2010年5月10日初诊。

主诉：患发作性睡病1年余。

病史：1年前出现上课瞌睡，不可抗拒，一节课可出现2～3次，升学压力，病情日重，曾猝倒2次，经北京某医院诊为"发作性睡病"。先后进温胆汤、导痰汤、黄连阿胶汤等未见明显好转。刻下：体瘦，面色黄而透青气，每日发作睡眠7～8次，每次几分钟至半小时不等，心烦易怒，易猝倒，口苦纳呆，胁胀不舒，多噩梦，夜间惊醒，大便滞，舌质边红，苔白腻微黄，脉弦数。中医诊断为多寐。西医诊断为发作性睡病。辨证属少阳枢机不利，肝胆郁热。治宜和解少阳，疏肝利胆。

处方：小柴胡汤加减。柴胡12g，清半夏9g，黄芩12g，瓜蒌15g，栀子10g，淡豆豉10g，生牡蛎15g，生龙骨15g，石菖蒲10g，炙远志6g，生甘草6g。7剂，每日1剂，水煎，分早晚2次服。

二诊：2010 年 5 月 18 日。面黄青减轻，口苦消失，大便调畅，夜卧平稳，白天睡眠趋减少。守法再进 14 剂。

三诊：2010 年 6 月 2 日。白天睡眠发作次数明显减少，唯仍感头晕、夜梦较多，易惊醒，舌淡红，苔薄黄，脉弦数。上方去生龙骨、生牡蛎，加胆南星 6g，生白芍 15g，生龙齿 15g，14 剂。

四诊：2010 年 6 月 18 日。诸症基本消失。其父恐复发，请求再药。

处方：醋柴胡 6g，生白芍 10g，枳实 6g，佛手 10g，玫瑰花 10g，茯苓 12g，石菖蒲 10g，炙远志 6g，炙甘草 6g。隔日 1 剂，水煎服，守法调理 3 个月，停药观察。随访 2 年未复发。

3. 升清降浊法

《灵枢·大惑论》曰："黄帝曰：人之多卧者，何气使然？岐伯曰：此人肠胃大而皮肤涩，而分肉不解焉。肠胃大则卫气留久，皮肤涩则分肉不解，其行迟……留于阴也久，其气不精，则欲瞑，故多卧矣。"指出阳明胃经气机不利，升降失常，卫气出入无序，则致多卧。郑启仲教授认为，此类患者或由积滞日久，中焦痞满，化热酿痰；或由寒热错杂、中焦痞塞，致升降失常，营卫失和，阴阳失调。表现白天嗜睡，体胖怠惰，心下痞满，厌食纳呆，口臭泛恶，夜卧不宁，睡中龄齿，大便秘结，舌质红苔黄腻，脉多弦滑等。治宜升清降浊，调和脾胃。以半夏泻心汤为主方。

案 张某，女，9 岁，山西省运城市人，2008 年 8 月 2

日初诊。

主诉：患发作性睡病 1 年余。

病史：患儿 1 年前暑假期间，暴饮暴食、肥甘不节、贪凉饮冷，作息紊乱、日夜颠倒，体重快速增加。暑假后出现白天多睡，夜卧不宁，多噩梦，学习成绩下降，性情急躁，伴猝倒。经当地医院诊为"发作性睡病"。西药、中药、针灸、推拿等治疗未能控制，且近半年来加重。刻下：体胖，面黄唇赤，心烦易怒，精神不振，白天嗜睡频发，纳呆腹满，时有腹痛，遇冷加重，夜卧不宁，多梦易惊，大便秘结，舌质红苔腻而垢，脉弦滑。中医诊断为多寐。西医诊断为发作性睡病。辨证属升降失常，脾胃失和。治宜升清降浊，调和脾胃。

处方：半夏泻心汤加减。姜半夏 9g，黄连 6g，黄芩 10g，干姜 3g，瓜蒌 15g，枳实 6g，姜厚朴 6g，酒大黄 6g，姜黄 6g，炙甘草 3g。7 剂，每日 1 剂，水煎，分早晚 2 次服。

二诊：2008 年 8 月 10 日。腹满消，大便畅，饮食增，舌红转淡，垢苔变薄，脉见缓象。上方去大黄、姜厚朴，加砂仁 6g，菖蒲 9g，炙远志 6g，7 剂。

三诊：2008 年 8 月 18 日。白天睡眠发作减少大半，精神明显好转。守法出入调理 3 个月而症状消失。

2012 年 10 月因患过敏性紫癜而来诊，喜告发作性睡病 3 年来未再复发。

4. 利湿健脾法

《脾胃论》云："病怠惰嗜卧……湿胜。"《丹溪心法》曰：

"脾胃受湿，沉困无力，怠惰好卧。"脾属土，喜燥恶湿，主运化，升清降浊。郑启仲教授认为，此类患者多因冒雨涉水，坐卧湿地，或内湿素盛，或过食生冷，损伤脾胃，脾失健运，水湿内聚，湿困脾阳，清阳不升，浊阴不降，痰饮内停，上扰清窍，而致嗜睡发生。表现白天困倦多睡，面色萎黄，体多肥胖，心悸气短，四末欠温，夜卧鼾眠，大便溏薄，小便不利，脉多濡细等。治宜利湿化饮，温阳醒脾。以苓桂术甘汤为主方。

案 周某，女，12岁，河南洛阳人，2011年8月24日初诊。

主诉：患发作性睡病3年。

病史：患者白天不可抗拒睡眠频发已3年余，经某医院诊为"发作性睡病"，中药补中益气汤、温胆汤等治疗未见明显好转。刻下：体胖面白，体重51kg，倦怠嗜卧，每日睡眠发作7～8次，畏寒，夜卧打鼾，大便不调，舌体胖质淡苔白滑，脉濡细。中医诊断为多寐。西医诊断为发作性睡病。辨证属水湿内停，脾阳被困。治宜利湿化饮，温阳醒脾。

处方：苓桂术甘汤加减。茯苓15g，桂枝10g，炒白术15g，藿香10g，炒薏苡仁15，益智仁10g，石菖蒲10g，白芥子10g，生姜10g，炙甘草6g。7剂，每日1剂，水煎，分早晚2次服。嘱其控制饮食，加强锻炼，减少体重。

二诊：2011年8月31日。服后困倦减轻，尿量增加，舌苔好转。上方茯苓、炒白术加至30g，再取14剂。

三诊：2011年9月18日。诸症减，睡眠发作基本控制，体重降至47kg。

处方：炒苍术 15g，炒白术 15g，茯苓 15g，炒薏苡仁 15g，荷叶 15g，砂仁 6g，石菖蒲 10g，白芥子 6g，丝瓜络 10g。隔日 1 剂，巩固疗效。

3 个月后来诊，发作性睡眠在劳累时偶有发作，上方加黄芪 15g，每 3 日 1 剂，巩固疗效。

5. 温肾暖肝法

《灵枢·寒热病》曰："阳气盛则瞋目，阴气盛则瞑目。"《类证治裁》云："多寐者，阳虚阴盛之病。"《伤寒论》曰："少阴之为病，脉微细，但欲寐也。"郑启仲教授讲，此类患者大多阴阳失调，阴盛阳虚。阳虚并不仅仅是脾肾阳虚，也包括常被忽视的肝阳虚。肝为刚脏，内寄相火，相火是生命活动的原动力，外可温养皮毛，内可鼓动十二经气血，使之敷布全身。肝为少阳之脏，应阳升之方，行春升之令，其气以升发为用，能启迪诸脏之气，主人体一身阳气之升腾。若肾阳亏虚，不能温煦肝脉，或寒邪直中，损伤肝阳，致肝阳亏虚，形成肝肾阳虚，则可出现精神不振，嗜睡多寐，形寒肢冷，腰膝酸软，爪甲不荣，意志消沉，惊恐易惧，夜间多梦易惊，大笑、生气等情绪，可导致猝倒等发作性睡病的典型症状的发生。治宜温肾暖肝，开窍醒脑。以麻黄附子细辛汤为主方。

案 秦某，男，9 岁，河南省三门峡人，2011 年 11 月 7 日初诊。

主诉：患发作性睡病伴猝倒 3 年。

病史：患者 3 年前出现白天发作性睡眠，伴有猝倒，经某儿童医院诊断为"儿童发作性睡病"，经用补中益气汤、二陈汤、香砂六君子汤治疗 1 年余，未见明显好转。刻下：精神萎靡困倦，嗜睡难抑，肢体震颤，重则猝倒，淡漠懒言，意志消沉，思维迟钝，夜间多梦易惊，畏寒，四肢欠温，面白而青，纳呆便溏，舌淡苔白而滑，脉沉迟无力。中医诊断为多寐。西医诊断为发作性睡病。辨证属肝肾阳虚，脑失所养。治宜温肾暖肝，益智醒脑。

处方：麻黄附子细辛汤合吴茱萸汤加减。吴茱萸 3g，生麻黄 3g，细辛 3g，制附子 6g，干姜 3g，人参 6g，茯神 15g，鹿角胶 10g，枸杞子 10g，益智仁 10g，石菖蒲 6g，炙甘草 6g。7 剂，每日 1 剂，水煎，分早晚 2 次服。

二诊：2011 年 11 月 15 日。精神好转，惊悸减轻，仍畏寒嗜睡。上方麻黄加至 6g，制附子加至 12g，再取 7 剂。

三诊：2011 年 11 月 22 日。睡眠发作次数减少，夜卧平稳，舌见淡红，白滑苔减轻，脉现缓象。

守法随证调理 5 个月，诸症悉平，停药观察。随访 2 年，病情稳定，未见猝倒。

六、小儿冷秘温下法论治心得

小儿便秘是儿科的常见病证，发病率为 0.3% ～ 8.0%。随着疾病谱的改变，便秘逐渐成为影响儿童身心健康及生长发育的常见问题。便秘一般分为热秘、气秘、虚秘、冷秘四类。小儿便秘，临床以食积、燥热便秘为多，然而，近年来随着社会发展，膳食结构、生活方式的改变及用药的偏颇等，冷积便秘（简称"冷秘"）的发生率明显升高，而临床又常被忽略。郑启仲教授对小儿冷秘的病因病机、治法方药进行了深入的研究，提出了"温通、缓急、宣降"三法论治，积累了丰富的经验，现总结如下。

（一）病因病机与临床特征

1.病因病机

（1）贪食生冷，阴寒内生

《小儿药证直诀·虚实腹胀》指出："小儿易为虚实，脾虚不受寒温，服寒则生冷，服温则生热，当识此勿误也。"当今家庭冷藏冷冻食品样样俱全，超市街头冷饮凉食到处皆有，鲜冷瓜果四季盈市。如果不加处理和节制，任由孩子食用，日久必伤脾胃阳气而阴寒内生。阴寒内结，脾运失常，糟粕内停而成冷秘。正如《秘传证治要诀及类方·大便秘》云："冷秘由冷气横于肠胃，凝阴固结，津液不通，胃道秘塞。"

（2）药过病所，伐伤中阳

《灵枢·逆顺肥瘦》说："婴儿者，其肉脆、血少、气弱。"脏腑柔弱，易虚易实，易寒易热。小儿感受外邪或内伤饮食多从热化，故临证用药也多以寒凉为主，特别是对于便秘的治疗，消积导滞、苦寒泻下者屡屡投用，以致药过病所，伐伤中阳，脾阳失温，冷结于下，以成冷秘。

（3）肾阳不足，阴寒凝结

肾司二便。《杂病源流犀烛·大便秘结源流》曰："大便秘结，肾病也。"先天不足，或早产儿，或体弱多病儿，或素体肾阳不足者，肾失温煦，脾阳失运，阴寒凝结而成冷秘。

冷秘又称阴结。综上所述，冷秘的主要病机正如《景岳全书·秘结》所说"凡下焦阳虚，则阳气不行，阳气不行则不能传送而阴凝于下，此阳虚而阴结也"。脾肾阳气虚弱，温煦无权，不能蒸化津液，温煦肠道，于是阴寒内结，糟粕不行，积聚肠道而成冷秘。

2. 临床特征

郑启仲教授总结出小儿冷秘的 5 个临床特征。

（1）阳虚体质。

（2）病程长，大便间隔时间长，一般 3 ～ 5 天，有的可达 7 天，甚有 10 天以上者。

（3）大便或如羊屎，或硬如算珠，或硬软夹杂，排出困难，小便清长。

（4）面色青白，手足欠温，喜热恶寒，腹中隐痛，舌质色淡苔白水滑，脉沉迟，指纹淡红或淡青，不少患儿常伴反复感冒。

（5）苦寒通腑、滋阴润下法用后加重。

（二）温下法论治的临证应用

郑启仲教授治疗冷秘从肾、脾、肺三脏辨证，用温通、缓急、宣降三法论治。

1. 阴寒凝结，温通为要

大便秘结，伴见面色青白，四肢欠温，畏寒，腰冷腹凉，舌淡苔滑，脉沉迟，偏肾阳虚者，用大黄附子汤加减治之。

案 周某，女，8岁，2008年12月6日初诊。

主诉：大便干硬如算子，排便困难3年余。

病史：患儿3年多来，大便常7天不排，每次必用开塞露导之，此次已6天未大便。伴四肢发凉，畏寒，腰冷腹凉，食少神疲。舌淡，苔灰白水滑，脉沉迟无力。中医诊断为冷积腹痛。西医诊断为腹痛、便秘原因待查。辨证属肝脾失和，冷积于下。治宜温阳通便。

处方：大黄附子汤加减。制附子10g（先煎），酒大黄6g，玄明粉6g（化）。3剂，每日1剂，水煎，分2次空腹服。

服药第2剂自行排便，下硬便如算珠六七枚。第3剂后又下2枚。

二诊：2008年12月10日。饮食见增，舌苔转白薄，脉见缓象。原方继进3剂，又大便2次，为不成形软便。原方去玄明粉，大黄减为3g，加生姜6g，大枣3枚。再进3剂。

三诊：2008年12月15日。患儿手足转温，饮食大增，大便能自行排出，其母甚喜，请求根治之方。

处方：制附子3g，酒大黄3g，炒白术10g，陈皮6g，炙甘草3g。中药配方颗粒。每日1剂，分2次冲服。10天后改为隔日1剂，1个月后停药观察，嘱其禁食冷冻、冷藏食品。随访2年未见复发。

按语：小儿冷秘日益增多已成为一个趋势，囿于小儿为"纯阳之体"，有病多从热化，冷秘常被视而不见，甚至见亦少用温下之法，当然原因种种。郑启仲教授用温下法的满意疗效启发了我们，同时经温通之后患儿整体健康水平的提高，使我们对温通法有了更深刻的认识。当然，小儿为稚阴稚阳之体，易寒易热，易虚易实，郑启仲教授谆谆告诫："温通之法，十去七八，中病即止，不可过剂。"

2. 冷秘腹痛，温通缓急

大便秘结，伴见少腹挛痛，大便硬如算子或羊屎，腹凉喜温，舌淡苔白，脉迟缓或沉紧者，用桂枝加大黄汤加减治之。

案 李某，男，13岁，2008年10月10日初诊。

主诉：腹痛、大便干4年。

病史：下腹痉挛性腹痛，发无定时，或日发多次，或数日1次，疼痛剧烈时可出冷汗，喜温喜按。大便干如算子，3～5天1次，或7～8天1次，排出困难，排便后腹痛发作减少，经多家医院应用中西药多种方法治疗无效。来诊时已5天未排便。舌淡，苔白，脉缓无力。诊断为冷秘腹痛。辨证为肝脾失和，冷积于下。治宜温阳通下，缓急止痛。

处方：桂枝加大黄汤加减。桂枝10g，酒白芍10g，酒大黄6g，制附子6g（先煎），生姜10g，炙甘草10g，大枣3枚，玄明粉3g（化）。2剂，每日1剂，水煎服。

二诊：2008年10月13日。服上药后排大便1次，硬便兼有稀便，腹痛1次，较轻。上方去玄明粉，再进3剂。

三诊：2008年10月16日。腹痛未发，大便无硬结。调方如下。

处方：桂枝10g，酒白芍10g，酒当归10g，酒大黄3g，生姜6g，大枣3枚，炙甘草6g。每日1剂，水煎服。

上方连进15剂，大便1～2天1次，腹痛未发，停药观察。嘱其禁食生冷。随访 1 年未见复发。

按语：本例患儿腹痛 4 年，多方治疗不愈，郑启仲教授遵仲景之旨，辨证为桂枝加大黄汤证，方用桂枝加大黄汤和里缓急而止痛，加附子配大黄以温下；加玄明粉软坚以通便，通则不痛，寒邪去而便自通，腑气通而痛自止。4 年之苦，一战而除。

3. 下秘上治，宣而通之

大便秘结，伴反复感冒咳喘，肺失宣降者，在温通剂中加宣肺之品，方可使疗效持久，用麻黄附子细辛汤加减治之。

案 田某，女，6 岁，2009 年 3 月 6 日初诊。

主诉：大便秘结兼咳喘 3 年余。

病史：近 3 年多来，患儿大便 5～6 天 1 次，干如羊屎，排便困难，遇冷咳喘每月必发，不发热，缠绵难愈。此次大便已 5 天未行，气促咳喘，畏寒。舌质淡，苔白水滑，脉沉迟。中医诊断为冷秘、咳喘。西医诊断为支气管哮喘。辨证属冷积于下，肺失宣降。治宜温阳通便，宣肺定喘。

处方：麻黄附子细辛汤加减。炙麻黄 3g，制附子 6g，细辛 1g，艾叶 3g，苏子 9g，枇杷叶 6g，玄明粉 3g，炙甘草 3g。3 剂，每日 1 剂，水煎服。

二诊：2009 年 3 月 9 日。服上药 1 剂大便行，3 剂而咳喘明显减轻，上方再进 3 剂，大便已为软便，咳喘已止，舌质淡红，苔变薄白。调方如下。

处方：炙杷叶 6g，制附子 3g，桂枝 6g，白芍 6g，杏仁 6g，生姜 6g，肉苁蓉 6g，炙甘草 3g。5 剂，每日 1 剂，水煎服。

三诊:2009 年 3 月 14 日。大便 1～2 天 1 次，咳喘已止。守上方调理 1 个月余停药，嘱其禁食冷凉，避受寒凉。随访 1 年，不但大便未再秘结，咳喘发作已显著减少，体质明显改善。

按语：肺与大肠为表里。本案素有哮喘，而便秘已 3 年余。辨证属寒哮兼冷秘，故选麻黄附子细辛汤加味治之，加枇杷叶、玄明粉宣肺平喘，软坚通便获效，继用桂枝加附子汤调理而愈。药切病机，疗效显著。郑启仲教授每遇此类病证，时叹当今儿科苦寒伤阳而致冷秘之弊。

第二节　临证用药心得别裁

一、全蝎消腹胀

全蝎，味辛，性平，有毒，归肝经。功能：祛风，止痉，通络，解毒。主治：惊风抽搐，癫痫，中风，半身不遂，口眼㖞斜，偏头痛，风湿痹痛，破伤风，淋巴结结核，风疹疮肿。《本草求真》说："全蝎……专入肝祛风……凡小儿胎风发搐，大人半身不遂，口眼㖞斜，语言謇涩，手足抽掣，疟疾寒热，耳聋带下，皆因外风内客，无不用之。"

【临证心得】郑启仲教授取其祛风通络、性善下行之功，临床常用于治疗脾虚腹胀。小儿脾胃虚弱，易发生腹胀不适，其中有脾虚作胀，亦有虚中夹实之证。郑启仲教授熟读《小儿药证直诀》，遵钱乙之义，认为治疗小儿腹胀，需要辨明虚实，不可妄用攻下，即"实者，闷乱喘满，可下之，用紫霜丸、白饼子。不喘者虚也，不可下。若误下，则脾气虚，上附肺而行，肺与脾子母皆虚"。对于脾气虚弱、气滞成胀者，采用上下分消其气的方法，《小儿药证直诀·虚实腹胀》指出："脾虚气未出，腹胀而不喘，可以散药治之。使上下分消其气，则愈也……治腹胀者，譬如行兵战寇于林。寇未出林，以兵攻之，必可获；寇若出林，不可急攻，攻必有失，当以意渐收之，即顺也……治虚腹胀，先服塌气丸。"

塌气丸由胡椒和蝎尾组成。胡椒味辛，性大温，气味俱厚，阳中之阳，主下气、温中；蝎尾味辛性平，有祛风通络止痛之功。胡椒与蝎尾配伍，胡椒辛以上气，蝎尾性以下行；胡椒以通气，蝎尾以通血。张寿颐谓："盖以此虫之力，全在于尾，性情下行，且药肆中此物皆以盐渍，则盐亦润下，正与气血上菀之病情针锋相对。"为此正合钱乙所谓"上下分消之法"以治脾虚胀满。

案 翟某，女，4个月，河南郑州人，2011年8月22日初诊。

哭闹不安，腹部胀大3天。患儿因腹泻在社区门诊治疗（用药不详），腹泻止而哭闹不安，腹胀加重，经某医院静脉补液、肛管排气等治疗不效而请郑启仲教授诊治。刻下：患儿哭闹不安，腹部胀大，按之哭闹加剧，脐疝，大便量少。

听诊心肺无异常，肠鸣音减弱。舌红苔白，指纹紫滞。血常规：白细胞 8.48×10^9/L，中性粒细胞比例 19.14%，淋巴细胞比例 74.64%；腹部正位片：结肠胀气，膈下积气。中医诊断为腹胀。西医诊断为腹胀原因待查。辨证属脾虚气滞，胃失和降。治宜降气消胀，理气止痛。

处方：塌气丸加减。全蝎 3g，炒莱菔子 5g，青皮 3g，陈皮 3g，生姜 3g，砂仁 3g，厚朴 3g，沉香 0.5g。中药配方颗粒，2 剂，每日 1 剂，分 3 次水冲服。

二诊：2011 年 8 月 24 日。服上药 1 小时后腹中雷鸣，矢气频转，腹胀遂减，哭闹渐止。2 剂药尽，胀消神安，便畅纳增。为防复发，上方去炒莱菔子、全蝎、沉香，加炒白术 6g。中药配方颗粒，3 剂，每日 1 剂，分 3 次服。随访 2 个月未见复发。

按语：本例患儿因腹泻治疗后而腹胀哭闹，经静脉补液、肛管排气等治疗 10 天不效。郑启仲教授用钱乙塌气丸加味舒调气机，2 剂胀消，为巩固疗效加白术健脾以运中州而愈。真可谓"脏气清灵，随拨随应"（《景岳全书·小儿则》）。

二、苏叶止呕吐

苏叶，味辛，性温，归肺、脾二经。功能：解表散寒，行气宽中。主治：感冒风寒，恶寒发热，咳嗽气喘，胸腹胀满，并解鱼蟹毒。《药品化义》曰："紫苏叶，为发生之物。辛温能散，气薄能通，味薄发泄，专解肌发表，疗伤风伤寒……凡属表症，放邪气出路之要药也。"现代药理发现，苏叶有抗细菌、抗病毒、镇静、解热镇痛、止咳、止呕、抗凝止血等作用。

【临证心得】郑启仲教授认为，苏叶味辛，入于气分，而色紫，又入于血分，为气血同治之药。近年来随着生活条件的改善，小儿进食多为高营养、高热量的食物，极易形成食滞，进而酿成湿热。在小儿胃脘痛中，湿热证逐渐增多。临床多选择黄连、黄芩、蒲公英、大黄等清热燥湿的苦寒药物进行治疗。在治疗湿热所致胃脘痛时，考虑到小儿脾常不足的生理特点，郑启仲教授认为过用寒凉更易损伤脾胃，致脾失运化，湿热之邪阻滞。对于湿热阻滞胃肠所致呕吐，他常以苏叶为君药，疗效显著；且对呕吐而难以服药者，先以苏叶小剂量频服止呕，呕止后再进他药，每获良效。

案 宋某，女，14岁。濮阳市人，2008年8月24日初诊。

呕吐3天。患儿呕吐，恶心，反复发作1年余，近3天来又发，经当地医院按"急性胃炎"静脉输液（用药不详）、藿香正气软胶囊等治疗不效而来诊。刻下：呕吐频繁，烦躁不安，大便不畅，舌红，苔黄腻，脉弦滑。彩超检查：肝胆脾胰未见异常；胃肠积气。中医诊断为呕吐。西医诊断为慢性胃炎急性发作。辨证属湿热中阻，胃失和降。治宜清热和胃，降气止呕。

处方一：苏叶黄连汤加减。苏叶3g，黄连2g，陈皮3g。2剂，每日1剂，泡茶，小量频服，在1小时内服完。呕不止，继服第2剂；呕止，接服处方二。

处方二：清半夏6g，黄连6g，黄芩6g，生姜6g，陈皮

6g，砂仁 6g，木香 6g，甘草 6g。2 剂，每日 1 剂，水煎，分 2 次服。

二诊：2008 年 8 月 27 日。其母来告，患儿服泡茶 1 剂呕吐即止。改服处方二，水煎服 2 剂，诸症消失而愈，已入校学习。

按语：此即郑启仲教授的用药风格。他常教导我们："要学习《孙子兵法》'不战而屈人之兵'，医生的最高境界应为'不药而愈人之病'，而我们还远远远达不到，只能'少药而愈人之病'！"郑启仲教授曾独著一部《中小学生健康指南》，按他自己的话说，"想让孩子们少得病，不得病"。

三、佛手治厌食

佛手，味辛、苦、酸，性温，归肝、脾、肺经。功能：疏肝理气，和胃止痛。主治：肝胃气滞，胸胁胀痛，胃脘痞满，食少呕吐，咳嗽痰多。《本草纲目》云其"煮酒饮，治痰气咳嗽"，《本草再新》曰："佛手治气舒肝，和胃化痰，破积。"佛手有和胃化痰之效，然其疏肝解郁之功更彰。《滇南本草》云："补肝暖胃，止呕吐，消胃寒痰，治胃气疼痛，止面寒疼，和中行气。"《本草从新》认为其"理上焦之气而止呕，进中州之食而健脾"，《本草便读》更是直接点明其主要功效"唯肝脾气滞者宜之"。佛手功能疏肝，且行肺胃气滞，又能化痰。虽其疏肝之力逊于青皮，化痰之功弱于陈皮，然一物而兼理肺、脾、肝三经之气滞，平和而无燥烈之弊，是其所长焉。

【临证心得】郑启仲教授认为，小儿厌食多由父母强求孩子不合理多吃、精神压力、恐惧、家庭不和、女孩子怕胖、精神障碍等因素导致，因而肝郁克脾者日益增多。故治疗小儿厌食多从疏肝解郁着手，自拟疏肝乐食汤（见《郑启仲儿科经验撷粹》）治疗小儿厌食症，疗效良好。

案 肖某，男，4岁，河南新郑人，2015年1月8日初诊。

食欲不佳1年余。患儿自幼比较调皮，其父亲经常责骂，1年前被父亲打骂后出现食欲减少，见食不贪，自诉不饿，不愿进食太多，当地医院诊为厌食症，给予益生菌、健胃消食片、山楂丸等，均效果不佳而请郑启仲教授诊治。刻下：面黄无华，纳呆食少，心烦易怒，厌恶进食，体形偏瘦，睡眠不佳，大便稍干。舌淡红，苔白腻，脉弦滑。中医诊断为恶食。西医诊断为厌食症。辨证属肝郁脾虚，胃纳失司。治宜疏肝解郁，醒脾开胃。

处方：疏肝乐食汤加减。醋柴胡6g，白芍10g，佛手6g，百合10g，玫瑰花3g，醋郁金6g，石菖蒲3g，焦山楂6g，炒谷芽6g，砂仁3g。7剂，每日1剂，水煎服。

二诊：2015年1月15日。纳食增加，心烦减轻，大便正常，夜卧平稳。效不更方，上方再进7剂。

三诊：2015年1月23日。诸症消失。上方去玫瑰花、郁金，加白术6g，太子参6g，炙甘草3g。中药配方颗粒剂，15剂，隔日1剂，分2次，水冲服。嘱家长注意教育方法，关心孩子心理健康。随访2年未见复发。

四、青黛治顿咳

青黛，味咸，性寒，归肝经。功能：清热解毒，凉血止血，清肝泻火。主治：温病热毒斑疹，血热吐血，衄血，咯血，肝热惊痫，咽喉肿痛，丹毒，痄腮，疮肿等。《本草求真》云："青黛，大泻肝经实火及散肝经火郁。故凡小儿风热惊痫，疳毒，丹热痛疮，蛇犬等毒，金疮血出，噎膈蛊食，并天行头痛，瘟疫热毒，发斑、吐血、咯血、痢血等症，或应作丸为衣。或用末干掺，或用水调敷，或入汤同服，或作饼子投治，皆取苦寒之性，以散风郁燥结之义。"

【临证心得】郑启仲教授取青黛清肝泻火之功，用来治疗顿咳。

郑启仲教授提出"顿咳从肝论治"新见解，认为"木火刑金，风痰相搏"是其主要病机，创"镇肝止咳"治法和"镇肝止咳汤"。药物组成：柴胡 6g，生白芍 10g，代赭石 10g，青黛 1g，炒僵蚕 6g，胆南星 3g，甘草 3g，硼砂 1g（化，兑服）。以上剂量为 3～5 岁用量，可随年龄增减。

为了验证镇肝止咳汤的疗效，郑启仲教授曾于 1977—1980 年，用上方治疗百日咳 210 例，以 7 天为观察时限。结果：显效（痉咳消失）168 例，占 80.00%；有效（痉咳减少）37 例，占 17.60%，总有效率为 97.60%；无效（症状无改善）5 例，占 2.40%。临床凡咳嗽属肝火犯肺者均在辨证论治基础上加青黛而收满意疗效。

案 林某，女，6 岁，河南信阳人，2008 年 5 月 6 日初诊。

咳嗽、呕吐 1 个月余。患儿 1 个月前始有咳嗽，当地社区按支气管炎治疗（用药不详），咳不减反而加重，呈阵发性痉挛性咳嗽，咳吐痰涎及胃内容物。改服中药麻杏石甘汤合止嗽散加葶苈子、川贝母等治疗，亦未见痉咳减轻而来诊。刻下：痉挛性咳嗽每日发作 10 余次，咳时伴以两胁疼痛，患儿颜面轻度浮肿，右目睛出血。湿热体质。舌质尖边红，苔黄腻，脉滑数。中医诊断为顿咳。西医诊断为百日咳（痉咳期）。辨证属木火刑金，痰热郁肺。治宜清肝泻火，化痰止咳。

处方：镇肝止咳汤加减。柴胡 6g，生白芍 12g，代赭石 12g，青黛 3g，炒僵蚕 6g，黄芩 6g，姜半夏 3g，炒栀子 6g，牡丹皮 6g，甘草 3g。3 剂，每日 1 剂，水煎服。

二诊：2008 年 5 月 10 日。痉咳次数减少，舌红减轻，黄腻苔减轻，上方再进 3 剂。

三诊：2008 年 5 月 13 日。痉咳大减，每日 1～2 次，目睛红赤消退大半，舌转淡红苔薄白，脉平缓，饮食增加，二便调。上方去青黛、牡丹皮，再进 4 剂，诸症悉平。

五、虎杖平哮喘

虎杖，味微苦，性微寒，归肝、胆、肺经。功能：利湿退黄，清热解毒，散瘀止痛，化痰止咳。主治：湿热黄疸，痈肿疮毒，跌打损伤，肺热咳嗽等。《药性论》说："治大热烦躁，止渴，利小便，压一切热毒。"《本草拾遗》说："主风在骨节间及血瘀。"《医林纂要》说："虎杖，甘苦辛，温。"

【临证心得】郑启仲教授认为，此药微辛，可以透邪外出；苦寒则能清热利湿，但不甚苦，而不致败胃伤中；既入气分，又可入血分，兼有清气凉血活血之长；既能利小便，又可以通腑，具疏通之性，导湿热痰火下趋。如此，则对外邪与痰、热、瘀皆可调之，一药而兼数长，皆深合肺炎喘嗽之病机。临床多用来治疗咳喘、痰热。郑教授自拟龙虎平喘汤(见《郑启仲儿科经验撷粹》)，用来治疗小儿哮喘急性发作。药物组成：炒地龙 10g，虎杖 12g，炙麻黄 3g，杏仁 6g，莱菔子 10g，满山红 10g，炒白果仁 6g，生姜 6g，甘草 6g。为 3～5 岁用量，可随年龄而增减。

案 袁某，男，5 岁，河南濮阳市人，2012 年 3 月 14 日初诊。

反复咳喘 3 年，再发 3 天。患儿哮喘病史 3 年，每年冬春季易发病，经西医抗炎平喘等对症治疗后可缓解。3 天前因受凉后出现发热、咳喘、喉中哮鸣，用抗生素、氨茶碱及地塞米松治疗后症状缓解不著，遂携患儿前来就诊。刻下：发热，咳嗽气喘，以喘为重，胸闷憋气，喉间痰多，色黄质黏难咯，口干，小便量少色黄，大便干结，3 日未行。舌红，苔黄腻，脉滑数。查体：三凹征（＋），双肺听诊满布哮鸣音。胸片示两肺纹理增多。中医诊断为哮证。西医诊断为支气管哮喘。辨证属痰热阻肺，肺失宣肃。治宜宣肺止咳，降气平喘。

处方：龙虎平喘汤（郑启仲经验方）加减。炒地龙 10g，虎杖 12g，炙麻黄 3g，杏仁 6g，莱菔子 10g，满山红 10g，炒白果 6g，生大黄 3g（后下），甘草 6g，桃仁 6g，瓜蒌皮 10g，鱼腥草 10g。3 剂，每日 1 剂，水煎服。

二诊：2012 年 3 月 17 日。3 剂药后，大便偏稀，每日 2 次，热退，咳喘均减轻。原方生大黄改为制大黄，续服 7 剂，诸症悉平，肺部哮鸣音消失。

按语：患儿脏腑娇嫩，卫外不固，饮食不能自节，寒温不知自调，外为风寒之邪侵袭，内为饮食所伤，肺失清肃，脾失健运，痰湿内生，壅塞气道，肺气上逆而为咳喘。方中以龙虎平喘汤为主方，宣肺化痰，降气平喘，加大黄、桃仁、瓜蒌皮、鱼腥草清热泻火、活血化瘀、润肠通便，3 剂显效；大黄改制大黄，继服，7 剂而愈。

六、市贼治血尿

木贼，味甘、苦，性平，归肺、肝、胆经。功能：疏散风热，明目退翳。主治：目生云翳，迎风流泪，肠风下血，痢疾脱肛，喉痛，痈肿等。《本草纲目》曰："治眼目诸血疾也。"《本草经疏》曰："木贼入足厥阴、少阳二经血分……疗肠风，止痢，及妇人月水不断，崩中赤白，痔疾出血者，皆入血益肝胆之功，肝藏血故也。"后世对木贼止血之功效进行了阐述及应用，但多用于消化道、妇科出血等。内蒙古《中草药新医疗法资料选编》中经验介绍：治外伤出血，消化道出血，妇科出血及其他出血。处方：按比例取木贼 50%，黄柏 20%，益母草 20%，五倍子 10%。分别研末，过 120 目筛，混匀。外用：将药粉撒布创面，用纱布压迫。内服：每次 2g，每 4 ～ 6 小时 1 次。

现代药理研究显示，木贼中含有阿魏酸，可抑制二磷酸腺苷（ADP）、凝血酶、胶原诱导的实验鼠血小板聚集，还可使血栓重量减轻。木贼中的咖啡酸可以减少出血和血凝的时间，具有止血作用。此外，木贼提取物有一定的抗凝作用。木贼所含阿魏酸能分别抑制 ADP 和胶原诱导的大鼠血小板的聚集，明显抑制凝血酶诱导的血小板聚集，并能减轻血栓的重量。

【临证心得】郑启仲教授治疗过敏性紫癜性肾炎血尿用木贼，效果显著。他认为，过敏性紫癜多为风邪内恋，搏击于血，伤及肾络而致尿血。木贼甘平无毒，入肝经，疏散风热，凉血止血，对风热伤络、血热出血者尤宜。

案 李某，女，12 岁，山西晋城人，2011 年 5 月 7 日初诊。

双下肢皮肤紫癜、尿检异常 1 年余。患儿于 1 年前发现双下肢皮肤紫癜，尿隐血（++），经当地医院诊为"过敏性紫癜性肾炎"，口服强的松、潘生丁等治疗，紫癜消失，尿隐血（-）。出院后不规则服药治疗，病情时有反复。近日又发现尿隐血（+++），请郑启仲教授诊治。刻下：咽红，双下肢散见鲜红色紫癜，压不褪色，小便黄，大便干，舌质红，苔薄黄，脉浮数。尿常规：隐血（+++）。中医诊断为葡萄疫。西医诊断为过敏性紫癜性肾炎。辨证属风热遏表，血热伤络。治宜疏风清热，凉血消斑。

处方：升降散合犀角地黄汤加减。炒僵蚕 10g、蝉蜕 10g、姜黄 6g、大黄 6g、生地黄 10g、牡丹皮 10g、赤芍 10g、水牛角 10g，木贼 10g，白茅根 20g，徐长卿 10g，甘草 6g。7 剂，每日 1 剂，水煎服。服药期间忌食辛辣、生冷、油腻之品。

二诊：2011 年 5 月 15 日。皮肤紫癜减少。尿常规检查：隐血（++）。大便稀，每日 2 次，咽红消失，舌苔白。上方去大黄、水牛角，加炒地榆 10g。14 剂，每日 1 剂，水煎服。

三诊：2011 年 6 月 2 日。尿常规检查：隐血（+），皮肤紫癜消退。守法调理 2 个月，诸症消失而愈。随访 2 年未见复发。

七、芦根止呕吐

芦根，味甘，性寒，归肺、胃经。功能：清热泻火，生津止渴。主治：热病烦渴，胃热呕吐，肺热咳嗽，肺痈吐脓，热淋涩痛。《本草经疏》曰："芦根，味甘寒而无毒。消渴者，中焦有热，则脾胃干燥，津液不生而然也，甘能益胃和中，寒能除热降火，热解胃和，则津液流通而渴止矣。客热者，邪热也，甘寒除邪热，则客热自解。肺为水之上源，脾气散精，上归于肺，始能通调水道，下输膀胱，肾为水脏而主二便，三家有热，则小便频数，甚至不能少忍，火性急速故也，肺、肾、脾三家之热解，则小便复其常道矣，火升胃热，则反胃呕逆不下食及噎哕不止；伤寒时疾，热甚则烦闷；下多亡阴，故泻利人多渴；孕妇血不足则心热，甘寒除热安胃，亦能下气，故悉主之也。"《唐本草》记载其功效为"疗呕逆不下食、胃中热、伤寒患者弥良"。

【临证心得】古代医家记载有芦根用于治疗呕吐的经验方，如《肘后备急方》言："芦根三斤，切，水煮浓汁，频饮治呕哕不止厥逆者。"《备急千金要方》采用芦根饮子治疗伤寒后呕哕反胃及干呕不下食，"生芦根（切）、青竹茹各一升，粳米三合，生姜三两。上四味，以水五升，煮取二升半，随便饮"。郑启仲教授采众家之长，经临床反复验证，用芦根一味浓煎代茶，治疗小儿胃热呕吐，疗效良好。郑启仲教授认为，芦根清热泻火，养胃生津，煎汤代茶，味甘易服，对小儿热病伤阴，胃失濡养，胃热呕吐，疗效肯定。

案　刘某，男，2岁，郑州市人，2011年6月8日初诊。

发热、呕吐2天。患儿2天前出现发热，体温达38℃，呕吐，食入即吐，呕吐物热秽酸臭，经当地医院诊为"积滞"，用消食导滞中药及吗丁啉口服，发热退而呕吐不止。刻下：烦躁不安，呕恶不食，口渴引饮，饮入即吐，唇红而干，小便黄，大便少，舌红少津，指纹紫滞。中医诊断为呕吐。西医诊断为呕吐原因待查。辨证属胃热伤津，胃气上逆。治宜清热养胃，生津止呕。

处方：芦根饮。芦根30g，加水200mL，武火浓煎20分钟，留汁100mL，少量频服作茶饮。

二诊：2011年6月9日。上方频服1小时后，患儿渐渐安静下来，呕恶逐渐停止而入睡。2小时后醒来余药再饮，开始进食。察舌红转淡有津，唇转淡红，指纹淡紫。原方芦根减为20g，3剂，每日1剂，巩固疗效而愈。

八、乌梅治久咳

乌梅，味酸、涩，性平，归肝、脾、肺、大肠经。功能：敛肺止咳，生津止渴，涩肠止泻，安蛔止痛。主治：肺虚久咳，虚热消渴，蛔厥腹痛，久泻久痢。《本草纲目》曰："敛肺涩肠，止久咳泻痢，反胃噎膈，蛔厥吐痢。"《本草求真》曰："乌梅，酸涩而温，似有类于木瓜，但此入肺则收，入肠则涩，入筋与骨则软，入虫则伏，入于死肌、恶肉、恶痣则除，刺入肉中则拔，故于久泻久痢，气逆烦满，反胃骨蒸，无不因其收涩之性，而使下脱上逆皆治。且于痈毒可敷，中风牙关紧闭可开，蛔虫上攻眩仆可治，口渴可止，宁不为酸涩收敛之一验乎。不似木瓜功专疏泄脾胃筋骨湿热，收敛脾肺耗散之元，而于他症则不及也。但肝喜散恶收，久服酸味亦伐生气，且于诸症初起切忌。"

乌梅敛肺止咳医者皆知，如何应用则见仁见智，尤其是在儿科中的应用多有讲究。郑启仲教授苦研小方治病，乌梅治咳即其中之一。古人治久咳多用罂粟壳配乌梅肉，如《宣明论方》的小百劳散，临床确有显著的镇咳之效。但方中罂粟壳为有毒之品，小儿不宜服用，新生儿、孕妇及哺乳期妇女禁用。

【临证心得】郑启仲教授总结治疗小儿咳嗽的经验，制"咳宝汤"一方，验之临床多获良效。咳宝汤由乌梅肉、金樱子、陈皮、生姜、炙甘草组成。功效：敛肺止咳。主治：小儿久咳见肺肾阴虚者。加减：有痰者，加炒莱菔子；盗汗者，加地骨皮、五味子；血虚者，加当归；便秘者，加蜂蜜。

案 李某，女，6岁，山东莘县人，1998年11月21日初诊。

咳嗽反复发作3年余，再发3个月余。患儿自2岁起每遇冷即咳嗽不止，反复发作3年。经多家医院诊为"慢性支气管炎""咳嗽变异性哮喘"等，中西医多方治疗不愈而请郑启仲教授诊治。刻下：患儿面黄，双气池色红兼紫，唇色偏红，咳嗽无痰，夜咳较多，时有盗汗，纳尚可，大便每日1次，偏干，舌质红苔少，脉沉细数。血常规未见异常；胸部X片、CT报告均提示支气管炎。中医诊断为咳嗽。西医诊断为慢性支气管炎。辨证属肺肾阴虚，肺气虚弱。治宜滋阴敛肺，纳气止咳。

处方：咳宝汤（郑启仲经验方）加减。乌梅肉12g，金樱子（去籽、毛）6g，五味子6g，陈皮3g，生姜3g，炙甘草6g。7剂，每日1剂，水煎取汁，加蜂蜜少许，分早晚2次服。

二诊：1998年11月29日。服上药后明显减轻，效不更方，再进7剂。

三诊：1998年12月6日。患儿咳嗽止、盗汗消、纳增、便调。其父要求根治之方，郑启仲教授嘱服麦味地黄丸合玉屏风颗粒2个月以观后效。随访1年发作大为减少。再服上方预防，再访2年，上咳未见复发。

九、荆芥治血尿

荆芥，味辛，性微温，归肺、肝经。功能：祛风解表，透疹消疮。主治：外感表证，疮疡初起，疹出不透，吐血下血。《本草纲目》云："荆芥，入足厥阴经气分，其功长于祛风邪，散瘀血，破结气，消疮毒。盖厥阴乃风木也，主血而相火寄之。故风病、血病、疮病为要药。"荆芥，轻扬之剂，善治风热在表、在上诸症，能泄肺热而达皮毛，风热咳嗽宜之，风热外感头痛寒热，亦是主药。如《太平惠民和剂局方》记载："荆芥汤治风热肺壅，咽喉肿痛，语声不出，或如有物哽：荆芥穗半两，桔梗二两，甘草（炙）一两。上为粗末。每服四钱，水一盏，姜三片，煎六分，去渣，食后温服。"

【临证心得】郑启仲教授讲，荆芥不仅具有解表之功，还有止血之效，可用于鼻衄、肌衄、便血、尿血诸症。《神农本草经》谓其"破聚气，下瘀血"，《药性论》云其"主通行血脉"。郑启仲教授认为，荆芥炒炭则散表之性大减，而祛瘀作用犹存，且善入血分以理血，故为祛瘀止血之佳品。临床善用荆芥治疗过敏性紫癜等出血病症，且总结出应用荆芥的经验：①紫癜与血尿共存时，用荆芥与荆芥炭各半；②皮肤紫癜消退而血尿不消时，用荆芥炭；③炒炭一定要存性，不可成灰，成灰则止血作用大减。

案 段某，男，9岁，河南周口市人，2013年3月22日初诊。

皮肤紫癜3个月，血尿1个月余。患儿3个月前因食用海鲜，继而下肢出现较多出血点，压之不褪色，在当地医院诊断为"过敏性紫癜"，予口服氯雷他定片、维生素C片等药治疗，皮肤紫癜时轻时重，1个月前出现尿检异常，隐血（＋）。中西医诊治不见好转而求诊。刻下：双下肢较多出血点兼有紫斑，色暗红，大便干燥。舌红，苔黄腻，脉弦数。血常规未见异常；尿常规：蛋白（＋），隐血（＋＋）。中医诊断为葡萄疫。西医诊断为过敏性紫癜性肾炎。辨证属血热发斑，伤及肾络。治宜清热凉血，化瘀消斑。

处方：犀角地黄汤加减。水牛角丝 15g（先煎），生地黄 10g，赤芍 10g，牡丹皮 10g，荆芥炭 6g，荆芥 6g，凌霄花 10g，栀子 10g，大黄 3g，白茅根 20g，甘草 6g。7 剂，每日 1 剂，水煎，分 2 次服。

二诊：2013 年 3 月 29 日。患儿紫癜明显消退，未再有新出血点，大便已通畅。复查尿常规示：尿蛋白（－），隐血（＋）。效不更方，再取 7 剂，每日 1 剂。

三诊：2013 年 4 月 5 日。患儿紫癜消退，紫斑变黄，复查尿常规示：尿蛋白（－），隐血（＋）。上方去栀子、大黄、荆芥，加当归 10g、红花 6g，荆芥炭加至 10g。14 剂，每日 1 剂，水煎服。症状消失而愈。随访 2 年未见复发。

按语： 笔者曾治一过敏性紫癜性肾炎，先后服银翘散、犀角地黄汤、小蓟饮子、知柏地黄汤、归脾汤加减，仍血尿（＋）～（＋＋）迟迟不消，请郑启仲教授指导，诊后嘱处方（归脾汤加茅根炭、茜草炭）改茅根炭、茜草炭为荆芥炭、干姜炭，再进 14 剂。果然 7 剂血尿消失，守方调 2 个月而愈，随访 2 年未见复发。记忆十分深刻，常有如梦猛醒之憾。借此书一角以献同仁。

十、僵蚕治抽动

僵蚕，味咸、辛，性平，归肝、肺、胃经。功能：息风止痉，祛风止痛，化痰散结。主治：肝风夹痰，惊痫抽搐，小儿急惊，破伤风，中风口眼㖞斜，风热头痛，目赤咽痛，风疹瘙痒，瘰疬痰核，发颐疔腮。郑启仲教授将其用于多种儿科疾病而收佳效。仅举一治儿童抽动症之经验。

【临证心得】近年来，儿童多发性抽动症发病率有明显增高趋势，且治疗困难，难治性病例增多，中医对其临床及理论研究也逐渐深入。据大量临床报道表明，中药对本病具有较好的临床疗效。郑启仲教授经多年临床实践和研究，对本病有较为全面的认识，提出儿童多发性抽动症为本虚标实之证，病位在五脏，主要表现在肝。病机可概括为"痰邪内扰，气机失调，升降失常，肝风内动"，治以"升清降浊，化痰息风"为法，方用自拟"升降制动汤"。该方由炒僵蚕9g，蝉蜕6g，姜黄6g，生大黄3g，白附子3g，全蝎3g，生白芍10g，穿山龙10g，莲子心3g，甘草3g（见《郑启仲儿科经验撷粹》）组成。水煎服，每日1剂。为5～7岁用量，可随年龄增减。实践证明，以本方为核心方，结合临床辨证配伍运用，取得了较好的疗效。

案 刘某，女，9岁，学生，河南周口市人，2009年3月15日初诊。

腹部肌肉抽动3年。患儿3年前出现腹部肌肉不自主抽动，经北京某医院诊为多发性抽动症，给予氟哌啶醇治疗，抽动一度得到控制，半年后症状又出现，再加量服用无效，改求中医治疗。先后进镇肝息风汤、羚角钩藤汤、柴胡加龙骨牡蛎汤、风引汤等1年余，曾有缓解，终未能控制，求郑启仲教授诊治。刻下：患儿体瘦，面色萎黄，上腹部肌肉不自主快速上下抽动，每次抽动3～5秒，每次发作间隔10分钟、半小时、1小时不等，而抽动部位不移，纳呆食少，大便干，2～3日一行。舌质紫暗，尖边有点，苔腻微黄，脉沉涩。中医诊断为肝风证。西医诊断为儿童抽动障碍。辨证属痰瘀阻络，肝风内动。治宜化痰活瘀，平肝息风。

处方：升降制动汤（郑启仲经验方）加减。炒僵蚕10g，蝉蜕10g，姜黄6g，酒大黄9g，全蝎6g，生白芍30g，炒桃仁10g，红花10g，鸡血藤15g，升麻6g，葛根15g，炙甘草15g。7剂，每日1剂，水煎服。

二诊：2009年3月22日。抽动次数明显减少，大便每日1次，饮食见增，舌苔薄白，脉较前缓。效不更方，上方酒大黄减为6g，白芍改为酒炒白芍15g。再进7剂。

三诊：2009年3月29日。抽动基本消失，舌紫、瘀点均有改善。上方去升麻、葛根，全蝎减为3g，加生白术30g，隔日1剂，水煎服。连服2个月，未见抽动，停药观察，随访1年未见复发。

按语：郑启仲教授特别重视中医学中的升降理论，肝脾左升，肺胃右降，心火下降，肾水上承，升降不违常度，即可保持正常的生理状态。正如《素问·六微旨大论》言："非出入，则无以生长壮老已；非升降，则无以生长化收藏。""生死之机，升降而已。"升降失常，气机失调，则百病丛生，如《中藏经》云诸病"皆由阴阳否格不通而生焉"。在该理论指导下，郑启仲教授经过筛选和实践，选用清代杨栗山《伤寒瘟疫条辨》所载之升降散，方由白僵蚕（酒炒）2钱，全蝉蜕（去土）1钱，广姜黄（去皮）3分，川大黄（生）4钱化裁应用于临床，治疗儿科多种疾病大多获得了良好疗效。

十一、连翘治瘰疬

连翘，味苦，性微寒，归心、肺、肝、胆经。功能：清热解毒，消肿散结。主治：风热外感，温病初起，痈肿疮毒，瘰疬痰核，热淋涩痛。《神农本草经》云："主寒热，鼠瘘，瘰疬，痈肿恶疮，瘿瘤，结热。"张元素曰："连翘之用有三：泻心经客热，一也；去上焦诸热，二也；为疮家圣药，三也。"《本草纲目》云："连翘状似人心，两片合成，其中有仁甚香，乃少阴心经、厥阴包络气分主药也。诸痛痒疮疡皆属心火，故为十二经疮家圣药，而兼治手足少阳、手阳明三经气分之热也。"

【临证心得】郑启仲教授善用连翘，按他自己的话说："我用连翘受张锡纯先生经验启发最深。"讲课时常引张锡纯之论："连翘，具升浮宣散之力，流通气血，治十二经血凝气聚，为疮家要药。能透表解肌，清热逐风，又为治风热要药。且性能托毒外出，又为发表疹瘾要药。为其性凉而升浮，故又善治头目之疾，凡头疼、目疼、齿疼、鼻渊或流浊涕成脑漏证，皆能主之。"（《医学衷中参西录》）郑启仲教授说："连翘解脏腑之痈毒，清三焦之邪热；通气血之壅滞，散痰浊之结聚；味苦而不燥，性寒而不伐，尤宜小儿之用。"常用于治疗小儿斑疹、疮毒、瘰疬、鼻渊、乳蛾、便秘等而获佳效，选瘰疬案于后。

案 乔某，男，5岁，郑州市人，2011年4月6日初诊。

病史：颈部淋巴结肿大3个月余。患儿3个月前颈部淋巴结肿大，经某大学医院用头孢类抗生素治疗2周，又服中成药双黄连口服液7天不见减轻而来诊。刻下：双侧颈部多个淋巴结肿大，大者如豆，触之微痛，咽红，扁桃体Ⅱ度肿大，颌下淋巴结未触及，大便偏干。舌尖红，苔薄黄，脉弦滑。结核菌素试验（－）。中医诊断为瘰疬。西医诊断为颈部淋巴结炎。辨证属热毒蕴结，痰火结聚。治宜清热解毒，化痰散结。

处方：连翘芝麻散（简称连芝散）。连翘10g，黑芝麻10g。中药配方颗粒，7剂，每日1剂，分2次嚼食。

二诊：2011年4月14日。淋巴结变软，触痛减轻，上方再取14剂。

三诊：2011年4月28日。双侧肿大淋巴结明显缩小。父母甚喜，要求再服。原方再取14剂，淋巴结消失而愈。

按语：郑启仲教授一再强调，一定要写上"该方系我的同乡喉科老中医苗光新先生口授经验方，只有方名是我所加，临床验证用于瘰疬、痈肿初起、疽块不消均有效"。他还说，30年后在一次查阅资料时发现，该方出自《简便单方》："治小儿瘰疬：芝麻、连翘等分。为末，频频食之。"录此以示源流。整理此资料时，曾问郑启仲教授："连芝散中应该用黑芝麻，还是白芝麻？"答曰："芝麻有黑白之分，黑者入肾，白者入肺；黑者偏补，白者偏润。苗光新先生未交代,《简便单方》未注明。几十年来，我用此方多用白芝麻（上述记录的这一案例，当时因中药配方颗粒中无白芝麻颗粒而用黑芝麻代之）。"

十二、丁香止遗尿

丁香，味辛，性温，归脾、胃、肺、肾经。功能：温中降逆，散寒止痛，温肾助阳。主治：胃寒呕吐，脘腹冷痛，呃逆，泻痢等。《本草经疏》言："丁香，其主温脾胃、止霍乱壅胀者，盖脾胃为仓廪之官，饮食生冷，伤于脾胃。留而不去，则为壅塞胀满，上涌下泄，则为挥霍缭乱，辛温暖脾胃而行滞气，则霍乱止而壅胀消矣。"

【临证心得】郑启仲教授参考《日华子本草》"治口气，反胃，疗肾气，奔豚气，阴痛，壮阳，暖腰膝"之论，除用丁香治疗上述诸疾外，常用于治疗小儿遗尿，疗效满意。遗尿症多与肺脾肾功能失调有关，小儿肾常虚，多由先天肾气虚弱，下焦虚冷，膀胱气化功能失司所致。正如《诸病源候论》说："遗尿者，此由膀胱虚冷，不能约于水故也。"

郑启仲教授经验方控泉散（见《郑启仲儿科经验撷粹》）药物组成：公丁香、母丁香、小茴香（炒）、大茴香各等份。

制法：上方共为细末，装瓶备用。

用法：取控泉散 3g，小麦面粉 3g，鲜韭菜叶（切碎）6g，加食醋适量，共捣如泥，制成膏贴 1 张。睡前贴于患儿脐部，次日晨起取下，连用 7 天为一疗程。

案　陈某，男，8岁，河南濮阳市人，1998年11月6日初诊。

睡中遗尿已3年。患儿3岁入幼儿园后一直夜间尿床不止，经用针灸、推拿、中药等治疗曾有暂止，不日又发。3年未能控制，即将入小学，父母心急如焚，请郑启仲教授诊治。刻下：小儿面色黄白少华，语声低微，畏寒，大便溏，小便清长，舌淡苔白，脉沉迟无力。诊断为遗尿症。辨证属脾肾阳虚，下焦虚冷，膀胱失约。治宜益气补肾，温阳缩泉。外用控泉散（郑启仲经验方）贴脐，内服桑螵蛸散加减。

处方：桑螵蛸10g，丁香2g，人参6g，炒白术10g，制附子3g，制远志3g，石菖蒲3g，煅龙骨10g，乌药6g，炙甘草3g。7剂，每日1剂，水煎，分2次服。

二诊：1998年11月15日。已两日未遗尿，效不更方，上方再进7剂。遗尿基本控制，7天只有1次遗尿。父母请求郑启仲教授予以根治。上方去附子，改为隔日1剂，再服7剂。控泉散亦改为隔日1贴，与内服方交替。

三诊：1998年11月30日。遗尿已止，嘱服补中益气丸合六味地黄丸1个月停药。随访2年未见复发。

十三、灵芝治虚咳

灵芝，味甘，性平，入心、肺、肝、肾经。功能：补气安神，止咳平喘。主治：心神不宁，失眠，惊悸，虚劳等。《神农本草经》把灵芝列为上品，谓灵芝"主耳聋，利关节，保神益精，坚筋骨，好颜色，久服轻身不老延年"。《本草纲目》言："灵芝，无毒，主治胸中结，益心气，补中，增智慧，不忘，久食轻身不老，延年神仙。"

【临证心得】郑启仲教授认为，灵芝味甘能补，性平偏温，入肺经，补益肺气，温肺化痰，止咳平喘。小儿肾常虚，肺常不足，患病极易损伤正气，而出现正虚邪恋之证，扶正祛邪是儿科常用的重要治法，灵芝乃补益肺肾之上品。常用于治疗肺肾亏虚，肾不纳气之哮喘而收佳效。

案　刘某，女，5岁，河南尉氏县人，2010年10月8日初诊。

遇冷哮喘发作3年余。患儿1岁时因受凉而发哮喘，每遇冷即发已3年余。经西药解痉平喘，中药定喘汤、射干麻黄汤等多方治疗未能控制复发，此次发病已4天。刻下：咳嗽喘促，喉中痰鸣，时自汗出，大便稀，小便清，体温37.2℃。两肺满布哮鸣音。特禀体质。舌淡，苔白，脉浮缓。中医诊断为哮证。西医诊断为支气管哮喘。辨证属营卫不和，肺失宣降。治宜调和营卫，降逆平喘。

处方：桂枝加厚朴杏子汤加减。桂枝9g，白芍9g，厚朴6g，杏仁6g，苏子6g，白果仁6g，炙甘草6g，生姜6g，大枣10g。2剂，每日1剂，遵桂枝汤煎服法。

二诊：2010年10月10日。2剂后哮止痰消，脉静身凉，唯活动时喘促汗出。上方去厚朴、杏仁、苏子，加灵芝3g。5剂，每日1剂，水煎服，诸症悉平。为防复发，拟善后之方。

处方：黄芪30g，人参15g，白果仁15g，白术30g，五味子20g，陈皮10g，姜半夏10g，砂仁10g，灵芝15g，桂枝10g，炙甘草10g，蛤蚧1对，冬虫夏草6g。共为细末，每服

2g，每日 2 次。

连服 4 个月，停药观察。后每年冬夏各服本方 2 个月，随访 3 年未见复发。

十四、苍术治溢乳

苍术，味辛、苦，性温，归脾、胃、肝经。功能：燥湿健脾，祛风散寒，明目，辟秽。主治：脘腹胀痛，泄泻，水肿，风湿痹痛，脚气痿躄，风寒感冒，雀目等。《本草正》言："苍术，其性温散，故能发汗宽中，调胃进食，去心腹胀疼，霍乱呕吐，解诸郁结，逐山岚寒疫，散风眩头疼，消痰癖气块，水肿胀满。"《珍珠囊》云："能健胃安脾，诸湿肿非此不能除。"

【临证心得】郑启仲教授善用苍术治疗小儿多种病证，最有代表性的当属苍术一味治新生儿溢乳。方用炒苍术 5 分（1.5g），水煎，少量频服，确有良效。郑启仲教授一再强调，该方系清丰县人民医院眼科名老中医路际平先生 1968 年亲口传授，屡验屡效已 50 年矣，书此供同道验之。

案 乔某，男，10 天，1992 年 3 月 2 日初诊。

反复溢乳 5 天。患儿足月顺产，母乳喂养，5 天来吮乳后乳汁从口角溢出，家长未予重视，日渐加重，成吮乳必溢之状，而求诊。刻下：舌淡红，苔白厚腻，指纹淡紫。诊断为新生儿溢乳。辨证属脾失健运，胃失和降。治宜燥湿运脾，和胃降逆。

处方：炒苍术 5 分（1.5g）。3 剂，每日 1 剂，水煎，少量频服。

二诊：1992 年 3 月 6 日。小儿吐奶次数明显减少。再进 3 剂，溢乳消失。

十五、莲子心治秽语

莲子心，味苦，性寒，归心、肺、肾经。功能：清心安神，交通心肾，涩精止血。主治：热入心包，神昏谵语；心肾不交，失眠遗精；血热吐血等。《温病条辨》言莲子心"由心走肾，能使心火下通于肾，又回环上升，能使肾水上潮于心"。

【临证心得】郑启仲教授认为，心属火，肝属木，木生火，肝为心之母。小儿为纯阳之体，阳常有余，心常有余，肝常有余，患病易从火化，常见木火相煽、心火肝风之证。实者泻其子，心火得清则肝风自息。因此，他常用莲子心治疗心肝火旺之证，如小儿多发性抽动症、多动症、惊风、癫痫等。

小儿多发性抽动症病位主要在心、肝，盖心有热，肝有风，二脏为阳脏，肝风心火为阳物，风火相搏，火热之邪，内迫心肝，肝风内动而反复抽动不已。郑启仲教授创制升降制动汤（见《郑启仲儿科经验撷粹》），治疗小儿多发性抽动症而获良效。方由炒僵蚕、蝉蜕、姜黄、大黄、白附子、全蝎、白芍、穿山龙、莲子心、甘草组成。莲子心为清心火之主药。

案 张某，男，7 岁，2008 年 10 月 12 日初诊。

发现眨眼、耸鼻、秽语两年余。患儿两年前不明原因出现眨眼、耸鼻、喉中发出吭吭怪声，在当地医院诊为"多发性抽动症"，用氟哌啶醇治疗，症状得到控制，后因出现明显的副作用而停药，停药后上述症状重新出现，且出现秽语，而求中医诊治。刻下：眨眼频繁，甩头、耸肩，秽语连连，心烦易怒，坐立不安，大便干，舌红，苔薄黄，脉弦滑。中医诊断为肝风证。西医诊断为小儿多发性抽动症。辨证属痰火扰心，肝风内动。治宜清心平肝，化痰息风。

处方：升清降浊制动汤（郑启仲经验方）加减。炒僵蚕10g，蝉蜕10g，姜黄6g，生大黄6g，制白附子6g，全蝎6g，生白芍15g，穿山龙10g，莲子心3g，黄连6g，生甘草6g。7剂，每日1剂，水煎服。

二诊：2008年10月20日。眨眼、耸鼻、甩头及烦躁明显减轻，大便通畅，舌转淡红，苔薄白。秽语不减，上方加胆南星6g，莲子心加至6g。7剂，每日1剂，水煎服。

三诊：2008年10月28日。诸症明显减轻，秽语减少，脉见缓象。上方再进7剂。

四诊：2008年11月6日。患儿病情渐趋平稳，眨眼消失，耸鼻、甩头症状基本消失，已入校学习。调方如下。

处方：炒僵蚕6g，蝉蜕6g，白附子3g，白芍15g，地龙10g，莲子心3g，石菖蒲6g，生龙骨15g，生牡蛎15g，当归10g，天麻6g，炙甘草6g。每日1剂，水煎服。

五诊：2008年12月8日。上方连服30剂，诸症消失，其父甚喜，请求根治之方。上方去白附子、地龙、天麻，加白术10g。隔日1剂，连服2个月，症状未出现，改为3日1

剂。再服 2 个月，停药观察。随访 2 年未见复发。

十六、仙鹤草治哮喘

仙鹤草，味苦、涩，性平，入心、肝经。功能：收敛止血，截疟，止痢，解毒，补虚。主治：咯血，吐血，崩漏下血，疟疾寒热，血痢，久泻久痢，阴痒带下，痈肿疮毒，脱力劳伤等。

仙鹤草立夏时出苗，寒露时开花成穗，色黄而细小，根有白芽，尖圆似龙牙，顶开黄花，故又名"金顶龙芽"。《药镜拾遗赋》对其有生动描述："秋发黄花细瓣五，结实匾小针刺攒……大叶中间夹小叶，层层对比相新鲜。"本品始见于宋代《本草图经》，功效如上所述，后代医家多有发现，很少言及仙鹤草治咳喘者。唯《纲目拾遗》载："葛祖方中：消宿食，散中满，下气。"

【临证心得】郑启仲教授曰："仙鹤草一味可定喘。"他在治疗一例小儿久痢时，用真人养脏汤加入仙鹤草，不但久痢获愈，其母喜告说："郑大夫您的这个方子不仅治好了我儿子的痢疾，还让他的哮喘病也明显减轻了。"继用仙鹤草一味治哮喘而获愈。所以，郑启仲教授常在治疗哮喘时，在辨证应用小青龙汤、射干麻黄汤、桂枝加厚朴杏子汤、定喘汤等方中加入本品，有明显增强定喘的作用。郑启仲教授曾用仙鹤草一味 15～30g，水煎分 2 次温服，治哮喘获愈，故命名为"独仙汤"。在小儿哮喘缓解期，常用玉屏风散、桂枝汤、四君子汤等加仙鹤草预防小儿哮喘获效。

案 常某，男，6 岁，河南封丘人。2013 年 6 月 12 日初诊。

反复咳喘 3 年，再发 1 个月余。患儿患哮喘已 3 年，1 个月前因感受风寒后出现咳嗽，咳吐少量白痰，甚时喘鸣，张口呼吸，在当地医院诊断为支气管哮喘，经中西药治疗后症状稍有缓解。刻下：咳嗽，咳声重浊，时有喘息，清涕，食欲不振，面色萎黄，气池色青，大便干。舌边尖红，苔黄腻，脉细数。双肺听诊呼吸音粗，可闻及明显哮鸣音。血常规检查无异常，胸部 X 线提示肺纹理增粗。中医诊断为哮证。西医诊断为支气管哮喘。辨证属营卫失和，肺失宣肃。治宜调和营卫，宣肺平喘。

处方：桂枝汤合小柴胡汤加减。桂枝 6g，生白芍 6g，生姜 6g，甘草 3g，柴胡 6g，黄芩 6g，党参 6g，姜半夏 6g，细辛 2g，五味子 6g，辛夷 6g，仙鹤草 15g。中药配方颗粒，6剂，每日 1 剂，分 3 次冲服。嘱停用其他药物。

二诊：2013 年 6 月 19 日。精神好转，咳喘减轻，大便畅，舌质淡红，苔薄黄，脉细。上方去柴胡、黄芩，加乌药 6g，6剂，中药配方颗粒，每日 1 剂，分 3 次冲服。

三诊：2013 年 6 月 26 日。服药期间未喘，饮食增加，大便正常，舌质红苔薄黄。

处方：桂枝 6g，生白芍 6g，生姜 6g，大枣 6g，炙甘草 3g，熟地黄 15g，乌梅 10g，辛夷 6g，仙鹤草 15g。中药配方颗粒，6 剂，每日 1 剂，分 3 次冲服。

后以玉屏风散加仙鹤草、五味子调理 2 个月余，随访 2年未见复发。

十七、刘寄奴治肾病

刘寄奴，味苦，性温，归心、肝、脾经。功能：散瘀止痛，疗伤止血，破血通经，消食化积。主治：跌打损伤，瘀滞肿痛，外伤出血，血瘀经闭，产后瘀滞腹痛，食积腹痛，赤白痢疾。

刘寄奴是南北朝时期宋国开国皇帝刘裕之乳名，该仙草为其外出打猎时偶得，后在南征北战过程中治疗受伤将士，甚为灵验，官兵皆不知仙草之名，知是刘寄奴偶得，所以就称仙草为"刘寄奴"。据史书记载，刘裕嗜医药，曾将广泛收集的民间验效方辑为《杂戎狄方》一卷，惜已散佚。刘寄奴苦泄温通，散瘀止痛，故古人谓其为"金疮要药"。《千金方》中即用此味配伍骨碎补、元胡煎服治疗外伤，腹中有瘀血。产后血瘀疼痛用之效亦佳，如《圣济总录》刘寄奴汤。另外，民间常用该药花穗研末冲服治疗小儿食积之症，疗效肯定。

【临证心得】郑启仲教授经验：刘寄奴性温善走，活血散瘀无寒凉之弊，且气味芳香，能醒脾开胃，消食化积，久服无碍胃之虑。在治疗肾病综合征、肾炎，辨证属痰瘀互结兼脾肾气虚者用之，疗效满意。郑启仲教授在带教中常讲，"对一些难治性肾病综合征在辨证遣方用药的基础上，凡见有血瘀之征者，加用刘寄奴则可显著地提高消除蛋白尿、改善临床症状的疗效"。郑启仲教授在多年临证中总结拟定的"清漾汤"（详见《郑启仲儿科经验撷粹》）：猫爪草 15g，炒僵蚕 10g，刘寄奴 10g，益母草 15g，炒地龙 10g，生黄芪 15g，菟丝子 15g，金樱子 10g。每日 1 剂，水煎服。

案 周某，女，8 岁，河南清丰县人，1997 年 9 月 26 日初诊。

浮肿时轻时重，伴尿检异常两年余。患儿于 1995 年 4 月发现全身水肿，经北京某医院诊为"肾病综合征"，用激素、环磷酰胺等治疗已两年余，属激素不敏感型肾病。反复出现尿蛋白（+～++）。刻下：轻度浮肿，精神不振，心烦易怒，面部褐斑，咽红，扁桃体Ⅱ度肿大，色紫暗，大便色深不畅，小便黄。舌质暗，有瘀点，苔薄黄，脉沉弦。查：尿蛋白（++），肝功能未见异常。时正服强的松 30mg，隔日 1 次。中医诊断为水肿。西医诊断为肾病综合征。辨证属痰瘀互结，阻滞肾络。治宜化痰活瘀，通络理肾。

处方：清漾汤（郑启仲经验方）合桃红四物汤加减。猫爪草 15g，炒僵蚕 10g，刘寄奴 10g，益母草 30g，地龙 10g，黄芪 30g，当归 10g，赤芍 10g，川芎 10g，炒桃仁 6g，红花 6g，制水蛭 3g。14 剂，每日 1 剂，水煎服。

二诊：1997 年 10 月 11 日。尿蛋白（+），浮肿消退，舌苔仍薄黄。上方加黄柏 10g，土茯苓 15g。每日 1 剂，水煎服，连进 30 剂。

三诊：1997 年 11 月 10 日。尿蛋白（+），舌紫减轻，黄苔已退，面部褐斑减少。强的松已减至 20mg，隔日 1 次。守法再调，清漾汤合桃红四物汤加减。

服 60 剂，尿蛋白（-），激素已减至 10mg，隔日 1 剂。中药守法出入再进 90 剂，诸症悉平。随访 10 年未再复发。

十八、小茴香止鼻衄

小茴香，味辛，性温，归肝、肾、脾、胃经。小茴香有散寒止痛，理气和胃的功效。可治疗寒疝腹痛，睾丸偏坠，痛经，少腹冷痛，脘腹胀痛，食少吐泻。《本草汇言》言："此药辛香发散，甘平和胃。"故《唐本草》言其"善主一切诸气，如心腹冷气、暴疼心气、呕逆胃气、腰肾虚气、寒湿脚气、小腹弦气、膀胱水气……阴汗湿气、阴子冷气、阴肿水气、阴胀滞气。其温中散寒，立行诸气，乃小腹、少腹至阴之分之要品也"。《本草经疏》云："茴香得土金之冲气，而兼禀乎天之阳，故其味辛平，亦应兼甘无毒。辛香发散，甘平和胃，入足太阴、阳明、太阳、少阴经，故主霍乱……通肾气，膀胱为肾之腑，故主膀胱肾间冷气，及治疝气。"

【临证心得】郑启仲教授认为，肾主骨生髓，脑为髓之府。《素问玄机原病式》云："衄者，鼻出清涕也。"涕源于脑，故温肾散寒，阳胜则阴化，而涕可止也，正为小茴香所治之证。临证常在辨证用药基础上加小茴香一味可明显的提高疗效。

案　乔某，男，4岁，2013年8月24日初诊。

反复流涕1个月余。患儿1个月前受凉后出现流清涕，无咳嗽、发热等，在当地诊所诊断为上呼吸道感染，予口服氨酚黄那敏颗粒、头孢等药3天，无明显改善，流涕仍较多，之后在外院耳鼻喉科、儿科等就诊，采用抗过敏、鼻腔冲洗等，虽或一时之效，旋即病情如初。刻下：流清涕，鼻如滴漏，时时用纸擦鼻子，纳食不佳，偶有小腹疼痛，大便偏稀，小便清长，舌质淡红，苔白腻，脉沉细。中医诊断为鼻鼽。西医诊断为过敏性鼻炎。辨证属寒邪凝滞。治宜温肾散寒。

处方：苍耳子散合肾气丸加减。苍耳子 6g，辛夷 6g，白芷 6g，桂枝 3g，熟地黄 10g，山药 10g，茯苓 9g，淡附片 3g，小茴香 3g，甘草 3g。中药配方颗粒，3 剂，每日 1 剂，分 3 次冲服。

二诊：2013 年 8 月 27 日。患儿流涕症状减轻，腹痛消失，大便正常。继用 6 剂，嘱其忌食冷凉食物。

三诊：2013 年 9 月 3 日。患儿诸症消失，嘱其服用玉屏风散合桂枝汤，加淡附片 1g，小茴香 2g。中药配方颗粒，连服 1 个月巩固疗效。

十九、金樱子止久咳

金樱子始载于《雷公炮炙论》，因其形似马缨，色黄红，故名金樱子，其中以个大、色红黄，有光泽者为佳。金樱子味酸、涩，性平，归肾、膀胱、大肠经。功能：固精缩尿，涩肠止泻。常用于治疗因肾气不足所致诸症，如精关不固所致之遗精、滑精；膀胱失约之遗尿、尿频；带脉失约之带下清稀；肾气不固，清浊不分之小便白浊。此外，本品味涩固脱，善能涩肠止泻，亦可与党参、黄芪、柴胡、升麻等益气升陷之品同用治疗脱肛及阴挺等。

【临证心得】郑启仲教授讲，金樱子虽不入肺经，但能治久咳。金樱子止咳是王瑞五先生之经验，且有"久咳不止金樱子"之训。历代本草论及金樱子入肾、膀胱、大肠经者多，鲜有载其入肺者。唯《雷公炮制药性解》载："金樱子，味酸涩，性温无毒，入脾肺肾三经。主脾泄下痢，血崩带下，涩精气，止遗泄，除咳嗽，止小便，助真气，润颜色，久服延年。"《医林纂要·药性》盛赞其"补肺生水，和脾泻肝，固精，敛气"。《本草药性大全》更直接说"善止咳嗽"。郑启仲教授经 40 余年临床应用，验证本品确有止咳功能，且不论阳虚、阴虚，凡久咳不止、辨证属肺脾肾亏虚，皆可用之。

郑启仲教授拟定的六子定喘汤（详见《郑启仲儿科经验撷粹》）组成包括葶苈子 6g，紫苏子 6g，车前子 10g（包煎），炒莱菔子 10g，五味子 6g，金樱子 6g，海浮石 10g，生姜 6g。为 5～7 岁用量，可随年龄增减，坚持服用，多获良效。咳重者，加炙桑白皮；喘重者，加白果仁；大便溏者，去葶苈子加茯苓；大便干者，加瓜蒌子；痰湿重者，加白术、茯苓。

此外，在辨证用药基础上加入本品或单用本品研末冲服（根据年龄每岁每次 1～2g，每日 2～3 次）均可取效。如营卫不和、肺失宣降之哮喘，用桂枝加厚朴杏子汤加金樱子；属肺脾气虚轻者，用玉屏风散加金樱子；阴虚火旺者，用百合固金汤加金樱子、五味子；肺脾气虚之久咳，可选香砂六君子汤加金樱子、五味子等，均系郑启仲教授常用的经验方。今选肺肾亏虚久咳案献予读者。

案 程某，女，14 岁，山东莘县人，2004 年 10 月 11 日初诊。

咳嗽 1 年余。患儿出现咳嗽 1 年，经当地医院诊为支气管炎治疗减轻，不日又咳，改请中医给予肺力咳糖浆治疗，初服有效，几日后仍咳嗽，动则咳甚，无痰干咳。刻下：患儿面色萎黄，精神不振，语声偏低，咽不红，舌淡红，苔少而白，食纳尚可，脉沉细无力。中医诊断为咳嗽。西医诊断为支气管炎。辨证属肺肾亏虚，肾不纳气。治宜补益肺肾，固本止咳。因患儿拒服苦药，不喝中药，也是久治不愈的原因之一。郑启仲教授突诵王瑞五老师"久咳不止金樱子"之训，投以验之。

处方：金樱子（免煎颗粒）15g。7剂，每日1剂，分3次冲服。

二诊：2004年10月19日。服上方4剂咳嗽基本消失，7剂咳止而愈。父母恐复发，为请求根治之方而来复诊。嘱再取金樱子（免煎颗粒）15g。7剂，隔日1剂，分2次服善后。随访1年未见复发。

按语：郑启仲教授讲课时数次讲到金樱子治疗久咳。这是他在20世纪60年代跟儿科名家王瑞五老先生学习时，学到的王老用金樱子治咳的经验。"久咳不止金樱子，大热不退白芍将，泄泻不止丁香用……"的歌诀即王老亲口面授。经几十年的临床验证，用之得当，疗效确切，望诸君研究探讨，造福患者。

二十、白附子治滞颐

白附子，有禹白附、关白附之分，"两种白附子均能祛风化痰解痉，但禹白附毒性较小，又能解毒散结，现已作为白附子的正品广泛应用；而关白附毒性大，功效偏于散寒湿止痛，现已较少应用"（《中药学》）。白附子，味辛、甘、性温，有毒，归胃、肝经。功能：燥湿化痰，祛风止痉，解毒散结。主治：中风痰壅，口眼㖞斜，惊风，癫痫，痰厥头痛，瘰疬结核等。《名医别录》云："主治心痛，血痹，面上百病……"

【临证心得】滞颐是指小儿口中涎水不自觉地从口内溢出的一种病证，因涎水常滞渍于颐下而得名，俗称流涎、流口水。多见于 3 岁以下婴幼儿。是儿科常见病，临床治疗常一时难以取效。郑启仲教授从事儿科临床 50 余年，内服、外治儿科常见病经验丰富。郑启仲教授取白附子"燥湿化痰"之功，用于治疗小儿滞颐，创拟"白龙散"。处方比例：制白附子 8 份，炒地龙 2 份。上药共为细粉，装瓶备用。用法：取白龙散 6g，醋调为膏，制成药贴 2 张，睡前敷于患儿双涌泉穴（约 6 小时），次日晨起时去掉，连用 7 天为一个疗程。

白龙散，又名清源散。外敷治疗小儿滞颐疗效显著。郑启仲教授团队自 2012 年 1 月至 2014 年 12 月对 128 例小儿滞颐进行了疗效观察。128 例患儿中男 71 例，女 57 例；年龄 2 岁以下 26 例，2～3 岁 69 例，3～5 岁 33 例。128 例中，贴敷白龙散一个疗程者 39 例，两个疗程者 62 例，三个疗程者 27 例。其中治愈 79 例（61.72%），显效 12 例（9.38%），有效 13 例（10.16%），无效 24 例（18.75%），总有效率 81.75%。

案 张某，男，2 岁 3 个月，河南郑州市人，2012 年 10 月 16 日初诊。

流口水 1 年余。患儿从 10 个月起即不自觉从口中流涎，经内服、外治多方治疗，曾有减轻而终未能控制，且近 2 个月来症状加重而来诊。刻下：发育正常，营养中等，体偏胖，面色萎黄少华，涎水色清，不时从口中溢出，双口角及下巴色红、糜烂。纳食尚可，大便每日1次，小便清，舌质淡红，苔白腻，指纹色淡红。中医诊断为滞颐。辨证属脾虚湿困，廉泉不闭。治宜燥湿醒脾，升清降浊。

处方：白龙散外治。白龙散50g，分7包，每日1包，醋调为膏，睡前贴敷双涌泉穴。

二诊：2012年10月22日。贴敷上方明显减轻，口水外溢较治疗前频次减少约80%。继续使用一个疗程症状消失而愈。随访1年未见复发。

按语：郑启仲教授讲，涌泉穴为肾经穴位，可引水液气血下行。方中白附子，味辛，性温，归胃、肝经，燥湿化痰，祛风止痉，善治头面诸疾；地龙，味咸，性寒，入肝、脾、膀胱经，清热、息风、通络，"性寒而下行"（《本草纲目》）。二药配伍，一温一寒，刚柔相济，升降相得，加醋调之酸敛，贴敷涌泉腧穴，共奏燥湿醒脾，化痰通络，升清降浊之效，亦即"病在上者下取之……病在头者取之足"（《灵枢·终始》）之义。从上述观察结果看，白龙散贴敷涌泉穴治疗小儿滞颐的疗效是肯定的。

二十一、威灵仙治头痛

威灵仙，味辛、咸，性温，有毒，入膀胱经。功能：祛风胜湿，通络止痛，能消骨鲠。主治：痛风，顽痹，腰膝冷痛，清骨鲠咽。《药品化义》说："灵仙，性猛急，盖走而不守，通宣十二经络。主治风、湿、痰，壅滞经络中，致成痛风走注，骨节疼痛，或肿、或麻木。风胜者，患在上，湿胜者，患在下，二者郁遏之久，化为血热，血热为本，而痰者为标矣，此以疏通经络，则血滞痰阻，无不立豁。"

【临证心得】郑启仲教授认为，威灵仙味辛，性温，走气而行血，虽为祛风胜湿之药，寒证可温经驱寒，风湿证则能祛风胜湿，血瘀者则又能活血通络而止痛，实为治疗多种痛症之良药。常用于头痛、牙痛、胁痛、胃脘痛、足跟痛等每收良效。

郑启仲教授自拟经验方柴仙止痛汤：柴胡 6g，威灵仙 6g，酒白芍 15g，川芎 10g，石菖蒲 6g，莲子心 3g，甘草 6g（见《郑启仲儿科经验撷粹》）。治疗偏头痛多收良效。

案 宋某，女，14 岁，河南郑州市人，2008 年 4 月 11 日初诊。

右侧头痛反复发作 1 年余。经西医医院脑电图、核磁共振检查均未见异常，诊为"血管神经性头痛"，用多种药物治疗不效。改用中医服用川芎茶调散等治疗，时有缓解，仍有发作。刻下：右侧头部疼如锥刺，常在情绪不悦和月经来潮前发作。表情痛苦，心烦易怒，舌尖边红有瘀点，苔白腻微黄，脉弦紧。中医诊断为偏头痛。西医诊断为血管神经性头痛。辨证属肝郁气滞，血瘀阻络。治宜疏肝理气，活瘀止痛。

处方：柴仙止痛汤（郑启仲经验方）加减。柴胡 10g，威灵仙 10g，白芍 18g，川芎 15g，当归 10g，石菖蒲 10g，玫瑰花 10g，细辛 3g，甘草 6g。3 剂，每日 1 剂，水煎，分 2 次服。

二诊：2008 年 4 月 14 日。1 剂痛减，3 剂痛止。原方再投3剂，改隔日1剂，痛止而愈。

因该患儿多在每月经来前头痛易发，嘱其每月经来前1周服本方3剂，连服3个月经周期。随访3年未见再发。

二十二、牛蒡子治便秘

牛蒡子，味辛、苦，性寒，归肺、胃二经。功能：疏散风热，祛痰止咳，解毒透疹，利咽消肿。主治：风热感冒，斑疹不透，痈肿疮毒等。《本草经疏》曰："恶实，为散风除热解毒之要药。辛能散结，苦能泄热……风之所伤，卫气必壅，壅则发热，辛凉解散则表气和，风无所留矣。藏器主风毒肿诸瘘；元素主润肺、散结气、利咽膈、去皮肤风、通十二经络者。"《珍珠囊》云其"润肺散气，主风毒肿，利咽膈"。近代医家从中医、西医不同角度对牛蒡子的应用研究不断深入，不断扩大牛蒡子的应用范围。现代药理研究发现，牛蒡子有抗炎、抗病毒作用。

【临证心得】牛蒡子不但可疏风清热，通利大便效果也尤佳。《中药学》在"使用注意"条云："本品能滑肠，气虚便溏者忌用。"牛蒡子味辛性寒，可以降胃气，提高大肠传导功能，肠腑通畅而大便正常，故《本草正义》云其"辛泻苦降，下行之力为多"，张锡纯在《医学衷中参西录》更是明确提出："牛蒡子能通大便。"郑启仲教授在临床治疗便秘时，常采用牛蒡子炒熟、研末冲服，一味即可治疗小儿便秘，作用较大黄缓，且未见任何不良反应，特别对有积热者尤宜。

案 苏某，男，6岁，2009年5月25日初诊。

反复大便干结 1 年余，现已 3 日未大便。患儿平素大便干结，2～3 天 1 次，大便干如羊屎。曾口服益生菌、麻子仁丸等治疗未愈，而请郑启仲教授诊治。刻下：烦躁不安，咽稍红，腹胀，纳呆，舌红，苔薄黄，脉滑数。中医诊断为便秘。西医诊断为功能性便秘。辨证属积滞化热，传导失司。治宜清热导滞，润肠通便。

处方：炒牛蒡子（中药配方颗粒）10g。3 剂，每日 1 剂，分 2 次空腹冲服。

二诊：2009 年 5 月 29 日。口服 2 次，大便已解，效不更方，再进 7 剂。

三诊：2009 年 6 月 5 日。患儿大便日 1 次。上方改为每次 3g，每日睡前 1 次服，继服 3 周，患儿大便通畅而愈。嘱其注意饮食调节，多食蔬菜水果，勿暴饮暴食，以观疗效。随访 1 年，未见复发。

二十三、马钱子可起痿

马钱子，味苦，性寒，有大毒，归肝、脾经。功能：通络止痛，散结消肿。主治：跌打损伤，骨折肿痛，风湿顽痹，麻木瘫痪，痈疽疮毒，咽喉肿痛。马钱子原名番木鳖，始载于《本草纲目》并谓其"治伤寒热病，咽喉痹痛，消痞块"。《串雅补》论述较为全面："能钻筋透骨，活络搜风。治风痹瘫痪，湿痰走注，遍身骨节酸痛，类风不仁等症。""治痈疽疔毒，顽疮瘰疬，管漏腐骨，跌打损伤，金疮破伤风，禽兽蛇虫咬伤。"张锡纯对其评价甚高，认为本品"开通经络，透达关节之力，远胜于他药也"，如张锡纯的"振颓汤""起痿汤""补脑振痿汤""养脑利肢汤"，方中皆有马钱子，用于治疗不同病因所致的肢体瘫痪。

马钱子因有剧毒，故素为医家畏用。若炮制不当或过量服药、不遵饮食禁忌，严重者可出现神志昏迷，呼吸急促，瞳孔散大，心率不整，最终因循环衰竭而死亡。《中药学》收录了马钱子的现代研究：

1. **化学成分** 含有总生物碱，主要为番木鳖碱（士的宁），并含有微量的番木鳖次碱、伪番木鳖碱、马钱子碱、伪马钱子碱、奴伐新碱、α 及 β-可鲁勃林、士屈新碱以及脂肪油、蛋白质、绿原酸等。

2. **药理作用** 所含士的宁首先兴奋脊髓的反射机能，其次兴奋延髓的呼吸中枢及血管运动中枢，并能提高大脑皮层的感觉中枢机能。马钱子碱有明显的镇痛作用和镇咳祛痰作用，其镇咳祛痰的作用强度超过可待因，但平喘作用较弱。士的宁具有强烈的苦味，可刺激味觉感受器，反射性增加胃液分泌，促进消化机能和食欲，其水煎剂对流感嗜血杆菌、肺炎双球菌、甲型链球菌、卡他球菌以及许兰氏黄癣菌等有不同程度的抑制作用。

3. **不良反应** 成人一次服 5～10mg 士的宁可致中毒，30mg 致死。死亡原因为强直性惊厥反复发作造成衰竭及窒息死亡。中毒的主要表现为口干、头晕、头痛和胃肠道刺激症状。亦见心慌、肢体不灵、恐惧、癫痫样发作。如一次误服士的宁 0.03～1g 或以上，会开始出现嚼肌及颈部肌有抽筋的感觉，咽下困难，全身不安，随后出现强直性惊厥，并反复发作，患者可因窒息而死亡。可用乙醚作轻度麻醉或用戊巴比妥钠等药物静脉注射，以及用水合氯醛灌肠以制止惊厥，惊厥停止后，如胃中尚有余毒，可用 1∶5000 高锰酸钾溶液洗胃。

【临证心得】郑启仲教授在多年临床实践中运用本药治疗痿证（小儿重症肌无力）属脾肾亏虚、阳气虚弱、中气下陷者多例，方用补中益气汤加少量马钱子，疗效迅速显现。

郑启仲教授用马钱子有三个原则：一，选用地道药材，科学炮制；二，从小量开始，逐渐加量，3～5 岁儿童一般每日从 0.03g 开始，5 岁以上一般每日从 0.05g 开始，视其反应及疗效逐渐加至《药典》规定用量；三，中病即减，不可久服。见效后，即小量递减，以维持疗效而无毒副反应为原则。

案　宋某，男，9 岁，学生，山东莘县人，2009 年 3 月 26 日初诊。

右上眼睑下垂 9 个月。患儿系早产儿，人工喂养，自幼多病，时常患感冒、泄泻。2008 年 7 月，患儿患泄泻后出现右上眼睑下垂，始以过敏论治，后经山东某医院诊为"重症肌无力（眼肌型）"，给予强的松等治疗明显减轻，2 个月后复垂如初。又请中医给予补中益气汤治疗 3 个月余，仍未能还复。刻下：右侧上眼睑重度下垂，面色浮白无华，双风池、气池色青，神疲少语，腰膝酸软，畏寒，食少便溏。舌体略胖，质淡，苔白滑，脉弱无力。中医诊断为痿证。西医诊断为重症肌无力（眼肌型）。辨证属脾肾亏虚，中气下陷。治宜温补脾肾，升阳举陷。

处方：补中益气汤合金匮肾气丸加减。黄芪 30g，人参

10g，炒白术 15g，熟地黄 15g，山药 15g，山萸肉 10g，茯苓 10g，柴胡 3g，升麻 3g，制马钱子 0.1g（研冲），鹿茸 1g（研末冲），制附子 6g（先煎）。7 剂，每日 1 剂，水煎，分 3 次服。

二诊：2009 年 4 月 2 日。服上方后渐见精神好转，语声增大，舌苔变薄白，脉较前有神，唯眼睑下垂尚无变化，亦未见口干、头晕等马钱子的不良反应。上方将黄芪加至 60g，鹿茸加至 2g，制马钱子加至 0.2g，再取 14 剂，每日 1 剂。

三诊：2009 年 4 月 18 日。患儿右上眼睑下垂明显减轻，眼裂明显增宽，面色较前有华，精神振奋，话语增多，食纳增，二便调。脉见缓象。药正中的，效不更方，原方再进 21 剂，每日 1 剂。

四诊：2009 年 5 月 8 日。患儿右眼睑下垂基本消失，但活动仍不如左侧灵活，原方再服 14 剂，每日 1 剂。

五诊：2009 年 5 月 23 日。诸症消失，其父唯恐复发不敢停药，为慎重计，调善后方如下。

处方：生黄芪 30g，人参 6g，炒白术 10g，鹿茸 1g（研冲），熟地黄 10g，山萸肉 10g，升麻 3g，制马钱子 0.1g（研冲），砂仁 6g，陈皮 6g，炙甘草 6g。15 剂，隔日 1 剂，水煎服。

六诊：2009 年 6 月 25 日。未见病情反复，面色有华，精神振奋，畏寒消失，食纳好，二便调，且服药 3 个月来未见感冒、泄泻等易发病症，按其父的话说："他的身体比得病前棒多了！"为防复发，嘱补中益气丸、六味地黄丸连服 3 个月，随访 5 年，未见复发。

二十四、羚羊角抗过敏

羚羊角，味咸，性寒，归肝、心经。功能：平肝息风，清热解毒，清肝明目。主治：热病神昏，高热痉厥，谵语发狂，惊痫抽搐，肝阳上亢，头晕目眩，肝火上炎，目赤头痛。《本草纲目》曰："羚羊则属木，故其角入厥阴肝经甚捷，同气相求也。肝主木，开窍于目，其发病也，目暗障翳，而羚羊角能平之。肝主风，在合为筋，其发病也，小儿惊痫，妇人子痫，大人中风搐搦，及经脉挛急，历节掣痛，而羚羊角能舒之。魂者肝之神也，发病则惊骇不宁，狂越僻谬，而羚羊角能安之。血者，肝之藏也，发病则瘀滞下注，疝痛毒痢，疮肿瘰疬，产后血气，而羚羊角能散之。相火寄于肝胆，在气为怒，病则烦懑气逆，噎塞不通，寒热，及伤寒伏热，而羚羊角能降之。"

【临证心得】郑启仲教授在 50 余年前的儿科临证生涯中，在继承钱乙"五脏证治"学术思想基础上，逐渐形成了"从肝论治"的儿科学术思想。他对平肝息风第一要药羚羊角的应用可谓情有独钟。按照郑启仲教授所讲，结合他所治典型病案，笔者将其应用羚羊角的经验归纳为"退高热，息肝风，抗过敏"3 大特色，现裁其"抗过敏"经验供同道参考。

郑启仲教授讲他 1974 年在河南中医学院进修时期，李晏龄老师在治疗一位过敏性紫癜患儿时提及，河南省人民医院小儿科常全主任（李晏龄老师的好朋友）曾问她："你不是搞中西医结合的吗？有人说羚羊角有很好的抗过敏作用，你试试！""启仲，你的老师都是有名的儿科老中医，他们有这方面的经验吗？""李老师，我的老师王志成先生一生好用羚羊角，但都是治疗惊风用，未见治过敏性疾病用。""羚羊角有副作用吗？""未见有什么副作用，中药学上也未说有什么毒副作用。""你在临床上观察一下，看看有没有抗过敏作用。""好吧，李老师，有结果了向您汇报。"经过临证反复观察，羚羊角确有抗过敏作用。

案1 治疗荨麻疹

魏某，男，12岁，山东省莘县人，1986年7月6日初诊。

全身风团反复发作两年余。患者于两年前不明原因的出现全身风团，医院诊为"荨麻疹"，给予马来酸氯苯那敏片、钙糖片等治疗消失，不日又发，夏秋季为重，中西药多种方法治疗不愈，且有加重趋势，此次发作已6天而来诊。刻下：患儿面部及两胁皮肤风团累累，色红，瘙痒，心烦易怒，坐立不安，烦渴欲冷饮，纳可，大便滞而不畅，小便黄，舌尖边红，苔黄腻，脉弦滑。中医诊断为瘾疹。西医诊断为荨麻疹。辨证属肝胆湿热，风遏肌肤。治宜清肝利胆，化湿除风。

处方：龙胆泻肝汤加减。柴胡10g，龙胆草6g，黄芩10g，栀子10g，生地黄10g，当归10g，滑石15g，车前子10g（包煎），防风6g，甘草6g。3剂，每日1剂，水煎服。

二诊：1986年7月9日。服上方2剂后瘙痒稍缓，其父自行停用抗过敏西药，次日又痒如前。上方加羚羊角粉3g（分2次与上药冲服）。3剂，每日1剂，水煎服。

三诊：1986年7月12日。服上方1剂减轻，3剂诸症消失。神静气和，舌转淡红，苔白微腻，脉现缓象。其父求郑启仲教授根治之方。故在上方去龙胆草、栀子，加土茯苓 15g，羚羊角减为 1.5g。4 剂，每日 1 剂，水煎服。嘱停用西药。

四诊：1986 年 7 月 16 日。风团未见再发，上方改隔日 1 剂，连服 5 剂，停药观察，随访 2 年未见复发。

案 2 治疗过敏性紫癜

佟某，女，9 岁，河南南阳人，2011 年 4 月 13 日初诊。

皮肤紫癜反复发作 3 年余。患儿 3 年前突发双下肢紫癜，当地医院诊断为"过敏性紫癜"住院，治疗 10 余天痊愈出院，不日又发，经多处中西医治疗反复不愈且日渐加重，伴右膝关节疼痛，请郑启仲教授诊治。刻下：双下肢多处紫癜融合成片，色紫红，上及臀部。双下肢轻度浮肿，右膝关节疼痛。咽红，扁桃体 II 度肿大，心烦易怒，纳呆，大便 2～3 日一行，舌红瘀点，苔薄黄，脉数。尿常规（－），血常规未见异常。中医诊断为葡萄疫。西医诊断为过敏性紫癜。辨证属湿热内蕴，瘀毒发斑。治宜凉血解毒，化瘀消斑。

处方：犀角地黄汤合黄连解毒汤加减。水牛角 15g，生地黄 10g，牡丹皮 10g，赤芍 10g，黄连 6g，黄柏 6g，黄芩 10g，栀子 10g，大黄 6g，紫草 10g，威灵仙 10g，甘草 10g。7 剂，每日 1 剂，水煎服。

二诊：2011 年 4 月 20 日。便通，每日 1～2 次，紫癜减轻，关节疼痛减轻，上方去大黄，加徐长卿 15g，7 剂，每日 1 剂。

三诊：2011 年 4 月 27 日。双下肢又见新的紫癜出现。考虑经济状况，经与家长商量同意后，上方加羚羊角粉 3g（冲服），7 剂，每日 1 剂。

四诊：2011 年 5 月 5 日。诸症明显好转，紫癜大部分已消，膝关节疼痛消失，神清气和，纳增，便调，脉平缓。停用所有西药，上方改血府逐瘀汤加羚羊角粉 1g（冲服），紫草 10g，7 剂，每日 1 剂，诸症悉平。

改补阳还五汤加防风 10g，隔日 1 剂，服 14 剂，停药观察。随访 6 年未见复发。

按语：郑启仲教授讲，羚羊角的抗过敏作用是肯定的，且用量易偏大，因价格昂贵而尽量不用，实证、热证、重症，他药罔效时，可考虑在辨证遣方基础上加羚羊角，常见理想疗效。他曾风趣地说："羚羊角的退高热、抗过敏作用好像西药的激素一样，且无激素的副作用，可惜我们中药无激素之称谓！是经验，是诳言，是谬语，捧予同道检验与指教。"

二十五、鹅不食草通鼻窍

鹅不食草，别名石胡荽、野园荽、鸡肠草、地芫荽等。本药味辛，性温，归肺、肝经。功能：祛风，散寒，胜湿，去翳，通鼻塞。主治：寒哮，喉痹，百日咳，痧气腹痛，疳泻，目翳涩痒，臁疮，疥癣，跌打等。《本草汇言》云："石胡荽，利九窍，通鼻气之药也。其味辛烈，其气辛熏，其性升散，能通肺经，上达头脑，故主鼽蛤痰喘，气闭不通，鼻塞鼻痔，胀闷不利，去目中翳障，并头中寒邪、头风脑痛诸疾，皆取辛温升散之功也。"

【临证心得】郑启仲教授取其辛温发散之功，临床多用于治疗过敏性鼻炎、慢性鼻炎。自拟鹿天止鼽汤，主治鼻流清涕（见《郑启仲儿科经验撷粹》）。药物组成：鹿角 10g，巴戟天 6g，桂枝 6g，鹅不食草 3g，生姜 6g，炙甘草 3g。

郑启仲对鹅不食草的副作用，通过"鹅不食草过量当心不良反应""鹅不食草致心律失常 1 例录"两篇诊余随笔进行了详细介绍（见《郑启仲中医儿科用药经验》）。关于鹅不食草对胃部的烧灼感、疼痛等不良反应，经蜜炙后使用则可消失。这是郑启仲教授临床验证的结果，请同道鉴之。

案 靳某，男，5 岁，河南宝丰人，2013 年 11 月 25 日初诊。

反复鼻痒、流涕 6 个月余。患儿过敏性鼻炎 6 个月余，既往反复喘息、湿疹病史。患儿早晚喷嚏较多，鼻塞，流清涕，鼻痒，平素畏寒，四肢不温，小便清长。刻下：早晚喷嚏较多，鼻塞，流清涕，鼻痒，舌淡红，苔白，脉沉细。鼻甲肥大色淡，鼻黏膜淡白。中医诊断为鼻鼽。西医诊断为过敏性鼻炎。辨证属肾阳虚弱，肺气不利。治宜温肾培元，宣通鼻窍。

处方：鹿天止鼽汤（郑启仲经验方）加减。鹿角 6g，巴戟天 3g，桂枝 3g，蜜炙鹅不食草 3g，生姜 3g，炙甘草 3g，苍耳子 3g，辛夷 3g。7 剂，每日 1 剂，水煎服。

二诊：2013 年 12 月 3 日。患儿鼻塞、流涕症状明显减轻，四肢较前变暖，守上方再服 15 剂，患儿鼻炎症状消失，嘱其口服金匮肾气丸 2 个月巩固疗效。

二十六、猫爪草治蛋白尿

猫爪草为毛茛科植物小毛茛的块根，呈纺锤形，多 5～6 个簇生，外皮黄褐色，因形似猫爪，又称猫爪儿草。猫爪草味辛，性温，味厚气锐，内可温化寒痰，治寒饮咳嗽；外达经络，散郁结，治疗瘰疬痰核。现代用其治疗耐多药肺结核患者效果明显。此外，该药还有抗肿瘤、抗急性炎症等作用。

【临证心得】郑启仲教授指出，猫爪草既能化痰散结，又善解毒消肿，不仅能作为辛温化痰药治疗痰火郁结之瘰疬、乳蛾、腺样体增生等，还可用于水肿（肾病综合征、慢性肾炎等）的治疗，有较好疗效。猫爪草在自拟方清漾汤中为主药之一，可见郑启仲教授对猫爪草的临证心悟。

肾病综合征是一组由多种病因引起的症候群，临床以大量蛋白尿、低蛋白血症、高脂血症、不同程度水肿为特征，该病常被视为慢性肾病中最为棘手的病症之一。

郑启仲教授认为，痰浊瘀血阻滞肾络是致病因素；肺脾肾三脏亏虚是发病基础；"虚生痰瘀，痰瘀致虚，痰瘀虚互为因果"是主要病机，应以化痰、活瘀、补虚为治。郑启仲教授发现猫爪草有消除蛋白尿的作用，自拟治疗小儿肾病综合征的清漾汤（见《郑启仲儿科经验撷粹》）。组成：猫爪草 15g，炒僵蚕 10g，刘寄奴 10g，益母草 15g，炒地龙 10g，生黄芪 15g，菟丝子 15g，金樱子 10g。每日 1 剂，水煎分 2 次服。为 7～10 岁用量，可随年龄增减。郑启仲教授指出，猫爪草为本方的主药之一，凡有蛋白尿者必用之，其疗效与用量呈正比，大剂量 1 日可用至 30g。经大量临床观察，猫爪草确有消除蛋白尿的功效。

案 张某，男，7 岁，学生，河南鹤壁市人，1993 年 4 月 6 日初诊。

浮肿时轻时重，伴尿检异常 3 年。患儿 3 年前出现浮肿，经当地医院诊为"肾病综合征"，经用激素治疗尿蛋白消失，当减量至强的松隔日 15mg 时，尿蛋白即又出现，如此反复已 2 年余而求诊。刻下：满月脸、水牛背等库欣综合征明显，全身浮肿（中度），鼻塞，流涕，咳嗽，咽痛，咽红赤，双扁桃体Ⅱ度肿大，色暗红，大便每日 1 次，小便黄。舌边尖红，苔白腻微黄，脉滑数。尿蛋白（++），肝功能、肾功能化验未见异常。时正服强的松 10mg，隔日 1 次。中医诊断为水肿。西医诊断为肾病综合征。辨证属痰湿内阻，时邪袭肺。治宜化痰除湿，宣肺止咳。

处方：清漾汤（郑启仲经验方）合桑菊饮加减。猫爪草 15g，蝉蜕 10g，炒僵蚕 10g，刘寄奴 10g，桑叶 10g，菊花 10g，桔梗 6g，牛蒡子 6g，连翘 10g，前胡 10g，益母草 15g，甘草 6g。3 剂，每日 1 剂，水煎服。

二诊：1993 年 4 月 10 日。咽痛、咳嗽消失，舌淡红，苔白腻。表邪已解，调方如下。

处方：猫爪草 15g，蝉蜕 10g，炒僵蚕 10g，刘寄奴 10g，益母草 15g，地龙 10g，黄芪 30g，生薏苡仁 15g，茯苓皮 15g，车前子 10g（包煎），甘草 6g。7 剂，每日 1 剂，水煎服。

三诊：1993 年 4 月 17 日。浮肿见消，查尿蛋白（+），舌淡，苔白变薄，脉见缓象。

守法再进 28 剂。浮肿消，饮食增，查尿蛋白（－）。强的松已减至 5mg，隔日 1 次。改清漾汤合香砂六君子汤加淫羊藿，每日 1 剂，水煎服。

守上方连服 60 剂，尿蛋白（－），泼尼松已减至 2.5mg，隔日 1 次。清漾汤去刘寄奴、益母草，合香砂六君子汤，每日 1 剂。

连用 6 个月，查尿蛋白（－），肾功能正常。停强的松，中药改隔日 1 剂，巩固疗效，服半年，至 1994 年 9 月停药，随访 16 年未见复发。

第三节　郑启仲经验方

一、镇肝止咳汤

药物组成：柴胡 6g，生白芍 9g，代赭石 9g，青黛 1g，炒僵蚕 6g，胆南星 3g，甘草 3g，硼砂 1g。

3～5 岁用量，可随年龄增减。

煎服方法：每日 1 剂，前七味，常规水煎两遍，取汁；硼砂研末，温开水化后兑入药汁中混匀，分 2～3 次服。

功能主治：清肺化痰，镇肝止咳。用于百日咳、类百日咳综合征，因肝木化火灼金而出现痉挛性咳嗽者；临床辨证属《素问·咳论》肝咳、胆咳者。

临证加减：咳而呕吐者，加姜半夏、生姜各 3g；目睛充血者，加炒栀子 6g，牡丹皮 3g；痉咳而伴肺胃阴虚者，加沙参、麦冬各 6g；面目浮肿者，加白术、茯苓各 6g。

方义解析：方中柴胡，味苦、辛，性微寒，归肝、胆经，解表清热，疏肝解郁；白芍，味苦、酸，性微寒，归肝、脾经，柔肝敛阴，平肝解痉；代赭石，味苦，性寒，归肝、心经，平肝潜阳，重镇降逆；青黛，味咸，性寒，归肝、肺经，清热解毒，凉血泻火；僵蚕，味咸、辛，性平，归肝、肺、胃经，息风止痉，化痰散结，为治风痰之圣药；胆南星，味苦、微辛，性凉，归肝、胆经，清热化痰，息风定惊；硼砂，味甘、咸，性凉，归肺、胃经，清肺化痰；甘草，味甘，性平，归心、肺、脾、胃经，祛痰止咳，调和诸药。全方配伍，共奏清肺化痰，镇肝止咳之效。

二、消风止咳汤

药物组成：荆芥 6g，薄荷 6g，蝉蜕 6g，桔梗 6g，木蝴蝶 3g，生姜 3g，乌梅 6g，甘草 3g。

3 ～ 5 岁用量，可随年龄增减。

煎服方法：每日 1 剂，水煎，分 2 ～ 3 次服。

功能主治：疏风利咽，宣肺止咳。用于伤风所致的咽痒咳嗽，无痰或少痰，多见于喉源性咳嗽。

临证加减：咳嗽日久见肺阴虚者，去荆芥、生姜，加沙参、麦冬各 6g；见表虚自汗者，去薄荷，加玉屏风散；若咳嗽日久且在子时以后加重者，去薄荷，加金樱子 6g，五味子 3g。

方义解析：方中荆芥，味辛，性微温，归肺、肝经，祛风解表且可止痒；薄荷，味辛，性凉，归肺、肝经，疏散风热而利咽；蝉蜕，味甘，性寒，归肺、肝经，疏散风热，息风止痉，利咽开音；桔梗，味苦、辛，性平，归肺经，宣肺利咽，祛痰排脓；木蝴蝶，味苦、甘，性凉，归肺、肝、胃经，清肺利咽；生姜，味辛，性温，归肺、脾、胃经，解表散寒，温肺止咳；乌梅，味酸、涩，性平，归肝、脾、肺、大肠经，敛肺止咳；甘草，味甘，性平，归心、肺、脾、胃经，祛痰止咳，调和诸药。全方配伍，共奏疏风利咽，化痰止咳之效。

三、红杏止咳汤

药物组成：红景天 9g，苦杏仁 6g，北沙参 9g，麦冬 6g，乌梅 6g，南天竹子 3g。

3～5 岁用量，可随年龄增减。

煎服方法：每日 1 剂，水煎，分 2～3 次服。

功能主治：益气养阴，敛肺止咳。用于气阴两虚，久咳不止；燥邪伤肺，肺失宣降，或久咳肺虚，动则咳甚。多见于支气管炎、肺炎、百日咳日久不愈者。

临证加减：燥咳初起者，加桑叶 9g；盗汗者，加地骨皮 9g；便秘者，加当归 6g；久咳不止者，加金樱子 6g。

方义解析：方中红景天，味甘，性寒，归脾、肺经，清肺止咳，健脾益气；杏仁，味苦，微温，归肺、大肠经，止咳平喘；北沙参，味甘、微苦，性微寒，归肺、胃经，养阴清肺，益胃生津；麦冬，味甘、微苦，性微寒，归胃、肺、心经，养阴润肺，清心除烦；乌梅，味酸、涩，性平，归肝、脾、肺、大肠经，敛肺止咳，生津止渴；南天竹子，味酸、甘，性平，有毒，敛肺止咳，清肝明目，治久咳喘息。全方配伍，共奏养阴润肺，敛肺止咳之效。

四、六子定喘汤

药物组成：葶苈子 6g，紫苏子 6g，车前子 9g，炒莱菔子 9g，五味子 6g，金樱子 6g，海浮石 6g，生姜 6g。

3～5 岁用量，可随年龄增减。

煎服方法：每日 1 剂，水煎，分 2～3 次服。

功能主治：降气化痰，止咳平喘。用于反复咳喘，痰多不消，久咳不止。多见于慢性支气管炎、哮喘反复发作。

临证加减：咳重者，加炙桑白皮 6g；喘重者，加炒白果仁 3g；大便稀溏者，去葶苈子加茯苓 6g；大便干者，加瓜蒌 9g；痰湿重者，加白术、茯苓各 6g。

方义解析：方中葶苈子，味苦、辛，性大寒，归肺、膀胱经，泻肺平喘，利水消肿；紫苏子，味辛，性温，归肺、大肠经，降气化痰，止咳平喘；车前子，味甘、淡、性寒，归膀胱、肺、胃经，利水消肿，清肝明目；莱菔子，味辛、甘，性平，归肺、脾、胃经，降气化痰，消食除胀；五味子，味酸、甘，性温，归肺、心、肾经，收敛固涩，益气生津，补肾宁心，治久咳虚喘；金樱子，味酸、涩，性平，归肾、膀胱、大肠经，补肾固精，敛肺止咳；海浮石，味咸，性寒，归肺、肾经，清肺化痰，软坚散结；生姜，味辛，性温，归肺、脾、胃经，温肺化痰，止咳止呕。全方配伍，共奏降气化痰、止咳平喘之效。

五、龙虎平喘汤

药物组成：炒地龙 9g，虎杖 12g，炙麻黄 3g，杏仁 6g，莱菔子 9g，满山红 9g，炒白果 6g，细辛 1g。

3 ～ 5 岁用量，可随年龄而增减。

煎服方法：每日 1 剂，水煎，分 2 ～ 3 次服。

功能主治：宣肺止咳，化痰平喘。用于小儿哮喘急性发作，包括毛细支气管炎、支气管哮喘、咳嗽变异性哮喘等。

临证加减：咳重者，加南天竹子 3g；喘重者，加白芍、炒苏子各 6g；痰多而黏者，加炒僵蚕 3g；痰黄者，去生姜，加黄芩 6g。

方义解析：方中地龙，味咸，性寒，归肺、脾、膀胱经，清肺平喘，通络息风；虎杖，味微苦、微辛，性微寒，归肝、胆、肺经，化痰止咳，降气平喘；麻黄，味辛、微苦，性温，归肺、膀胱经，发汗解表，宣肺平喘；杏仁，味苦，性微温，归肺、大肠经，宣肺降气，止咳平喘；炒莱菔子，味辛、甘，性平，归肺、脾、胃经，降气化痰，止咳平喘；满山红，味苦，性寒，归肺经，祛痰平喘而止咳；白果仁，味甘、苦、涩，性平，归肺经，敛肺化痰定喘；细辛，味辛，性温，归肺、肾、心经，解表散寒，温肺化饮。全方配伍，共奏宣肺止咳、化饮平喘之效。

六、鹿天止鼽汤

药物组成：鹿角 9g，巴戟天 6g，桂枝 6g，鹅不食草（蜜炙）3g，干姜 3g，小茴香 3g，炙甘草 3g。

3～5 岁用量，可随年龄增减。

煎服方法：每日 1 剂，水煎，分 2～3 次服。

功能主治：补肾温阳，温肺化饮。用于鼻鼽因肾阳不足，失于统摄在上之津液而鼻流清涕如水，遇冷加重，见热则减，多见于过敏性鼻炎、慢性鼻炎等。也可治阳气虚于上，遇冷则鼻塞不通，得温则减。

临证加减：自汗时出者，加生黄芪 9g；畏寒，四肢欠温者，加制黑附子 1～3g；兼头痛者，加细辛 0.5g，白芷 1g。

方义解析：方中鹿角，味咸，性温，归肝、肾经，补肾助阳。亦可用鹿角胶、鹿角霜代之；巴戟天，味辛、甘，性微温，归肾、肝经，补肾助阳，祛风除湿；桂枝，味辛、甘，性温，归心、肺、膀胱经，助阳化气，温通经脉；鹅不食草，味辛，性温，归肺、肝经，善通鼻窍，疗鼻塞；干姜，味辛，性热，归脾、胃、肾、心、肺经，温中散寒，温肺化饮；小茴香，味辛，性温，归肝、肾、脾、胃经，散寒止痛，理气和胃；炙甘草，味甘，性平，调和诸药。全方配伍，共奏补肾温阳、温肺化饮之效。

注：方中鹅不食草为引经之药，部分患者有胃部灼热等不良反应，一是要蜜炙使用，二是严格控制用量，3～5 岁小儿不宜超过 3g。

七、疏肝乐食汤

药物组成：醋柴胡 6g，白芍 9g，百合 12g，醋郁金 6g，焦山楂 6g，佛手 6g，炒谷芽 6g，砂仁 3g。

3～5 岁用量，可随年龄增减。

煎服方法：每日 1 剂，水煎，分 2～3 次服。

功能主治：疏肝解郁，醒脾开胃。用于小儿厌食症，对不良饮食习惯，如高糖、高蛋白饮食、生活无规律、爱吃零食等，或精神社会因素，如父母强求孩子不合理多吃、精神压力、恐惧、家庭不和、女孩怕胖、精神障碍等所致的厌食均有效。

临证加减：便溏者，加炒白术 6g；便干者，加生白术 12g；气池色赤、苔黄、便秘者，加制大黄 3g；睡中磨牙者，加钩藤 3g；盗汗者，加地骨皮 6g。

方义解析：方中柴胡，味苦、辛，性微寒，归肝、胆经，醋制疏肝解郁；白芍，味苦、酸，性微寒，归肝、脾经，养血敛阴，柔肝缓急；百合，味甘，性微寒，归肺、心、胃经，滋养胃阴，清心养神；郁金，味辛、苦，性寒，归肝、胆、心经，行气解郁，活血止痛；焦山楂，味酸、甘，性微温，归脾、胃、肝经，消食化积，行气活瘀；佛手，味辛、苦，性温，归肝、脾、胃经，疏肝解郁，理气和中；炒谷芽，味甘，性温，归脾、胃经，消食和中，健脾开胃；砂仁，味辛，性温，归脾、胃、肾经，"为醒脾调胃之要药"。全方配伍，共奏疏肝解郁、醒脾开胃之效。

八、消积扶脾汤

药物组成：制鳖甲 6g，醋三棱 6g，醋莪术 6g，炒槟榔 6g，焦山楂 6g，炒麦芽 6g，陈皮 3g，砂仁 3g，炒白术 9g，炒五谷虫 2～3g。

3～5 岁用量，可随年龄增减。

煎服方法：每日 1 剂，水煎，分 2～3 次服。亦可用配方颗粒或制作散剂，冲服。

功能主治：消积导滞，健胃扶脾。小儿疳积，症见面色萎黄，发枯而疏，形体消瘦，腹部胀大，不思饮食，或有异嗜，大便或干或泻，夜卧不宁，舌淡红苔白，脉细弱等。

临证加减：大便干结者，加制大黄 3g；稀溏或泻者，去槟榔；腹胀大者，加炒莱菔子 6g，乌药 3g，全蝎 1g；风池、气池色赤者，加胡黄连、地骨皮各 6g；盗汗者，加地骨皮 6g；气虚明显者，加党参 6g。

方义解析：方中制鳖甲，味甘、咸，性寒，归肝、肾经，滋阴潜阳，软坚散结；三棱、莪术，味辛、苦，性平，归肝、脾经，破血行气，消积止痛；槟榔，味苦、辛，性温，归胃、大肠经，消积导滞；山楂，味酸、甘，性微温，归脾、胃、肝经，化食行气，善消肉积；麦芽，味甘，性平，归脾、胃、肝经，消食健胃；陈皮，味辛、苦，性温，归脾、肺经，理气健脾；砂仁，味辛，性温，归脾、胃、肾经，化湿行气，"为醒脾调胃要药"；白术，味甘、苦，性温，归脾、胃经，益气健脾；五谷虫，味咸，性寒，归脾、胃经，善消积化食。

全方配伍，共奏消积导滞、健胃扶脾之效。

九、清燥止泻汤

药物组成：蝉蜕 3g，炒僵蚕 6g，姜黄 1g，大黄 1g，黄连 1 ～ 2g，紫苏叶 3g，乌梅 6g，甘草 3g。

半岁至 2 岁用量。

煎服方法：每日 1 剂，水煎，频服。

功能主治：升清降浊，清燥止泻。用于小儿秋季腹泻，轮状病毒感染性肠炎。

临证加减：病初流涕咳嗽者，加荆芥、桔梗各 2g；呕吐者，加姜半夏、生姜各 1 ～ 2g；发热者，加葛根 3 ～ 5g；舌红无苔、口渴引饮者，加北沙参 9g，麦冬 6g，芦根 12g。

方义解析：方中蝉蜕，味甘，性寒，归肺、肝经，疏风清热，息风止痉；僵蚕，味咸、辛，性平，归脾、肺、胃经，祛风止痉，化痰散结，与蝉蜕配伍升阳中之清阳；姜黄，味辛、苦，性温，归肝、脾经，活血行气；大黄，味苦，性寒，归脾、胃、大肠、肝、心包经，清热泻火，与姜黄同用，降阴中之浊阴，使毒邪从大便出；黄连，味苦，性寒，归心、脾、胃、胆、大肠经，清热燥湿，泻火解毒；紫苏叶，味辛，性温，归肺、脾经，解表散寒，行气宽中；乌梅，味酸、涩，性平，归肝、脾、肺、大肠经，涩肠止泻，敛阴生津；甘草，味甘，性平，归心、肺、脾、胃经，补脾益胃，调和诸药。苏叶伍蝉蜕、僵蚕，宣肺化痰止咳以祛上焦之邪；苏叶伍黄连，清热和胃止呕以安中焦；黄连伍大黄配乌梅、甘草，清热、止泻、敛阴以固下焦。全方配伍，共奏升清降浊、清燥止泻之效。

十、升降制动汤

药物组成：炒僵蚕 6g，蝉蜕 6g，姜黄 3g，生大黄 3g，白附子 3g，全蝎 3g，穿山龙 9g，生白芍 12g，莲子心 3g，甘草 6g。

5～7 岁用量，可随年龄增减。

煎服方法：每日 1 剂，水煎，分 2 次服。

功能主治：升清降浊，化痰息风，止痉制动。用于儿童多发性抽动症、多动症。

临证加减：大便干，舌苔黄者，加大生大黄用量；有秽语者，加胆南星、石菖蒲各 3～6g；兼见血瘀者，加桃仁、红花各 3g；抽动在颈以上者，加桔梗 3g；抽动在胸腹者，加葛根 6g；抽动在四肢者，加桑枝 9g；兼见肝肾阴虚者，加龟甲、枸杞子各 9g，生龙骨、生牡蛎各 12g；兼见脾虚者，去大黄、白芍、穿山龙，加党参、白术各 6g。

方义解析：本方由升降散、牵正散、芍药甘草汤化裁而成，方中僵蚕，味咸、辛，性平，归肝、肺、胃经，息风止痉、化痰散结，"为治风痰之圣药"；蝉蜕，味甘，性寒，归肺、肝经，疏风散热，息风止痉，配僵蚕升阳中之清阳；姜黄，味辛、苦，性温，归肝、脾经，活血行气，通经止痛；大黄，味苦，性寒，归脾、胃、大肠、肝、心包经，清热泻火，凉血解毒，伍姜黄降阴中之浊阴；白附子，味辛、甘，性温，归胃、肝经，祛风止痉，燥湿化痰，尤善治风痰所致的头面诸疾；全蝎，味辛，性平，归肝经，息风镇痉，通络散结；穿山龙，苦，性微寒，归肝、肺经，活血通络；白芍，味苦、酸，性微寒，归肝、脾经，柔肝敛阴，缓急止痛；莲子心，味苦，性寒，清心安神，交通心肾；甘草，味甘，性平，归心、肺、脾、胃经，补脾益胃，调和诸药，配白芍以缓急。全方配伍，共奏升清降浊、化痰息风、清心醒脑、止痉制动之效。

十一、清漾汤

药物组成：猫爪草 15g，炒僵蚕 6g，刘寄奴 9g，益母草 15g，炒地龙 9g，生黄芪 15g，菟丝子 15g，金樱子 9g。

7～10 岁用量，可随年龄增减。

煎服方法：每日 1 剂，水煎，分 2 次服。

功能主治：化痰活瘀，补肾固精。用于肾病综合征、肾炎，辨证属痰瘀互结而兼脾肾气虚者。

临证加减：清漾汤为治疗小儿肾病综合征的基本方，临床根据辨证加减运用。

方义解析：方中猫爪草，味甘、辛，性微温，归肝、肺经，化痰散结，解毒消肿；僵蚕，味咸、辛，性平，归肝、肺、胃经，息风止痉，化痰散结，为治风痰之圣药，与猫爪草配伍，化痰、散结、解毒；刘寄奴，味苦，性温，归心、肝、脾经，性温善走，能活血散瘀，通络疗伤；益母草，味辛、苦，性微寒，归心、肝、膀胱经，活血调经，利水消肿；

地龙，味咸，性寒，归肝、脾、膀胱经，清热息风，通络利尿，与刘寄奴、益母草共奏活血化瘀、通络利水之效；黄芪，味甘，性微温，归脾、肺经，补气健脾，升阳举陷，利尿消肿；菟丝子，味辛、性甘，平，归肾、肝、脾经，补肾益精；金樱子，味酸、涩，性平，归肾、膀胱、大肠经，补肾固精。全方配伍，共奏化痰活瘀、补虚固精之效。

十二、保婴升降汤

药物组成：蝉蜕 6g，炒僵蚕 6g，姜黄 3g，生大黄 3g，北柴胡 6g，栀子 6g，淡豆豉 6g。

3～5 岁用量，可随年龄增减。

煎服方法：每日 1 剂，水煎，分 2～3 次服。

功能主治：升清降浊，表里双解，宣发火郁，清瘟解毒。用于温热疾病表里三焦大热。

临证加减：大便干结者，加大生大黄用量；高热口渴，汗出热不解者，加生石膏 15g；热盛伤阴者，加生地黄、麦冬各 9g。

方义解析：本方由升降散合栀子豉汤化裁而成，方中僵蚕，味咸、辛，性平，归肝、肺、胃经，息风止痉，化痰散结，"为治风痰之圣药"；蝉蜕，味甘，性寒，归肺、肝经，疏风散热，息风止痉，配僵蚕升阳中之清阳；姜黄，味辛、苦，性温，归肝、脾经，活血行气，通经止痛；大黄，味苦，性寒，归脾、胃、大肠、肝、心包经，清热泻火，凉血解毒，伍姜黄降阴中之浊阴；柴胡，味苦、辛，性微寒，归肝、胆经，解表清热，疏肝解郁；栀子，味苦，性寒，归心、肺、三焦经，泻火除烦，清热利湿；淡豆豉，味苦、辛，性凉，归肺、胃经，解表除烦，宣发郁热。全方配伍，共奏升清降浊、表里双解、宣发火郁、清瘟解毒之效。

第四节　典型病案

一、新生儿呕吐案

案1　胎毒内蕴失和降，大黄甘草汤效良

张某，男，26天，河南清丰人。1965年4月16日初诊。

以食入即吐20余天为主诉就诊。患儿足月顺产，母乳喂养，生后第4天出现食入即吐，经静脉补液、多种止吐药治疗而终不见效，而求郑启仲教授诊治。刻下：发育正常，营养较差，皮肤轻度黄染，腹胀，食入即吐，吐出为食下奶汁，大便每日2～3次，量少色绿，小便少，舌质红，苔少，指纹紫。腹部X线透视（－），肝功能检查示胆红素偏高，血常规（－）。中医诊断为胎毒。西医诊断为新生儿呕吐。辨证属胎毒内蕴，胃失和降。治以清热通腑，和胃止呕。

处方：大黄甘草汤加减。大黄1g，甘草3g，生姜1片（小片，约1g）。3剂，每日1剂，水煎，频频予之。

二诊：1965 年 4 月 19 日。服药 1 剂而呕吐渐止，3 剂，呕吐未再发，食乳正常而愈。

按语：《金匮要略》云"食已即吐者，大黄甘草汤主之"。郑启仲教授讲，用大黄甘草汤治疗胃热呕吐无不速效。体实而大便干者，用原方比例，大黄与甘草用量之比 4 : 1；病久体弱属虚热者，则可改变大黄与甘草用量比例，如本案用的是 1 : 3。郑启仲教授用大黄甘草汤大多只调整用量，不加减，且用量很小。曾见郑启仲教授治一例老年呕吐 7 天不止，用生大黄 3g，生甘草 3g，泡茶频服，1 剂知，2 剂已。

案 2 寒客中焦气上逆，温胃止呕吐自已

陈某，女，21 天，足月顺产，新法接生，母乳喂养，河南清丰人。

初诊：1973 年 11 月 17 日。以呕吐 4 天为主诉就诊。患儿于 4 天前无明显原因出现呕吐，每日 3～4 次，量多，呕吐物为未消化之乳及水样胃容物，无酸臭味。早食午吐，午食暮吐，精神委顿，时而哭闹。经某医院注射爱茂尔针剂等不见好转而来诊。刻下：发育正常，营养中等，面色㿠白，无明显脱水症状，前囟平，脑膜刺激征（–），心肺（–），腹平软，肝脏下缘可于右肋缘下约一横指触及，无肠形可见。舌质淡红，苔薄白而腻，指纹淡红，体温 36℃。中医诊断为呕吐。西医诊断为新生儿呕吐。辨证属寒客中焦，胃失和降。治以温中散寒，和胃止呕。

处方：止呕散 1 号（郑启仲经验方，院内制剂，由公丁香 3g，姜半夏 6g，陈皮 6g，干姜 3g，砂仁 3g，石菖蒲 3g 组成。共为末，装瓶备用。用量及煎服方法：每岁每日 3g，每增 1 岁，药增 2g，每日 1 剂，水煎，分 2～3 次服，临证可随年龄、病情增减）6g。分 3 包，每日 1 包，水煎 3 分钟，取汁分 3 次服。

二诊： 1973 年 11 月 19 日。服上药后患儿呕吐减轻，精神好转，吃乳增加，前方再进 2 剂而愈。

按语： 此例患儿时值寒冬，护理失宜，或因寒冷从口而入，或寒邪自肌表所侵，客于中焦，凝聚于胃，胃失和降而呕吐。表现朝食暮吐，面色㿠白，精神委顿，舌质淡，苔白腻等一派中焦虚寒之象。故投以温胃散寒、降逆止呕之剂而获愈。

二、新生儿黄疸案

案 1　湿热郁蒸致胎黄，茵陈蒿汤黄速降

鲁某，男，24 天，足月顺产，新法接生，第一胎，河南清丰人。

初诊： 1976 年 5 月 12 日。以出生后 3 天出现黄疸至今不退为主诉。患儿生后第 3 天发现巩膜及皮肤发黄，于第 12 天时请西医检查，诊断为"新生儿生理性黄疸"，未予治疗。近几天来常哭闹，黄疸加重，有时呕吐，吃奶时咬乳头。刻下：巩膜及全身皮肤中度黄染色鲜如橘，不欲吮乳，时哭闹不安，偶吐乳，大便秘结。右肋缘下约一横指可触及肝下界，质软，舌质深红，苔黄厚而腻，指纹紫滞达气关。中医诊断为胎黄。西医诊断为新生儿黄疸。辨证属湿热郁蒸，肝失疏泄。治以清热利湿。

处方：茵陈蒿汤加减。茵陈 6g，栀子 3g，大黄 2g，滑石 3g，丹参 6g，郁金 3g，甘草 3g。3 剂，每日 1 剂，水煎，频服。

二诊：1976 年 5 月 16 日。服上方 3 剂后，大便通，每日 2～3 次，精神好转，吃奶增加，未再呕吐，黄疸开始消退，守法再调。

处方：茵陈 6g，栀子 3g，大黄 1g，滑石 3g，丹参 6g，郁金 3g，陈皮 3g，甘草 3g。3 剂，每日 1 剂，水煎，频服。

三诊：1976 年 5 月 19 日。诸症递减，黄疸明显消退，舌苔变薄白微腻，湿热消退，然脾胃亦伤，调以疏肝健脾兼清余邪。

处方：茵陈 6g，丹参 6g，陈皮 3g，砂仁 1.5g，炒白术 6g，茯苓 6g，大枣 1 枚，甘草 3g。3 剂，每日 1 剂，水煎，频服。

按语：该患儿出生后黄疸迟迟不消，且纳呆拒乳，哭闹不安，大便秘结，舌红苔黄，指纹紫滞，一派湿热郁蒸之象。黄疸色鲜如橘，阳黄已知。故投茵陈蒿汤加味，清热利湿，通腑泄热，3 剂显效，6 剂转安。方中加丹参、郁金以活血化瘀、疏肝解郁之意，可收功倍之效。

案 2　胎黄多阳亦有阴，茵陈术附切莫忘

许某，女，38 天，足月顺产，新法接生，河南清丰人。

初诊：1976 年 9 月 4 日。以全身发黄、消瘦 1 个月余为主诉就诊。其母素患胃病，妊娠期常服中药。生后 1 周巩膜及皮肤逐渐发黄，当地医院按生理性黄疸、营养不良，给予干酵母、维生素 C 片等治疗，不见好转而求诊。刻下：出生时体重 2.5kg，营养差，精神疲乏，肌肉消瘦，巩膜及皮肤中度黄染色暗，哭声低，时呕吐，大便溏，每日 2～3 次，手足欠温，剑突下约 2cm、右肋缘下 1cm 可触及肝下界，质软。舌质淡，苔薄白而腻，指纹淡。中医诊断为胎黄。西医诊断为新生儿黄疸。辨证属脾阳虚弱，寒湿内蕴。治以健脾温阳，化湿退黄。

处方：茵陈术附汤加减。茵陈 6g，炒白术 6，制附子 1.5g，干姜 1.5g，大枣 2 枚，炙甘草 3g。5 剂，每日 1 剂，水煎，频服。

二诊：1976 年 9 月 9 日。精神好转，食乳增加，大便次数减少。原方再进 5 剂。

三诊：1976 年 9 月 14 日。诸症明显减轻，守法再调。

处方：茵陈 6g，炒白术 6g，制附子 1.5g，干姜 1.5g，茯苓 6g，神曲 3g，大枣 2 枚，砂仁 1.5g，炙甘草 3g。3 剂，每日 1 剂，水煎，频服。

四诊：1976 年 9 月 17 日。精神活泼，黄疸消退，面色转红，大便黄软成形，每日 1 次。脾阳复，寒湿化，继以健脾益气、温中和胃善后。

处方：党参 6g，炒白术 6g，茯苓 6g，炒山药 6g，陈皮 3g，砂仁 2g，焦三仙各 3g，炙甘草 3g，大枣 1 枚，生姜 1 片。隔日 1 剂，水煎服，15 剂后停药观察。

按语：该患儿母平素脾胃不健，加之已是 40 岁高龄，气血已衰，致使胎儿先天禀赋不足，脾运不健，寒湿内生，郁而发黄，治不如法，致黄疸月余不退，严重地影响了婴儿正常的生长发育。故给予茵陈术附汤温阳化湿、健脾退黄，5 剂而见好转，10剂则诸症大减，最后以益气健脾养胃而收全功。可见小儿有"脏气清灵，易趋康复"的病理特点。

三、麻疹案

案1　风寒束表麻毒闭，升麻葛根麻杏尝

张某，男，2岁8个月，河南清丰人。

初诊：1965年4月7日。以发热、咳嗽5天为主诉就诊。患儿5天前始发热，咳嗽，流涕，村卫生室诊为"感冒"，给予复方阿司匹林片，热退，咳减，停药。次日又发热（体温38℃），因遇寒流，与其母同时受凉，发热加重（体温达39.1℃），咳嗽，喷嚏，流泪，公社卫生院又以重感冒注射复方氨基比林针，口服止咳药治疗，病情不减而请中医治疗。刻下：高热（体温39.3℃），无汗，喷嚏流涕，眼泪汪汪，咳嗽声嘶，呼吸急促，烦躁不安，手足稍冷，食少，大便每日2次，口腔内麻疹黏膜斑明显，两肺可闻细小湿啰音。舌质红，苔薄白，脉浮紧。中医诊断为麻疹（逆证）。西医诊断为麻疹合并肺炎。辨证属风寒束表，疹伏不透。治以解表透疹，宣肺定喘。

处方：升麻葛根汤合麻杏石甘汤加减。葛根6g，升麻6g，赤芍6g，麻黄3g，杏仁6g，蝉蜕6g，荆芥6g，生石膏10g，薄荷6g，金银花6g，鲜胡荽10g（后下），甘草3g。1剂，水煎，分3次服。

二诊：1965年4月8日。其母喜告："药吃了一半，出了一身汗，疹子就出来了。"患儿精神好转，全身疹点满布，手

心已见疹，体温降至38℃以下，咳嗽大减，喘促明显好转，两肺啰音明显减少，舌淡红，苔白，脉较昨日趋缓。处方调整如下。

处方：炙麻黄6g，杏仁6g，川贝母3g，葛根6g，蝉蜕3g，紫草3g，金银花6g，黄芩6g，炙桑皮6g，葶苈子6g，甘草3g。3剂，每日1剂，水煎服。

三诊：1965年4月11日。热退，喘平，神振，纳增，两肺啰音消失。上方去葛根、蝉蜕、紫草、葶苈子，加北沙参9g，麦冬6g，五味子3g。3剂，每日1剂，善后而愈。

按语：本案麻疹误诊感冒而未行透疹，复感外邪，寒邪袭表，致疹伏不透，疹毒犯肺。郑启仲教授讲，此时当务之急是透疹，疹不透则热难清，热不清则喘难平，疹透毒解则诸症自平。

案2　麻毒内陷阳脱危，回阳救逆挽狂澜

杨某，男，6岁，河南清丰人。

初诊：1967年3月2日。以"上呼吸道感染"于8天前入院。患儿于11天前始发热、咳嗽、流涕，按风热咳嗽治疗3天。发热咳嗽渐重以"上呼吸道感染"住院治疗。经用青霉素、地塞米松等及中药桑菊饮、麻杏石甘汤治疗，高热减轻而喘促加重。3天前见身有皮疹，疑为药物疹。病情急剧恶化，急邀中医会诊。刻下：嗜睡神疲，面色青灰，喘促痰鸣，口唇发绀，面部及胸背散在灰色疹点隐隐，四肢欠温，呕恶不食，下利清谷每日10余次。体温35.5℃，心率127次/分，呼吸43次/分。舌淡紫，苔白水滑，脉细数而微弱。两肺可闻细小湿啰音及痰鸣音。腹部凹陷，肝大，脾未触及。中医诊断为麻疹（阳脱危证）。西医诊断为麻疹合并肺炎心衰。辨证属疹毒内陷，心脾阳衰。治以暖中补土，回阳救逆。

处方：桂附理中汤合四逆汤加减。人参 10g，制附子 10g（先煎），干姜 6g，肉桂 6g，炒白术 10g，炙甘草 6g。1 剂，水煎，频频予之。

二诊：1967年3月3日。神振志清，面灰大减，四肢转温，喘轻泻减。体温 36℃，心率 90 次/分，呼吸 28 次/分。两肺啰音及痰鸣音大减。上方再进 2 剂，诸症向愈，守法再调。

处方：人参 10g，制附子 10g（先煎），桂枝 6g，干姜 6g，炒白术 6g，五味子 6g，丹参 10g，炙甘草 6g。3 剂，每日 1 剂，水煎服。

三诊：1967年3月6日。神振身温，阳复脉通，喘平痰消，泻止纳食。体温 36.5℃，心率 82 次/分，呼吸 26 次/分，两肺啰音基本消失，舌质淡红，苔见薄白，脉沉弱。

处方：人参 6g，炒白术 6g，茯苓 6g，姜半夏 3g，陈皮 3g，五味子 6g，炒白果仁 6g，款冬花 6g，炙甘草 6g，生姜 2 片，大枣 2 枚。3 剂，每日 1 剂，水煎服。诸症悉平，痊愈出院。

按语：郑启仲教授每见麻疹几次举此案以告诫之，该患儿本为麻疹未透，见高热咳喘而误投激素及中药寒凉之剂，治上犯中，致冰伏胃阳，疹毒内陷，阳衰正败之变证。土寒则不能生金，阳衰则寒水凌心，暖中补土、回阳救逆乃救危之要，故投桂附理中汤合四逆汤温振脾肾之阳。此刻宣肺则难平其喘，化瘀亦难救其心；非温肾不能治其寒，非暖土不能救其金，此即"临证察机"之所在。

四、水痘案

案1　痘多根红热毒闭，清热解毒燥湿灵

张某，男，1岁9个月，河南清丰人。

初诊：1968年12月14日。以发热、出疹3天为主诉就诊。患儿3天前不明原因出现发热，次日见腹部及背部有疹点，当地医院按感冒发热给予阿司匹林等，发热暂退，今日早晨发现全身皮疹增多而来诊。刻下：发热，体温38.1℃，胸腹及面部散在丘疹、疱疹，瘙痒，以腹背部为多，疱疹根盘红晕，疱内浆液欠清，有的已结痂，大便滞，小便黄，舌质红，苔白腻微黄，指纹紫滞。查血常规：白细胞11.6×10^9/L，中性粒细胞比例42%，淋巴细胞比例56%，单核细胞比例2%。中医诊断为水痘。西医诊断水痘。辨证属疫邪犯脾，毒湿搏结。治以疏风清热，解毒化湿。

处方：银翘散合黄连解毒汤加减。牛蒡子3g，荆芥3g，金银花6g，连翘6g，黄连3g，黄芩4.5g，栀子4.5g，滑石6g，生薏苡仁9g，玄参6g，甘草3g。2剂，每日1剂，水煎，分3次服。忌食油腻、辛辣之品。

二诊：1968年12月16日。发热退，新痘未再出，部分痘浆液混浊，舌苔仍见厚腻，乃湿毒未清之象。守法再调。

处方：金银花6g，连翘6g，黄连3g，黄柏6g，防风3g，白芷3g，玄参6g，土茯苓9g，生薏苡仁9g，车前子6g。3剂，每日1剂，水煎，分3次服。

按语：水痘是儿科的一种常见传染病，多发于冬春两季。

不误诊、误治，大多预后良好。本案系病情较重的1例。水痘的治疗，早期疏风清热，佐以化湿；中期清热解毒，兼以化湿；重症者兼以凉血清营。对于误用过激素的患儿要严密观察，谨防有变。患病期间，清淡饮食，注意皮肤护理等，均在提高疗效之中。

案2 毒热炽盛引肝风，解毒平肝风息停

马某，男，2岁3个月，河南清丰人。

初诊：1971年3月3日。以发热2天、抽搐半小时为主诉就诊。患儿2天前不明原因突发热，体温39.1℃，就近医院按发热待查给予解热剂，热暂退，晨起发现全身皮疹，发热又起，半小时前出现抽风，急来院诊治。刻下：发热，体温38.9℃，抽搐已止，神清，面部红赤，全身丘疹，疱疹较密，根盘红晕，痘浆混浊，大便2日未行，舌尖边红赤，苔黄腻，脉洪数。脑膜刺激征（－）。实验室检查：白细胞计数10.7×10^9/L，中性粒细胞比例46%，淋巴细胞比例51%。中医诊断为水痘、惊风。西医诊断为水痘，高热惊厥。辨证属毒热炽盛，引动肝风。治以解毒凉血，平肝息风。

处方：清瘟败毒饮加减。生石膏15g，生地黄6g，黄连3g，栀子4.5g，黄柏4.5g，连翘6g，钩藤6g，蝉蜕4.5g，薄荷4.5g，甘草3g，羚羊角粉1g（冲），紫雪散1g，犀角粉1g（冲，可用水牛角10g代替）。1剂，水煎，分3次服。

二诊：1971年3月4日。发热退，大便畅，痘晕红减轻，神清，舌红转淡，苔黄减轻。上方去羚羊角、犀角、紫雪散，加滑石6g，生薏苡仁6g。

三诊：1971年3月6日。上方服2剂，未再发热，水痘大多结痂，新痘未再出，纳增。守法善后。

处方：金银花 6g，连翘 6g，生薏苡仁 9g，土茯苓 9g，黄连 1.5g，黄柏 3g，当归 3g，甘草 3g。3 剂，每日 1 剂，水煎，分 3 次服。

按语：本例水痘发病急，来势猛，症状重，热极生风，故投清瘟败毒饮合羚角钩藤汤加减直折其势，1 剂见功，守法调理，顺利痊愈。

案 3　湿热蕴结症状重，升降二妙症速平

杨某，男，11 岁，学生，河南郑州人。

初诊：2010 年 7 月 21 日。以全身皮疹 2 天，低热半天为主诉就诊。患儿 2 天前腰腹部出现透明水疱，轻微瘙痒，抓破后很快结痂，次日水疱增多，瘙痒感增强，局部涂炉甘石洗剂效果不佳。半天前出现低热，体温 37.8℃而求郑启仲教授诊治。刻下：低热，躯干及颜面部较多皮疹，水疱或结痂，伴有瘙痒，夜卧不安，尿赤，大便黏滞而不爽。舌红，苔薄黄，脉滑数。中医诊断为水痘。西医诊断为水痘。辨证属邪郁肺脾，湿热蕴结。治以疏风清热，解毒利湿。

处方：升降散合二妙散加减。蝉蜕 6g，姜黄 6g，炒僵蚕 10g，黄连 6g，黄柏 10g，苍术 10g，土茯苓 15g，滑石 15g，防风 6g，甘草 6g。2 剂，每日 1 剂，水煎，分 2 次服。嘱忌食油腻、生冷、辛辣之物。

二诊：2010 年 7 月 24 日。服用 2 剂后患儿已无新出皮疹，仍有少量破溃水疱及结痂，瘙痒感减轻。大便偏稀，黏滞不爽已缓解。舌稍红，苔薄略黄，脉微数。

处方：蝉蜕 6g，姜黄 6g，炒僵蚕 10g，滑石 10g，苍术

10g，土茯苓 15g，当归 10g，防风 6g。2 剂，每日 1 剂，水煎，分 2 次服。

按语：《医宗金鉴·痘疹心法要诀》谓"水痘发于脾肺二经，由湿热而成也"，其病因病机属风、热、湿三气淫于肺脾，发于肌肤。该患儿皮肤水痘，大便黏滞不爽，结合舌脉等，治疗以升降散升清降浊，透邪外出，合二妙散清热利湿，加土茯苓、滑石、防风解毒利湿止痒，药切病机，见效亦速。郑启仲教授对本病的治疗，无论是在出疹期还是疹后期，都主张以清热利湿解毒治之。

五、手足口病案

案 1　疫毒之邪犯阳明，大黄黄连建奇功

段某，男，5 岁，郑州新密人。

初诊：2011 年 6 月 10 日。以发热、皮疹 1 天为主诉就诊。患儿 1 天前出现发热，体温最高 39.5℃，自诉口腔疼痛，纳食加重，大便偏干，无其他伴随症状，在当地医院诊断为"手足口病"，口服药物不佳，而求郑启仲教授诊治。刻下：发热，手足、臀部可见少量红色疱疹，咽腔充血明显，扁桃体Ⅱ度肿大，咽部数个疱疹，大便干结。舌红，舌尖溃疡，苔黄厚，脉滑数。中医诊断为手足口病。西医诊断为手足口病。辨证属湿热郁蒸，邪入阳明。治以辛开苦降，清热解毒。

处方：大黄黄连泻心汤加减。大黄 3g，黄芩 6g，黄连 3g，五倍子 3g，薄荷 6g，金银花 10g。3 剂，每日 1 剂，水煎，分 2 次服。

二诊：2011 年 6 月 13 日。服用 2 剂后，患儿体温逐渐降至正常，口腔疼痛仍较剧，大便正常，手足及臀部疱疹消退，口腔疱疹破溃为溃疡，舌红，舌苔白腻，脉滑。

处方：姜半夏 6g，黄芩 6g，黄连 3g，甘草 6g，干姜 3g，党参 3g，大枣 5 枚。3 剂，每日 1 剂，水煎，分 2 次服，诸症皆消失而愈。

按语：手足口病为感染时邪病毒所致，郁蒸于中焦，中焦气机闭塞，升降失常而出现火痞证，蕴于肌肤而出现疱疹。"诸痛痒疮，皆属于心"，心火上炎，而出现舌尖溃疡。大黄黄连泻心汤中大黄泄营分之热，黄连泄气分之热，且大黄有攻坚破结之能，其泄痞之功即寓于泄热之内，佐以金银花清热解毒，五倍子化腐收敛。手足口病一般皮肤皮疹易于消退，而口腔内疱疹易破溃形成溃疡，而疼痛不已，影响进食，故采用甘草泻心汤收功，效果良好。

案 2　疫邪浊毒蕴三焦，解毒化湿邪自消

蔡某，男，3 岁，郑州中牟人。

初诊：2011 年 8 月 12 日。以发热 2 天、皮疹 1 天为主诉就诊。患儿 2 天前出现发热，体温最高 38.9℃，无咳嗽、流涕，无呕吐、腹泻，1 天前自诉口腔疼痛，到当地医院查体见口腔多个疱疹，部分已破溃，手足及臀部、腰部可见较多疱疹，伴有瘙痒。静脉应用头孢效果欠佳，而求郑启仲教授诊治。刻下：发热，体温 38.1℃，有汗，手足、臀部可见较多疱疹，咽红，扁桃体Ⅱ度肿大，充血明显，多个口腔疱疹，大便平素偏干，2～3 日一行。舌红，苔黄厚，脉数。中医诊断为手足口病。西医诊断为手足口病。辨证属毒邪侵袭，热郁三焦。治以透邪清热，升清降浊。

处方：升降散合二妙散加减。蝉蜕 6g，姜黄 3g，炒僵蚕 6g，生大黄 3g（后下），牛蒡子 6g，荆芥 6g，金银花 10g，黄柏 6g，苍术 10g，甘草 6g。2 剂，每日 1 剂，水煎，分 2 次服。

二诊：2011 年 8 月 14 日。服用 1 剂后，患儿发热退，口腔疼痛稍减，大便通，2 剂后大便偏稀，汗出反减少，口腔疼痛缓解，口腔内部分溃疡已愈合，皮疹均已结痂，舌苔转白腻。

处方：蝉蜕 6g，生大黄 3g，姜黄 3g，炒僵蚕 6g，苍术 10g，黄柏 6g，甘草 3g。2 剂，每日 1 剂，水煎服，调理 1 周而愈。

按语： 西医学认为，手足口病是一种由柯萨奇病毒 A16 型病毒引发的急性传染病。本病属中医"湿温""时疫"等范畴。中医学认为，手足口病以感染时邪为主，邪毒由口鼻而入，蕴郁肺脾。肺合皮毛，主宣肃，外邪袭肺，肺失宣肃，可见肺卫症状；脾主肌肉，"风毒湿热"与血气相搏，发于肌肤，在口则为口腔溃疡，在手足则发为水疱，治疗当以清热解毒利湿为主。小儿为稚阴稚阳之体，感受疫毒后，病情变化迅速，毒邪自口鼻而入，内蕴三焦，发于心脾，因舌为心之苗，脾开窍于口及四肢，故疱疹多发于口及四肢，兼见发热，一般预后较好。严重则毒热内陷，蒙蔽心包，引动肝风，或湿热窜及经络，临床可见嗜睡、易惊、肌肉阵挛、头痛、呕吐、颈项强直、肌肉痿软无力等。中医治疗宜清热利湿、解毒透邪外出。郑启仲教授在治疗中选用升降散为主以升清降浊，宣清三焦大热，加黄柏、苍术利湿，导湿下行，牛蒡子、金银花解毒利咽，配伍严谨，理法精详，故取效霍然。

案3　湿热毒邪结脾胃，泻黄解毒收全功

王某，女，5岁，郑州人。

初诊：2011年6月17日。以发热，皮疹2天为主诉就诊。患儿2天无明显诱因出现发热，体温波动于38～39℃，自诉口痛，流涎，易烦躁哭闹，纳差，大便干结。在外院初诊为"疱疹性咽峡炎"，予静滴头孢呋辛针1天，效果差，手足出现疱疹，求诊于郑启仲教授。刻下：发热，体温38.8℃，手足疱疹，咽腔充血明显，咽颊部及口腔颊部可见多个红色疱疹及溃疡，纳差，流涎，二便尚可。血常规：白细胞计数7.2×10^9/L，中性粒细胞比例38%，淋巴细胞比例61%。舌红，苔黄白厚，脉滑数。中医诊断为手足口病。西医诊断为手足口病。辨证属热毒壅盛，脾胃积热。治以泻脾化湿，清热解毒。

处方：泻黄散合黄连解毒汤加减。藿香6g，防风6g，生石膏15g，栀子6g，黄连3g，黄芩6g，黄柏6g，甘草3g。2剂，每日1剂，水煎，分2次服。

二诊：2011年6月19日。服用2剂后，患儿热退，手足疱疹较前减少，口腔疼痛减轻，流涎减少，口腔内疱疹减少，少量溃疡，皮疹部分结痂。守上方3剂，疱疹消失。

按语："脾主四肢，开窍于口。"本案患儿素体热盛，始发热，咽峡疱疹，大便干结，继见手足疱疹，郑启仲教授从脾胃论治，投泻黄散合黄连解毒汤泻脾化湿、清热解毒而愈。

六、流行性乙型脑炎案

案1 湿热胶结久不化，终投三仁始收功。

宋某，男，4岁，河南南乐人。

初诊：1969年9月24日。以发热1个月余为主诉就诊。患儿于8月12日按"流行性乙型脑炎"住院治疗。先后投以银翘散、白虎汤、凉膈散、羚角钩藤汤、清营汤、紫雪丹、安宫牛黄丸等，配合西药对症治疗。虽病情几经好转，但发热一直不退而求郑启仲教授诊治。刻下：体温波动在38～39℃，精神萎困，神志模糊，腹胀纳呆，口不渴，大便每日2～3次，呈稀糊状，小便黄。舌质红，满布白腻厚苔，脉细濡。中医诊断为暑温。西医诊断为流行性乙型脑炎。辨证属湿热胶结，久郁不化。治以宣畅气机，清利湿热。

处方：三仁汤加减。杏仁6g，白蔻仁6g，生薏苡仁10g，半夏6g，厚朴6g，滑石15g，小通草6g，淡竹叶6g，藿香6g，佩兰6g，石菖蒲6g，郁金6g。3剂，每日1剂，水煎服。

二诊：1969年9月27日。神志转清，腹胀减轻，食纳始进，体温降至38℃以下，舌苔退为薄白，病情急转向愈。辨证调理12剂，体温正常，诸症悉平，痊愈出院。

按语： 本例乙脑为湿邪弥漫三焦，湿热胶结，久郁不化达1个月有余，临床亦非多见，屡药不解者，湿邪为患也。舌苔白腻满布为辨证的重要依据之一。故投加味三仁汤宣畅气机、清利湿热，3剂而诸症大减，可见其舌诊在温病治疗中地位之重要。若不详辨其舌，只以病程之长短推其邪之进退，贻误病机实难免也。

案2　阴伤阳燥结阳明，增液承气合安宫

赵某，男，17岁，河南清丰人。

初诊：1993年8月2日。以高热7天、昏迷2天为主诉入院。

患儿于7天前突发高热、呕吐、头痛，随往医院治疗，诊为乙型脑炎。给予中药银翘散、白虎汤、清瘟败毒饮等及西药支持疗法。高热下降，呕吐减轻，于2天前突发昏迷，鼻饲安宫牛黄丸未见清醒而请郑启仲教授会诊。刻下：昏迷状态，面红赤，喉有痰声，体温38.3℃，腹胀，大便已4日未行。脑脊液异常。舌质深红少津，苔黄燥，脉沉数有力。中医诊断为暑温。西医诊断为流行性乙型脑炎。辨证属温邪伤阴，燥结阳明。治以滋阴增液，通腑泄热。

处方：增液承气汤加减。生地黄15g，玄参15g，麦冬15g，生大黄6g（后下），石菖蒲10g，郁金10g，芒硝6g（化）。1剂，水煎，分2次服。同时配安宫牛黄丸1丸，分2次服。

二诊：1993年8月3日。服上方后6小时大便通，泻下硬粪多枚，臭秽难闻，腹胀消，体温降。神经系统检查示昏迷变浅。舌见有津，黄燥苔变薄，脉见缓和之象。改清营汤加减。

处方：生地黄15g，玄参15g，麦冬15g，竹叶10g，丹参15g，金银花15g，连翘10g，黄连6g，石菖蒲10g，郁金10g，羚羊角粉3g（冲）。3剂，每日1剂，水煎服。每剂配安宫牛黄丸1丸。

三诊：1993 年 8 月 6 日。患儿神志已清，体温 38℃以下，大便通畅，每日 1～2 次，守法调理 16 日，痊愈出院且未留后遗症。

按语：该患儿乙脑热入营血，肠中燥粪内结不行，必急下存阴，使浊降清升而脑方醒。郑启仲教授投增液承气汤合安宫牛黄丸 1 剂而腑通津回，使危候出现生机，守法调理 16 日而重症乙脑顺利痊愈。他讲到本案时一再强调"温病下不厌早"，若本案早用下法，或可避免昏迷之危候。

案 3　水不涵木虚风动，大定风珠保康宁

葛某，男，3 岁，河南濮阳人。

初诊：1969 年 8 月 24 日。以反复高热、抽搐 1 个月余为主诉就诊。

患儿于 7 月 20 日因高热、抽搐入住某医院传染科，诊断为流行性乙型脑炎，给予清热、止痉、醒脑等中西药治疗，高热渐退，抽风渐止，昏迷渐清，但仍有低热、失语、四肢强硬等求中医诊治。刻下：神志不清，两目呆滞，失语，四肢强直，震颤，消瘦，肌肤灼热，体温每日下午可达 37.5～38℃，皮肤干燥，无汗，靠鼻饲给予饮食，大便干如算子，数日 1 次。舌红，无苔少津，脉细数无力。中医诊断为暑温。西医诊断为流行性乙型脑炎。辨证属肝肾阴虚，虚风内动。治以滋水涵木，养阴息风。

处方：大定风珠加减。生白芍 10g，生龟甲 10g，生鳖甲 10g，生地黄 10g，麦冬 6g，五味子 6g，火麻仁 10g，生牡蛎 10g，石菖蒲 6g，郁金 6g，甘草 3g。7 剂，每日 1 剂，水煎，留汁 200mL，每次 50mL，鼻饲，每 6 小时 1 次。

二诊：1969 年 9 月 1 日。热渐退，体温降至 37.5℃以下，大便 7 天排 3 次，目珠转动。四肢震颤明显减轻，其父母大喜。原方再进 7 剂。

三诊：1969 年 9 月 8 日。热退身凉，四肢已会自主运动，舌质转淡红，脉平有神。守法调理，进药 28 剂，语言、肢体运动功能恢复。改补阳还五汤善后而愈。随访 10 年生长发育正常。

按语：本例乙脑患儿经某医院用西药对症治疗及中成药清开灵、醒脑静、安宫牛黄丸等，从昏迷中渐醒，因高热耗伤真阴，水不涵木，虚风内动，故投大定风珠滋水涵木而热退风息，最后以补阳还五汤益气活血通络收功，可谓知其要者一言而终。

七、秋季腹泻案

案 1　秋季腹泻因燥起，清燥止泻可速愈

王某，女，1 岁 2 个月，河南郑州人。

初诊：2009 年 12 月 7 日。以发热、呕吐、大便次数增多 3 天为主诉就诊。患儿 3 天前出现发热、咳嗽、呕吐，大便每日 2～3 次，经社区治疗不效而来诊。刻下：哭闹不安，发热，体温 38.2℃，呕吐胃内容物，每日 3～4 次，口有异味，纳呆，小便可，大便每日 7～8 次，为蛋花汤样水便，气酸臭，伴奶瓣、黏液。舌质红，苔白，察其指纹浮紫。检阅实验室报告，大便常规：白细胞（++），脂肪球（+），粪轮状病毒检测（+）。中医诊断为泄泻。西医诊断为秋季腹泻。辨证属燥淫于内，清浊相干。治以升清降浊，清燥止泻。

处方：清燥止泻汤 1 号（郑启仲经验方）加减。蝉蜕 3g，炒僵蚕 6g，姜黄 3g，大黄 1g，苏叶 3g，黄连 1.5g，乌梅 3g，生姜 3g。中药配方颗粒，2 剂，每日 1 剂，水冲频服。

二诊：2009 年 12 月 9 日。服上药后症减，热退，呕吐止。大便常规：白细胞 0～1 个，脂肪球（＋）。大便每日 2 次，酸臭味减轻，奶瓣减少，仍有少许黏液，口有异味，舌质淡红，苔少，指纹淡紫。此乃清阳得升，燥邪势减之佳兆。

处方：乌梅 5g，黄连 1g，山楂炭 3g，茯苓 6g，陈皮 3g，砂仁 3g，藿香 3g，甘草 3g。中药配方颗粒，2 剂，每日 1 剂，水冲服而愈。

按语：郑启仲教授根据秋季腹泻的特点提出"小儿秋季腹泻因燥起"，认为脾喜燥乃平和之燥，若燥气太过，则脾为焦土，又安能为胃行其津液；胃喜润而恶燥，燥气伤胃后，脾又不能为其输布津液，胃不能受纳，脾胃俱伤，脾失健运，胃不受纳，水反为湿，谷反为滞，清浊不分，升降失常，合污而下，泄泻乃作。并创拟"清燥止泻"法，方以升降散合连梅汤化裁而成，旨在升清降浊，清燥止泻，应用于临床得到了验证。

案 2 升降失常呕吐泻，升清降浊自安澜

孙某，男，1 岁 3 个月，河南郑州人。

初诊：2010 年 10 月 24 日。以流涕、咳嗽、发热 1 天，呕吐、泄泻 3 小时为主诉就诊。1 天前患儿出现流涕、咳嗽、发热，社区医生始按"感冒"给予小儿解表止咳口服液，次日发热加重、呕吐、泄泻而求郑启仲教授诊治。刻下：发热（体温 38.4℃），呕吐，泄泻为蛋花样便，气臭腐，3 小时已 6

次。舌淡苔白，指纹紫滞。粪轮状病毒检测（＋）。中医诊断为泄泻。西医诊断为秋季腹泻。辨证属燥邪侵袭，升降失常。治以升清降浊，清燥止泻。

处方：清燥止泻汤1号（郑启仲经验方）加减。蝉蜕6g，炒僵蚕6g，姜黄3g，大黄1g，苏叶3g，黄连1.5g，乌梅3g，葛根6g，生姜3g。1剂，水煎，少量频服。

二诊：2010年10月25日。呕止，体温降至38℃以下，泄泻趋缓。

处方：蝉蜕3g，炒僵蚕6g，制大黄1g，黄连1g，乌梅3g，茯苓6g，车前子6g。2剂，每日1剂，水煎服。药后热清、泻止而愈。

按语：本例患儿为已收住院病例，因病房无床位于门诊就诊，取1剂药，服后呕止、热降、泻减。复诊时其母要求在门诊治疗而不住院，又服2剂而愈。清燥止泻汤1号是郑启仲教授"秋季腹泻因燥起"学术思想指导下创制的经验方之一，主治温燥所致秋季腹泻，临床疗效确切，且见效速捷。

案3　燥邪致泻病在胃，和胃止呕邪自退

宋某，男，1岁6个月，河南郑州人。

初诊：2010年12月4日。以发热、咳嗽、呕吐、泄泻2天为主诉就诊。患儿2天前出现发热、咳嗽、呕吐、腹泻，呕吐物为胃内容物，非喷射性，经社区给予头孢克肟颗粒等治疗1天，呕吐、泄泻加重而求郑启仲教授诊治。刻下：体温38.6℃，呕吐，流涕，时咳，泻下为蛋花汤样水便，每日10余次，气臭腐。舌红，苔黄，指纹紫滞。粪轮状病毒检测（＋）。中医诊断为泄泻。西医诊断为秋季腹泻。辨证属燥邪内蕴，升降失常。治以升清降浊，和胃止泻。

处方：清燥止泻汤1号（郑启仲经验方）加减。炒僵蚕6g，蝉蜕3g，姜黄3g，大黄1g，苏叶3g，黄连2g，乌梅3g，生姜3g，甘草3g。1剂，水煎，少量频服。

二诊：2010年12月5日。呕止，热减。上方去姜黄、苏叶、生姜，大黄改制大黄，加车前子、茯苓。

处方：炒僵蚕6g，蝉蜕3g，制大黄1g，车前子3g，乌梅3g，黄连1g，茯苓6g，甘草3g。2剂，每日1剂，水煎服。热退，泻止，神和而愈。

按语：为什么秋季腹泻的患儿发病初期多有咳嗽、流涕等表证？郑启仲教授说，这是燥邪致病的一个特点，正如《时病论·秋燥》中说："燥邪袭表，病在乎肺，入里病在肠胃。"燥邪在表则咳嗽、流涕，入里则伤及胃肠，故随之呕吐、腹泻，重者病情发展迅速，呕吐频繁，上吐下泻，似霍乱之作，且伤阴急暴而见口渴、烦躁、唇干、目凹等症。所以，郑启仲教授治秋季腹泻多取药1剂，谓"意在谨守病机"。

八、猩红热案

案1　疫毒弥漫症状重，清瘟败毒缓病情

刘某，男，4岁，河南清丰人。

初诊：1974年3月20日。以发热3天、全身出疹2天为主诉就诊。患儿于3天前始有发热，伴以咳嗽、不食，经某医院诊为"感冒"，给予柴胡注射液及小儿退热片治疗。次日面部出现皮疹，发热加重，皮疹渐及全身。其母恐为"麻疹"，来院就诊。刻下：烦躁不安，面部及全身遍布猩红色皮疹，压之褪色，皮肤皱褶处皮疹密集成横线状，口唇周围无疹。颌下淋巴结肿大、压痛。咽腔充血，扁桃体Ⅲ度肿大，有少量脓性渗出物。舌质红，根部白腻苔，尖部无苔、有刺，呈"草莓样"。脉浮数有力。体温39.3℃。心肺听诊无异常。血常规：白细胞计数 15.6×10^9/L，中性粒细胞比例86%，淋巴细胞比例24%。中医诊断为烂喉痧。西医诊断为猩红热。辨证属邪郁肺胃，痧毒弥漫。治以清热透邪，解毒利咽。

处方：解肌透痧汤加减。荆芥6g，薄荷6g，牛蒡子6g，桔梗6g，金银花9g，连翘9g，蝉蜕6g，炒僵蚕6g，马勃3g，玄参9g，甘草3g。2剂，每日1剂，水煎服。同时注射青霉素40万U，6小时1次。

二诊：1974年3月22日。体温稍有下降，精神不振，全身皮疹满布，色深红，舌质红绛起刺，全呈"红草莓样"，咽腔仍有脓性渗出物，脉数有力。

处方：金银花12g，生地黄9g，玄参6g，牡丹皮4.5g，赤芍6g，黄连3g，生石膏15g，犀角粉1g（冲服，现可用水牛角10g代替），栀子6g，甘草3g。2剂，每日1剂，水煎服。另取紫雪散，每次1g，每日服2次；珠黄散吹喉，每日2～3次。

三诊：1974年3月25日。精神好转，饮食增加。体温基本正常，皮屑开始脱落，咽腔脓性渗出物消失，舌质红，舌刺减少，脉沉数。血常规：白细胞计数 10.2×10^9/L，中性粒细胞比例67%，淋巴细胞比例33%。

处方：生地黄6g，玄参6g，麦冬6g，牡丹皮3g，赤芍

6g，黄柏 6g，知母 3g，生甘草 3g。3 剂，每日 1 剂，水煎服。3 日后，诸症平，守法调理，旬日而愈。

按语：猩红热为儿科常见的传染病，临床常易与扁桃体炎相误。本案始诊为感冒，致病情日重，邪郁肺胃，疹毒弥漫，故投解肌透疹汤加减，疏风透邪，清热解毒，2 剂未能中的，邪毒入里，以清瘟败毒而遏其势，最后养阴清肺而收功。

案 2 邪毒炽盛入营血，清瘟败毒功效捷

岳某，女，6 岁，河南清丰人。

初诊：1976 年 4 月 17 日。以发热 5 天、出疹 3 天为主诉入院。患儿 5 天前突发高热，两天后发现全身出红色皮疹，前医诊为"麻疹"，给予解表透疹之剂，3 天来病情逐渐加重，高热持续不退，头痛、呕吐不能进食，今日突发惊厥而请郑启仲教授会诊。刻下：急性重病容，烦躁不安，面部及全身皮肤满布深红色皮疹。两瞳等大，对光反射正常。颈部无明显抵抗。颌下、颈淋巴结肿大，咽部高度充血，扁桃体Ⅱ度肿大，有脓性渗出物。舌质红绛起刺，呈"红草莓舌"，脉数有力。布鲁津斯基征（-），克氏征（-），巴氏征（-）。体温 40℃。血常规：白细胞计数 18.6×10^9/L，中性粒细胞比例 87%，淋巴细胞比例 13%。即收入院治疗。中医诊断为烂喉痧。西医诊断为猩红热（中毒期）。辨证属邪毒炽盛，热入营血。治以清营凉血，泻火解毒。

处方：清瘟败毒饮加减。生地黄 12g，玄参 9g，金银花 9g，犀角粉 1g（冲服，现可用水牛角 10g 代替），牡丹皮 6g，赤芍 4.5g，黄连 6g，栀子 6g，蝉蜕 6g，板蓝根 12g，生石膏 15g，生甘草 3g。1 剂，水煎服。另取紫雪散，每次 1g，每日

3 次；安宫牛黄丸 1 丸，分 3 次服。

二诊：1976 年 4 月 18 日。体温下降至 38℃左右。精神好转，全身皮疹色变浅，大便每日 1 次，咽部分泌物减少。上方再进 2 剂。

三诊：1976 年 4 月 20 日。体温已基本正常，开始进食，皮肤出现脱屑，十指掌面欲脱之皮隆起。咽腔脓性渗出物基本消失，舌刺变小减少。血常规：白细胞计数 11.0×10⁹/L，中性粒细胞比例 78%，淋巴细胞比例 22%。邪势已退，阴伤未复。

处方：生地黄 9g，玄参 6g，黄柏 6g，知母 6g，麦冬 6g，甘草 3g。3 剂，每日 1 剂，水煎服。西药青霉素改为 40 万 U，肌内注射，每日 2 次。上药治疗 1 周后，除手足脱皮外，余症全消，3 个月后随访，未留任何后遗症。

按语：烂喉痧一证，内有肺胃蕴热，外感时疫邪毒，内热外毒相互搏结，上攻咽喉，外发肌肤而成。清代《秘传烂喉痧治法经验》对本病已有了较全面的认识："有烂喉痧一证，发于冬春之际，不分老幼，遍相传染。发则壮热烦渴，丹密肌红，宛如锦纹，咽喉肿痛，腐烂一团，火热内炽。"本案发病急，来势猛，直入营血，引动肝风，故直投大剂清瘟败毒散加紫雪散、安宫牛黄丸力挫其势，加之中西结合而收功。

九、百日咳案

案 1　痰邪阻肺痉咳作，化痰止咳顿咳汤

谢某，男，8 岁，河南濮阳人。

初诊：1977 年 3 月 7 日。以阵发性咳嗽 1 个月余为主诉就诊。患儿于 1 个月前因感冒而出现咳嗽，后逐渐呈阵发性，近半个月来咳嗽加剧，咳时面红目赤，两眼流泪，颈脉怒张，异常痛苦，每次咳嗽都呕出黏液痰及胃内容物，有时一夜发作 10 余次，经某医院先后给予青霉素、链霉素、氯霉素、四环素、喷托维林等药治疗不见减轻而来院就诊。刻下：精神疲倦，表情痛苦，颜面、眼睑浮肿，双目睛充血，口唇有血迹，右鼻孔塞着棉球。舌质深红，苔黄，脉数有力。听诊：两肺呼吸音粗糙，偶闻干性啰音。体温 37.1 ℃。化验检查：白细胞计数 18.4×10^9/L，中性粒细胞比例 33%，淋巴细胞比例 67%。中医诊断为顿咳。西医诊断为百日咳（痉咳期）。辨证属痰热郁肺，肺失宣肃。治以宣肺清热，化痰止咳。

处方：顿咳汤（郑启仲经验方，由炙麻黄、胆南星、炙百部、炒僵蚕、硼砂、甘草组成，主治百日咳痉挛性咳嗽）加减。炙麻黄 6g，炙百部 15g，炒杏仁 6g，生石膏 15g，胆南星 6g，炒僵蚕 6g，青黛 3g，白茅根 30g，栀子 9g，炙甘草 3g，硼砂 1.5g（溶化兑服）。3 剂，每日 1 剂，水煎服。

二诊：1977 年 3 月 10 日。症状减轻，眼结膜下充血开始吸收。前方继进 3 剂。

三诊：1977 年 3 月 13 日。诸症大减，精神好转，眼睑浮肿见消，阵咳由治疗前的每天 10 余次减至 5～6 次，咳时已很少呕出胃内容物，舌见淡红，苔薄白。前方去石膏、青黛，百部减为 9g，茅根减为 15g，加白术 10g，茯苓 10g，再进 3 剂。

1977 年 4 月 15 日随访，因家长见孩子病已大轻，将最后 3 剂药自行隔日 1 剂煎服，服完后阵咳基本停止，颜面及眼睑浮肿消退，饮食恢复正常，唯右眼结膜下尚有少量充血未吸収，现已回校学习。

按语： 该患儿咳嗽 1 个月有余，虽经多方治疗仍在百日咳痉咳期，且痰热郁肺，咳势剧烈，多种抗生素治疗无效。改用中药顿咳汤加减，服药 9 剂，历时 12 天基本痊愈，可见中医药治疗百日咳之疗效。

案 2　顿咳日久脾肺虚，黄芪建中可无虞

任某，男，3 岁，第三胎，混合喂养，河南清丰人。

初诊：1978 年 4 月 4 日。以咳嗽 3 个月为主诉就诊。患儿平素脾胃不健，营养欠佳，于 3 个月前因感冒咳嗽，继之出现阵发性痉挛性咳嗽，伴以呕吐。昼轻夜重，严重时每日发作 20 余次。先后经中西药治疗，虽痉挛性咳嗽已基本停止，呕吐减轻，但仍有咳嗽，每日 3～5 次，咳嗽程度亦较轻，眼睑浮肿不消，食少便溏，时自汗出而来诊。刻下：面色㿠白无华，精神疲倦，气短懒言，食少，大便溏薄，时而咳嗽，眼睑浮肿，两下肢轻度浮肿。舌质淡，苔薄白，脉浮无力。体温正常。X 线检查：心肺正常。化验检查：血红蛋白 44g/L，红细胞计数 2.2×10¹²/L，白细胞计数 6.8×10⁹/L，中性粒细胞比例 64%，淋巴细胞比例 35%，嗜酸性粒细胞比例 1%。中医诊断为顿咳。西医诊断为百日咳（恢复期）。辨证属脾肺气虚，正虚邪恋。治以益气健脾，培土生金。

处方：黄芪建中汤加减。炙黄芪 9g，白芍 6g，桂枝 3g，白术 6g，茯苓 6g，蛤蚧 3g，砂仁 1.5g，人参 6g，炙甘草 3g，生姜 2 片，大枣 3 枚。3 剂，每日 1 剂，水煎服。

二诊：1978 年 4 月 8 日。患儿精神好转，自汗减少，浮肿见消，咳嗽基本停止。前方再进 3 剂。

三诊：1978 年 4 月 11 日。咳嗽停止，精神大振，眼睑及下肢浮肿基本消失，饮食增加，大便每日 1 次，成形，舌质淡红，苔薄白，脉缓有力。查血常规：血红蛋白升至 86g/L。

处方：黄芪 12g，人参 6g，炒白术 6g，茯苓 6g，当归 6g，阿胶珠 6g，砂仁 3g，炙甘草 3g，生姜 2 片，大枣 3 枚。7 剂，每日 1 剂，水煎服。嘱其饮食调养，避受风寒。

四诊：1978 年 4 月 20 日。浮肿全消，饮食、精神如常，血常规基本正常。改服归脾丸，每日 1 丸，分 2 次服，善后而愈。随访 1 年，健康如常。

按语：顿咳一证，虽有风寒束肺、痰热闭肺、热伤肺络之分，但引起阵发性、痉挛性剧咳的关键在于痰阻气机、肺失宣降，故清热化痰、宣肺镇咳为痉咳期治疗基本原则。本例患儿平素脾虚胃弱，咳嗽近百日不见痊愈，肺病及脾，邪正俱虚，出现一派土不生金、卫阳不固的气虚血亏之象，"虚者补之"，故投黄芪建中益气和营固表，加人参、白术、茯苓、蛤蚧以健脾益肾，3 剂症减，6 剂而获大效。继以四君子汤合当归补血汤巩固疗效，最后以归脾丸善后而愈。

案 3　木火刑金肝侮肺，镇肝止咳肺自安

张某，女，4 岁，河南开封人。

初诊：2013 年 6 月 17 日。以阵发性痉挛性咳嗽 3 个月为主诉就诊。患儿 3 个月前，受凉感冒后出现咳嗽，曾予西药类抗生素、急支糖浆等药物治疗，初有好转，而后咳嗽时间逐渐延长，反复发作，经多家医院诊为"类百日咳综合征"治疗 2 个月不见好转而求医于郑启仲教授。刻下：舌尖红，苔白厚，脉弦滑。夜晚咳剧，咳伴呕吐，胁痛。查胸部 X 线示支气管炎。中医诊断为顿咳。西医诊断为类百日咳综合征。辨证属木火刑金，风痰相搏。治以疏肝宣肺，镇肝止咳。

处方：镇肝止咳汤（郑启仲经验方）加减。柴胡 6g，白芍 10g，青黛 1g，代赭石 10g，炒僵蚕 6g，胆南星 3g，蛤壳 10g，陈皮 6g，生姜 5g，炙甘草 6g。中药免煎颗粒，3 剂，每日 1 剂，分 3 次冲服。

二诊：2013 年 6 月 21 日。咳嗽症状明显减轻，效不更方，守方继服 3 剂，每日 1 剂，分 3 次冲服。

三诊：2013 年 6 月 25 日。阵咳次数减少，程度减轻，胁痛未现，食纳减少，时而伴呕，此肝火已平，胃气未和之象。

处方：姜半夏 6g，茯苓 10g，白术 10g，代赭石 10g，炒僵蚕 6g，旋覆花 6g，砂仁 3g，陈皮 6g，生姜 5g，炙甘草 6g。中药免煎颗粒，3 剂，每日 1 剂，分 3 次冲服。

四诊：2013 年 6 月 29 日。药尽咳止而愈。

按语：郑启仲教授对镇肝止咳汤治百日咳感触很深，走了近 10 年弯路，治之久不得法，后在研读《素问·咳论》时而大悟。《素问·咳论》曰："五脏六腑皆令人咳，非独肺也。"百日咳的发病季节、临床特征、病愈规律等，都与肝密切相关，提出"顿咳从肝论治"，创镇肝止咳法和镇肝止咳汤，取得了满意的疗效。由于预防接种的加强，百日咳虽仍有局部病例发生，但大面积流行已很少。除百日咳必用镇肝止咳汤外，临床上见痉挛性咳嗽或痰稠难咳出者，辨证属肝咳者，均可用镇肝止咳汤而收功。

案 4　木火刑金痰郁肺，平肝化痰顿咳停

李某，女，4 岁，第一胎，混合喂养，河南郑州人。

初诊：2009 年 6 月 17 日。以咳嗽 1 个月为主诉就诊。患儿 1 个月前出现咳嗽，社区按感冒治疗后咳嗽反而加重，渐呈阵发性剧咳，多在午后和夜间发作。经某儿童医院诊为"类百日咳综合征"用头孢类抗生素、镇咳化痰剂，中药止嗽散、葶苈大枣泻肺汤、麻杏石甘汤等治疗不效而来诊。刻下：神清，左腮色赤，阵发性剧咳，多在午后和夜间发作，咳后吐出白色黏痰。舌尖边红，苔黄微腻，脉弦数。中医诊断为顿咳。西医诊断为类百日咳综合征（痉咳期）。辨证属木火刑金，痰热蕴肺。治以清肺化痰，镇肝止咳。

处方：镇肝止咳汤（郑启仲经验方）。柴胡 6g，白芍 10g，代赭石 10g，青黛 1g，僵蚕 6g，胆南星 3g，甘草 3g。3 剂，每日 1 剂，水煎，分 3 次服。

二诊：2009 年 6 月 20 日。咳大减，面赤消。原方再进 3 剂而愈。

按语： 该患儿咳嗽月余，久治不愈，郑启仲教授在望诊中指出该患儿左腮发赤的特征，说明了病位虽在肺，而病机为肝火过旺，灼金生痰，痰热蕴肺。故投镇肝止咳汤加减清肝泻火，化痰止咳而愈，实得益于面部望诊提示的病因病机的指导用药。

十、过敏性紫癜性肾炎案

案 1 风邪伤络火郁中，风消火散血自宁

孙某，女，14 岁，学生，河南濮阳人。

初诊：2009 年 5 月 10 日。以双下肢皮肤紫癜半年为主

诉就诊。患儿平素体弱易感，于半年前发现双下肢皮肤紫癜，尿蛋白（++），住某医院诊为"过敏性紫癜性肾炎"。服强的松、潘生丁等治疗，紫癜消失，尿蛋白转（－）出院。出院后不规则服药治疗，病情时有反复，鼻塞、咳嗽3天而求中医诊治。刻下：鼻塞，轻咳，咽红，双下肢散见鲜红色紫癜，压之不褪色，小便黄，大便干，腰酸乏力。舌红，苔薄黄，脉浮数。查血压正常，尿常规：蛋白（+），隐血（+++）。中医诊断为紫癜。西医诊断为过敏性紫癜性肾炎。辨证属风邪犯肺，血热伤络。治以辛凉解表，清热凉血。

处方：升降散加减。炒僵蚕10g，蝉蜕10g，姜黄6g，大黄6g，菊花10g，桑叶15g，牛蒡子10g，桔梗10g，玄参10g，生地黄10g，白茅根30g。7剂，每日1剂，水煎服。服药期间忌食辛辣、生冷、油腻之品。

二诊：2009年5月18日。鼻塞止，咽痛平，大便畅，小便清，皮肤紫癜减少。尿常规：蛋白（+），隐血（++）。上方去菊花、牛蒡子、大黄、桔梗、玄参，加黄芪30g，白术10g，益母草30g，14剂。同时服西药维生素C 200mg，每日3次；芦丁片40mg，每日3次；盐酸西替利嗪片5mg，每日1次。

三诊：2009年6月2日。尿蛋白转阴，隐血（+），守法调理3个月，诸症消失。

按语：本例风邪内恋，搏击于血分，邪不外透，热伤肾络，外溢肌肤，是以表里上下同病，上现咽痛、咳嗽，下见紫斑、血尿。故选升降散化裁，辛凉疏散，清热化瘀。全方配伍得当，终使升降复而邪热去。

案 2　湿热夹瘀伤肾络，桃红四物四妙合

魏某，男，10 岁，河南郑州人。

初诊：2009 年 3 月 11 日。以血尿、蛋白尿 1 年余就诊。患紫癜性肾炎已 1 年 8 个月，经用中西药治疗血尿、蛋白尿时轻时重未能转阴，随求诊于郑启仲教授。刻下：体偏瘦，面色赤，尿蛋白（＋），隐血（＋＋），皮肤无紫癜，食纳可，大便偏干，咽红，扁桃体Ⅰ度肿大，舌质红，尖边有瘀点，苔黄腻，脉弦滑。中医诊断为紫癜。西医诊断为过敏性紫癜性肾炎。辨证属湿热夹瘀，阻络伤肾。治以清热化湿，活瘀通络。

处方：四妙散合桃红四物汤加减。苍术 15g，黄柏 10g，生薏苡仁 15g，川牛膝 10g，当归 10g，赤芍 10g，川芎 10g，生地黄 10g，红花 6g，益母草 30g，刘寄奴 10g。7 剂，每日 1 剂，水煎服。

二诊：2009 年 3 月 19 日。尿蛋白（＋），隐血（＋）。黄腻舌苔见退。原方再进 14 剂。

三诊：2009 年 4 月 3 日。尿蛋白（－），隐血（－）。守法随证出入服药 6 个月，至 2009 年 9 月停药观察，随访 2 年未见复发。

按语：本例紫癜性肾炎，治疗 1 年余而病情未能稳定，郑启仲教授对其病机总结以"血瘀＋湿热"概括，选四妙丸合桃红四物汤加益母草、刘寄奴清热利湿、活血化瘀而获效，服药半年而收全功。

案 3　血热发斑瘀伤肾，凉血消斑症自消

张某，男，8 岁，河南平顶山人。

初诊：2011 年 5 月 23 日。以反复皮肤紫癜伴尿检异常 3

个月就诊。患儿3个月前无明显诱因急性起病，病初双下肢皮肤紫癜伴有腹痛、关节肿痛，2周后出现尿检异常，尿常规：蛋白（++），隐血（+++）；24小时尿蛋白定量1.19g。服用强的松片30mg/d，雷公藤总苷片60mg/d，目前已服用4周，双下肢仍有新出皮肤紫癜，尿检异常而求中医诊治。刻下：双下肢皮肤紫癜，无腹痛及关节痛，眼睑轻度浮肿，舌红，苔黄腻，脉滑数。尿常规：蛋白（++），隐血（+++）。中医诊断为紫癜。西医诊断为过敏性紫癜性肾炎。辨证属血热发斑，瘀伤肾络。治以清热凉血，活血化瘀。

处方：犀角地黄汤加减。生地黄10g，牡丹皮10g，赤芍10g，水牛角15g，当归15g，益母草20g，旱莲草15g，地锦草15g，冬凌草15g，甘草10g。15剂，每日1剂，水煎，分2次服。继续服用泼尼松片30mg/d，雷公藤总苷片60mg/d。

二诊：2011年6月7日。患儿皮肤紫癜消退，尿常规：蛋白（++），隐血（+++）。

处方：当归15g，生地黄10g，牡丹皮10g，山萸肉15g，益母草15g，炒蒲黄10g，金钱草15g，石韦15g，海金沙15g，地锦草15g，甘草10g。每日1剂，水煎服。继续服用泼尼松片30mg/d，雷公藤总苷片60mg/d。

三诊：2011年7月5日。上方连服28剂，患儿病情稳定。尿常规：蛋白（-），隐血（++）。建议雷公藤服足3个月后停用，泼尼松片每周减5mg，逐渐减停，中药改补阳还五汤善后，诸症平。

按语：紫癜性肾炎，是由于患儿素体热盛，日久郁热化火动血，灼伤脉络，迫血妄行。血液溢出肤外，而成皮肤紫癜；血液渗入肌肤，则紫癜不发；下伤膀胱血络，则血尿；热伤肾气，肾精不固，则见蛋白尿。叶天士《外感温热篇》说："入血就恐耗血动血，直须凉血散血。"唐容川《血证论》云："故凡血证，无论清凝鲜黑，总以祛瘀为要。"故以凉血化瘀为治疗大法，选用犀角地黄汤加减化裁，犀角临床以水牛角代替，最后现气虚血瘀之象，故以补阳还五汤收功。

十一、癫痫案

案1　痰浊内蕴扰清窍，疏肝化痰收效良

孙某，男，5岁，第一胎，顺产时难产，改为剖宫产出生，人工喂养，河南郑州人。

初诊：2008年3月22日。以发作性面部抽动半年为主诉就诊。患儿半年前无明显原因出现面部抽动，每次持续数秒，可自行缓解，发作时意识清楚，每天发作3～5次，无明显肢体症状，曾做24小时脑电图提示癫痫。家长恐西药副作用而求郑启仲教授治疗。刻下：神志清，精神佳，面色萎黄，声音响亮，纳食可，二便正常。舌质红，苔白腻，脉弦。中医诊断为痫证。西医诊断为癫痫。辨证属肝气郁结，痰浊内蕴。治以疏肝解郁，化痰息风。

处方：四逆散加减。柴胡5g，枳实5g，白芍10g，川黄连5g，姜半夏5g，天南星6g，白附子5g，生龙骨10g，生牡蛎10g，全蝎5g，炒僵蚕5g，红景天10g，甘草5g。14剂，每日1剂，水煎服。

二诊：2008年4月5日。服上药期间发作较前稍减少，

每天发作 2～3 次。鼻腔上火，流鼻血 2 次，大便稍干，咽不利，舌淡苔白，脉沉弱，改为柴胡加龙骨牡蛎汤加减。

处方：醋柴胡 6g，姜半夏 6g，黄芩 6g，党参 10g，茯苓 10g，桂枝 3g，酒大黄 3g，生龙骨 10g，生牡蛎 10g，全蝎 3g，制鱼鳔 3g，甘草 10g。21 剂，每日 1 剂，水煎服。

三诊：2008 年 4 月 26 日。患儿每 2～3 日发作 1 次，上方加白矾 1g（化、兑服），郁金 3g。每日 1 剂，水煎服。继服 1 个月，症状大减，偶有发作。

继续以柴胡加龙骨牡蛎汤为主方，服药 2 年，患儿无临床症状，3 年复查脑电图正常。后期以益气健脾之六君子汤加减为主巩固治疗，随访 3 年无发作。

按语："诸风掉眩，皆属于肝。"患儿曾难产，5 岁出现面部抽动，脑电图提示癫痫。故先以疏调少阳气机，化痰清热，镇心安神，继以柴胡加龙骨牡蛎汤加减，加白金散（白矾、郁金）以化痰解郁，鱼鳔为化痰止痉之要药。脾为生痰之源，痰为致痫之要，益气健脾以杜生痰之源，为防复设计。

案 2　顽痰 4 年医无门，中药显效父母笑

周某，女，15 岁，河南洛阳人。

初诊：2008 年 11 月 17 日。以发作性失语 4 年为主诉就诊。4 年前发现患儿短暂失语、神呆，经某医院诊断为"癫痫"。父母皆为教师，恐西药副作用而求中医治疗。辗转几个城市十几家医院中药治疗，虽时有缓而终未能控制，经朋友介绍而求郑启仲教授诊治。刻下：患儿体偏胖，面色萎黄。神呆失语，发作无规律，有时一日多发、数日不发者，最长达半年未发，每次发作为一过性，时间 3～5 秒钟，余无不适；

有时发作后吐出痰涎一口。饮食可，二便调，近期发作较频，几乎每天发作。舌尖微红，苔白偏腻中偏厚，脉弦滑。中医诊断为痫证。西医诊断为癫痫。辨证属痰邪内扰，升降失常。治以升清降浊，化痰通窍。

处方：升降散合柴胡加龙骨牡蛎汤加减。蝉蜕 10g，炒僵蚕 10g，姜黄 6g，酒大黄 3g，醋柴胡 10g，姜半夏 6g，桂枝 6g，石菖蒲 10g，生龙骨 15g，生牡蛎 15g，珍珠粉 2g（冲）。7 剂，每日 1 剂，水煎，分 2 次服。

二诊：2008 年 11 月 25 日。服上药期间 2 日未发。原方再取 30 剂，每日 1 剂，水煎服。

三诊：2008 年 12 月 27 日。发作明显减少，其间 11 日未发。父母信心大增。患儿精神好转，压力明显减轻。守法调方如下。

处方：蝉蜕 10g，炒僵蚕 10g，醋柴胡 6g，珍珠粉 2g（冲），远志 10g，茯神 15g，生姜 6g，白矾 2g（化，兑服），醋郁金 10g，石菖蒲 10g，生龙骨 15g，生牡蛎 15g。30 剂，每日 1 剂，水煎服。

患儿近 1 个月无发作，春节来临，自行停药。至 2009 年 3 月 4 日来诊，家长询问郑启仲教授，患儿停药后未见复发是否还需服药以防复发。郑启仲教授嘱避免精神刺激，保持心情舒畅，以观后效。随访 3 年未见复发。

按语：本例癫痫患儿出现短暂失语达 4 年之久，因父母恐惧抗癫痫西药副作用而求中医诊治。郑启仲教授用升降散合柴胡加龙骨牡蛎汤升清降浊，疏调气机，加菖蒲、远志、珍珠、白金散（白矾、郁金）通窍醒脑、化痰止痉、镇惊安神而获效。患儿父母给郑启仲教授送一面锦旗，上书"华佗般医术，菩萨般心肠"以表达患儿痊愈后的感激之情。这确是对郑启仲教授医术和人格的真实写照。

案3 肝胆郁热痰上扰，柴胡龙牡汤效好

魏某，男，14岁，河南周口人。

初诊：2013年6月9日初诊。时值芒种。以发作性抽搐6年为主诉就诊。6年前无明显原因出现抽搐发作，在某大学附属医院行脑电图检测示异常儿童脑电图，诊断为"癫痫"。服用丙戊酸钠片已4年，患儿近期仍有发作而求中医治疗。刻下：每周发作1～2次，表现为突然仆倒，不省人事，口吐白沫，察其面色萎黄，双气池紫暗，表情呆滞，饮食差，睡眠可，大便较溏，小便正常。舌尖微红，苔黄，脉弦。脑电图示儿童异常脑电图，肝功能、肾功能无异常。中医诊断为痫证。西医诊断为癫痫。辨证属肝胆郁热，痰扰清窍。治以疏肝利胆，化痰息风。

处方：柴胡加龙骨牡蛎汤加减。醋柴胡10g，姜半夏10g，黄芩10g，人参10g，胆南星6g，远志10g，郁金10g，白矾3g（化，兑服），石菖蒲10g，生龙骨30g，生牡蛎30g，生姜6g。15剂，每日1剂，水煎服。

二诊：2013年6月25日。服上药期间未见发作。上方去胆星、生姜，加栀子10g，莲子心6g，地龙10g，再取15剂，每日1剂，水煎服。

三诊：2013年7月12日。服药期间发作1次，全身症状轻，无吐沫，守法调方如下。

处方：醋柴胡10g，姜半夏10g，桂枝3g，人参10g，郁金 10g、白矾 3g（化，兑服）、远志 10g、石菖蒲 10g、生龙骨 30g、生牡蛎 30g、生姜 6g、甘草 6g。30 剂，每日 1 剂，水煎服。

四诊：2013 年 8 月 12 日。服药期间发作 1 次，持续几分钟，无呕吐，舌尖边红，苔白腻，上方去桂枝，加白芍 15g，天麻 10g，30 剂，每日 1 剂，水煎服。

患儿抽搐未发作，复查脑电图明显改善，原方加减继服，西药用量自行减半，随访 1 年无发作。

按语：徐大椿谓"此方能治肝胆之惊痰，以之治癫痫必效"。《类聚方广义》云："治狂症，胸腹动甚，惊惧避人，兀坐独语，昼夜不眠，或多猜疑，或欲自死，不安于床者。"清代程文囿《医述》云："癫狂二证，皆由情志过度……皆属火炽痰壅，但有缓急之分耳。"心藏神，为精神之所舍，火炽痰壅扰乱神明，则发狂为急；痰热闭阻，神明失用，只发癫为缓。本方诸药相配，散与敛、通与补、温与清共融于一方之中，郁热清而痰浊除，闭阻解而神明复，浮神敛而惊悸安。

十二、嗜异症案

案 1　痰火扰心致嗜异，疏肝清心异自除

董某，男，5 岁，河南濮阳人。

初诊：2001 年 11 月 3 日。以嗜食异物 1 年余为主诉就诊。患儿自 1 年前因受打骂后开始在地上捡食玉米、花生壳等，家长未予注意，半年前发展成为捡食泥土、煤渣、纸屑等。家长劝阻、打骂后更甚，只有吞食纸屑、泥土后哭闹缓

解，多处求医无效而求于郑启仲教授。刻下：患儿面色萎黄，身材瘦小，急躁易怒，夜间哭闹，纳呆，大便干，小便黄。舌红，苔白兼黄，脉弦。大便常规示虫卵阴性。中医诊断为嗜异症。西医诊断为异食癖。辨证属肝气不舒，痰火扰心。治以疏肝解郁，化痰清心。

处方：柴胡加龙骨牡蛎汤加减。醋柴胡 6g，姜半夏 6g，黄芩 6g，五爪龙 10g，桂枝 3g，酒大黄 3g，生龙骨 10g，生牡蛎 10g，胆南星 3g，焦山楂 6g，醋郁金 6g，石菖蒲 6g。5剂，每日 1 剂，浓煎，分 2 次服。

二诊：2001 年 11 月 9 日。食欲增加，夜眠能睡，大便正常，嗜异减少，效不更方。原方再进 5 剂。嘱家长予耐心教育，细心开导，避免打骂患儿，辅以色鲜味美食物以诱增食欲，转移注意力。

三诊：2001 年 11 月 15 日。症状明显改善，大便调，食纳增，患儿情绪改善，守法再进 10 剂，半年后随访未再复发。

按语：本例患儿由于情志失调，肝失疏泄，肝气郁结，久则化热，痰热内扰，嗜异由作。故给予柴胡加龙骨牡蛎汤加减，疏肝解郁，化痰清心而收功。

案 2　肝胃不和痰火伤，柴胡龙牡汤效良

孙某，男，4 岁，山东莘县人。

初诊：2009 年 7 月 4 日。以嗜食异物两年余为主诉就诊。患儿从 1 岁半起，嗜食异物，如指甲、泥土、煤渣、纸屑等。经驱虫药、肥儿丸、王氏保赤丸等治疗，嗜异症状日见加重而求郑启仲教授诊治。刻下：患儿面色萎黄，双风池、气池色紫，心烦易怒，夜卧不宁，食纳可，大便干。舌边尖红，苔白兼黄，脉弦。中医诊断为嗜异症。西医诊断为异食癖。辨证属痰火内扰，肝胃不和。治以疏肝和胃，清心化痰。

处方：柴胡加龙骨牡蛎汤加减。醋柴胡 6g，姜半夏 6g，黄芩 6g，黄连 3g，茯苓 10g，桂枝 3g，酒大黄 3g，生龙骨 10g，生牡蛎 10g，石菖蒲 6g，远志 3g，莲子心 3g。3 剂，每日 1 剂，水煎，分 2 次服。

二诊：2009 年 7 月 8 日。夜卧转平，嗜异未见变化。原方再进 7 剂。

三诊：2009 年 7 月 15 日。嗜异明显减少，大便调，食纳增，守法再进 7 剂，异嗜止，诸症平复。随访 2 年未见复发。

按语：嗜异症是儿科的常见病症，临床多从虫积、痫证等治疗，疗效欠佳。郑启仲教授从清心化痰、疏肝和胃入手，多取良效。本例异嗜两年余，用柴胡加龙骨牡蛎汤疏肝和胃、宁心安神，加黄连、莲子心清泻心火，加石菖蒲、远志、伍芩、连以化痰除烦，药切病机，见效亦速。

案 3　湿热内阻嗜异生，三仁化湿症可平

连某，女，10 岁，河南许昌人。

初诊：2010 年 5 月 8 日。以嗜食泥土半年余为主诉就诊。患儿半年前出现不思饮食，嗜食泥土，见泥土喜食而不能自控，每天约食 100g，兼见困倦无力，身体消瘦。曾在某医院按钩虫病及蛔虫病治疗无效。刻下：面色萎黄，双气池色暗，精神倦怠，形体消瘦，心烦，失眠多梦，二便正常。舌淡红，苔黄而腻，脉濡数。中医诊断为嗜异症。西医诊断为异食癖。辨证属湿热内阻，中焦失和。治以清利湿热，健脾和胃。

处方：三仁汤加减。杏仁 10g，白蔻仁 6g，薏苡仁 20g，法半夏 6g，厚朴 12g，滑石 10g，淡竹叶 10g，黄连 6g，远志 10g，夜交藤 30g，琥珀 2g（研极细末冲服）。5 剂，每日 1 剂，水煎，分 2 次服。

二诊：2010 年 5 月 14 日。患儿自述嗜异症减轻，见泥土能自控，睡眠好转，于前方去琥珀，加党参 10g，白术 12g，麦芽 20g。继服 30 余剂，嗜食泥土等症消失。

按语：本例嗜食泥土怪症历时半年，久治少效。细究其因，实由湿热内阻、中焦失和所致。张景岳在《景岳全书》中说："直取其本，则所生诸病，无不随本皆退。"故用三仁汤清利湿热，宣畅三焦；配白术、党参、麦芽健运脾胃。全方标本兼顾，使湿去热清，脾胃和合，气机升降得复，诸症乃愈。

十三、多发性抽动症案

案 1　痰热动风用何方，升降制动汤效良

赵某，男，7 岁，学生，河南商丘人。

初诊：2009 年 1 月 7 日。以发现眨眼、耸鼻、噘嘴半年为主诉就诊。半年前家长发现患儿频繁眨眼、耸鼻、噘嘴，经某医院诊为"儿童抽动障碍"。给予氟哌啶醇治疗，症状基本得到控制，因出现副作用而停药，症状又见如前，且较前加重而求中医治疗。刻下：眨眼、耸鼻频作，心烦易怒，体较胖，大便偏干。舌质尖边红，苔黄腻，脉弦滑。头颅核磁平扫未见异常，24 小时脑电图示正常儿童脑电图。中医诊断为肝风证。西医诊断为儿童抽动障碍。辨证属痰火内扰，升

降失常。治以升清降浊，化痰息风。

处方：升降制动汤（郑启仲经验方）加减。炒僵蚕 10g，蝉蜕 10g，姜黄 6g，酒大黄 6g，白附子 6g，全蝎 6g，白芍 15g，穿山龙 15g，莲子心 6g，甘草 10g。7 剂，每日 1 剂，水煎留汁，加蜂蜜 2 匙、黄酒 1 杯（约 10mL），调匀，分 2 次冷服。

二诊：2009 年 1 月 14 日。心烦减轻，眨眼也有减少，原方再取 14 剂。

三诊：2009 年 1 月 30 日。症状明显减轻，守法调理 2 个月诸症消失，改隔日服巩固疗效，服用 6 个月后停药。随访 2 年未见复发，生活学习正常。

按语：儿童抽动障碍是一种儿童期起病，以慢性多发运动性抽动和（或）发声抽动为特征的慢性神经精神障碍性疾病。本病发病率有逐年上升的趋势，由于西药副作用明显，而中医药治疗具有疗效确切、副作用小的优势而备受关注。中医虽无抽动症之病名，但《素问·至真要大论》云"诸风掉眩，皆属于肝"，故古今医家多从"肝风"等论治。郑启仲教授认为，该病病机为痰邪内扰，气机失调，升降失常，肝风内动。"怪病责之于痰"，该患儿体胖多湿，痰浊内生，痰阻脉络，气机失调，升降失常，肝风内动则抽动诸症而出。心烦易怒、舌红苔黄、便干等，皆痰火内扰之象。故投升降制动汤，升清降浊，化痰息风，通络止痉而收功。

案 2　痰瘀阻络热生风，化痰活瘀息肝风

刘某，女，9 岁，学生，河南周口人。

初诊：2009 年 3 月 15 日。以腹部肌肉抽动 3 年为主诉就诊。患儿3年前出现腹部肌肉不自主抽动，经北京某医院诊为多发性抽动症，给予氟哌啶醇治疗，抽动一度得到控制，半年后症状又出现，再加量服用无效，改求中医治疗。先后进镇肝息风汤、羚角钩藤汤、柴胡加龙骨牡蛎汤、风引汤等1年余，曾有缓解，终未能控制而求诊。刻下：患儿体瘦，面色萎黄，上腹部肌肉不自主快速上下抽动，每次抽动3～5秒钟，每次发作间隔10分钟、半小时、1小时不等，而抽动部位不移，纳呆食少，大便干，2～3日一行。舌质紫暗，尖边有瘀点，苔腻微黄，脉沉涩。中医诊断为肝风证。西医诊断为儿童抽动障碍。辨证属痰瘀阻络，肝风内动。治以化痰活瘀，平肝息风。

处方：升降制动汤（郑启仲经验方）加减。炒僵蚕9g，蝉蜕9g，姜黄6g，酒大黄9g，全蝎9g，生白芍30g，炒桃仁9g，红花9g，鸡血藤15g，升麻6g，葛根15g，炙甘草15g。7剂，每日1剂，水煎服。

二诊：2009年3月22日。抽动次数明显减少，大便每日1次，饮食见增，舌苔薄白，脉较前缓，效不更方，上方酒大黄减为6g，白芍改为酒炒白芍15g，再进7剂。

三诊：2009年3月29日。抽动基本消失，舌紫、瘀点均有改善。上方去升麻、葛根，全蝎减为6g，加生白术30g，隔日1剂，水煎服，连服2个月，未见抽动。

后改为3日1剂巩固疗效，连服6个月停药观察。随访1年未见复发。

按语：该患儿只腹部肌肉一处抽动，似与多发性抽动症不符。郑启仲教授对此例患儿多次讲到，这正是"怪"的表现，"怪病多由痰作祟"，越是固定在一处，越说明痰阻经络而升降失常，加之本例患儿为血瘀之体，痰瘀交结而致久治不愈。故投升降制动汤去白附子、莲子心，加桃仁、红花、鸡血藤活血化瘀通络，加升麻、葛根以助升阳明之清阳，7剂而症大减，方中大黄、白芍改为酒制意在增强活血化瘀之力，14剂抽动消失，可谓药切病机，见效亦捷。三诊加生白术30g，脾胃为后天之本，气机升降之枢，脾主肌肉，重用白术意在健脾以防复发。实践证明，症状消失后巩固治疗，逐渐停药十分重要，一般巩固半年，重症需巩固1年以上。

案3 肝郁化火引肝风，柴胡栀子升降平

宋某，男，6岁，学生，河南洛阳人。

初诊：2012年3月10日。以眨眼、摇头、噘嘴、耸肩两年余，加重3个月为主诉就诊。患儿两年前出现不明原因眨眼，曾以眼病在眼科就诊，时轻时重，3个月后出现噘嘴、摇头表现，而后出现左手不自主抖动，有时四肢晃动。在当地医院诊为"多发性抽动症"，给予氟哌啶醇、苯海索等治疗，一度好转。因惧药物副作用而停药，遂又发作如前。近3个月来明显加重，而求中医诊治。刻下：形体消瘦，面色红赤，双目不自主眨眼，摇头，噘嘴，耸肩，时有左手不自主抖动，四肢晃动明显，幅度较大、有力，急躁易怒，睡眠不安，大便干，小便黄。舌质红，舌苔黄厚，脉弦数。查脑电图正常，肝功能、肾功能检查未见异常。中医诊断为肝风证。西医诊断为儿童抽动障碍。辨证属肝风内动，痰火内扰。治以清肝泻火，化痰息风。

处方：小柴胡汤合栀子豉汤、升降散加减。柴胡6g，黄芩 10g，栀子 6g，淡豆豉 6g，蝉蜕 6g，炒僵蚕 9g，姜黄 6g，大黄 3g，生白芍 15g，全蝎 6g，甘草 6g，羚羊角粉 1g（冲服）。7 剂，每日 1 剂，水煎服。

二诊：2012 年 3 月 17 日。眨眼明显好转，摇头、耸肩、甩手减轻。情绪稍稳定，睡眠好转，大便通畅。药已中的，守法再调。上方去大黄、羚羊角粉，加天麻 6g。7 剂，每日 1 剂，水煎服。

三诊：2012 年 3 月 24 日。症状基本消失，偶有摇头、甩手，睡眠安，二便调。舌淡红苔薄白，脉见缓象。上方去黄芩、栀子、豆豉，加生龙骨、茯神，以镇心安神。

处方：柴胡 6g，蝉蜕 6g，僵蚕 6g，白芍 12g，姜黄 3g，茯神 12g，天麻 6g，全蝎 3g，生龙骨 15g，炙甘草 6g。14 剂，每日 1 剂，水煎服。

四诊：2012 年 4 月 8 日。服上方后，诸症消失。为防复发，上方去柴胡，加白术 10g，当归 6g，陈皮 6g，砂仁 6g。改为中药配方颗粒，15 剂，每日 1 剂，分 2 次冲服。15 剂后，病情未见反复，守法调理 4 个月停药观察。随访 1 年未见复发。

按语："诸风掉眩，皆属于肝。"患儿素体内热，多食肥甘，蕴积化热，痰火内生，引动肝风，风痰上扰则眨眼、摇头、耸肩、甩手等诸症丛生。面红赤，心烦易怒，急躁不安，舌红苔黄厚，脉弦数为痰火内盛之象。故取小柴胡汤合栀子豉汤、升降散加减清肝泻火、化痰息风而收功。此患儿表现眨眼、摇头、噘嘴、耸肩 2 年余，久治不愈者，乃肝胆火郁、痰火内扰之故。郑启仲教授取小柴胡汤合栀子豉汤疏解肝胆，清宣三焦之火热，合升降散化痰散火、平肝息风，此乃三箭齐发，使痰火邪风无处之藏身也。

案4 肝肾阴亏虚风动，大定风珠收全功

冯某，男，12岁，学生，河南登封人。

初诊：2013年3月23日。以反复肢体抽动1年为主诉就诊。患儿1年前无明显诱因出现肢体抖动，以上肢抖动为主，随至当地医院诊断为抽动障碍，给予赖氨肌醇维生素B₁₂口服液、多动宁胶囊口服，约1个月症状基本消失，停服。1周前，因考试压力过大，再次出现肢体抖动，并有眨眼、噘嘴等，再用上述药物无效而求中医诊治。刻下：肢体抽动频繁，不能控制，伴频繁眨眼、摇头、噘嘴，夜眠不安，口干纳少。舌质红，苔薄黄少津，脉细数。中医诊断为肝风证。西医诊断为儿童抽动障碍。辨证属阴虚风动，虚火扰心。治以滋阴息风，清心安神。

处方：大定风珠加减。生龟甲10g，生鳖甲10g，生牡蛎20g，阿胶10g（烊化），生白芍15g，生地黄12g，麦冬10g，五味子10g，当归10g，炒僵蚕10g，蝉蜕6g，鸡子黄1枚（搅，冲，化）。6剂，每日1剂，水煎，分2次服。服药期间忌食生冷、油腻之品，少看电视，不打游戏机，保持愉悦心情。

二诊：2013年3月29日。服上方6剂后肢颤明显减轻，摇头、眨眼亦减轻，效不更方，前方继服10剂。

三诊：2013年4月9日。诸症基本控制，舌淡红，苔薄白，阴液复，脉平稳。守法调理2个月，诸症平。停药观察，随访1年未见复发。

按语："诸风掉眩，皆属于肝"，肝主藏血，在体合筋，

其华在爪。肝血不足，真阴亏耗，血不养筋，虚风内动，故有肢体震颤；心血不足，心神失养，则有夜眠不安等精神症状，证属阴虚风动、虚火扰心，治宜滋补肝肾、育阴息风，方选大定风珠汤加减收效。大定风珠为清代名医吴鞠通所创，原以治疗温病后期的阴虚风动证，两者虽病位、临床表现各异，但病机却基本相同，故均能收效。方中取阿胶、生鸡子黄等大补肝肾之品，以滋阴息风；白芍、麦冬滋阴柔肝；龟甲、鳖甲、生牡蛎育阴潜阳；五味子、炙甘草酸甘化阴；佐当归以养血。诸药合用，共奏滋补肝肾、育阴息风之功。

案5 阴虚阳亢肝风动，镇肝息风功效宏

王某，男，14岁，学生，河南焦作人。

初诊：2013年6月12日。以眨眼、耸肩、甩臂5年余为主诉就诊。患儿5年前不明原因发生眨眼，继之耸肩，时有甩手，在当地医院诊为多发性抽动症，给予氟哌啶醇、苯海索治疗有所好转。但时轻时重，伴有头晕。因惧怕药物不良反应而停药，症状遂再出现而求中医诊治。刻下：面色稍黄，形体稍瘦，眨眼，耸肩，时有甩臂，急躁不安，手足心热，小便黄，大便干。舌红无苔，脉弦细。中医诊断为肝风证。西医诊断为儿童抽动障碍。辨证属阴虚阳亢，虚风内动。治以滋阴养血，平肝息风。

处方：镇肝息风汤加减。生龟甲15g，生白芍30g，玄参15g，天冬15g，生龙骨30g，生牡蛎30g，代赭石15g，怀牛膝15g，生麦芽10g，地龙15g，天麻10g，炙甘草10g。7剂，每日1剂，水煎服。

二诊：2013年6月19日。服药后，急躁有所减轻。上方继服 7 剂。

三诊：2013 年 6 月 27 日。眨眼明显减少，偶有耸肩、甩手，手足心热减轻，守法再调。

处方：生白芍 24g，生地黄 15g，生龙骨 30g，生牡蛎 30g，生龟甲 15g，怀牛膝 15g，粉葛根 15g，当归 10g，地龙 10g，天麻 10g，炒僵蚕 10g，炙甘草 10g。14 剂，每日 1 剂，水煎服。

四诊：2013 年 7 月 11 日。家长述其症状基本消失，仅在紧张激动时有耸肩，睡眠可，情绪较稳定，舌淡红，苔薄白，脉弦细。

处方：当归 10g，生白芍 15g，葛根 15g，生龙骨 30g，生牡蛎 30g，白术 15g，木瓜 15g，地龙 10g，天麻 10g，陈皮 10g，砂仁 10g，炙甘草 10g。14 剂，每日 1 剂，水煎服。

而后逐渐增加健脾药物白术、茯苓，减少滋腻碍胃之品，注重顾护后天脾胃，以使肝脾协调，治本调养善其后，巩固治疗 12 个月而愈。

按语："风胜则动""诸风掉眩，皆属于肝"。患儿表现眨眼、耸肩、甩臂等症状，属于阴虚阳亢，肝风内动之肝风证，以镇肝息风汤加减治之而见效，随证调理，阴虚得补，亢阳得平，风势日减。"脾为生痰之源"，最后以健脾柔肝巩固疗效，亦寓"见肝实脾"之意，总以固本防变为要。这也是郑启仲教授临床常用的"滋水而不忘土""扶阳而不忘阴"的学术思想之体现。

案 6 痰瘀内阻肝风动，癫狂梦醒建奇功

宋某，男，8 岁，学生，河南信阳人。

初诊：2008 年 9 月 2 日。以眨眼、挤眉、转头、耸肩两年余，喉中怪声、重复语言、秽语 3 个月余为主诉就诊。患儿两年前感冒后出现眨眼，之后又出现挤眉、转头、耸肩等症状，经当地及北京某医院诊为小儿抽动症，给予氟哌啶醇治疗症状得到控制，其母担心药物副作用而自行停药。3 个月前症发如前，且出现了喉中怪声及秽语，再服氟哌啶醇而效不显。改请中医治疗，经当地给予温胆汤等治疗不效而求郑启仲教授诊治。刻下：体胖，面赤，眨眼，挤眉，转头频繁，秽语重复连连不停。心烦易怒，夜卧不宁，大便偏干，小便黄赤。舌质紫暗，尖边有瘀点，苔黄腻中厚，脉弦滑。中医诊断为肝风证。西医诊断为抽动－秽语综合征。辨证属瘀阻痰扰，肝风内动。治以化痰通络，平肝息风。

处方：升降散合癫狂梦醒汤加减。炒僵蚕 10g，蝉蜕 10g，姜黄 6g，生大黄 6g，桃仁 15g，醋柴胡 10g，醋香附 10g，赤芍 10g，姜半夏 6g，青皮 6g，胆南星 6g，水蛭 3g。3 剂，每日 1 剂，水煎服。

二诊：2008 年 9 月 5 日。服上方后，大便每日 1～2 次，烦躁减轻，秽语有间停，舌苔变薄，原方再进 7 剂。

三诊：2008 年 9 月 12 日。诸症减轻，父母甚喜。调方如下。

处方：炒僵蚕 10g，蝉蜕 10g，姜黄 10g，桃仁 15g，水蛭 3g，胆南星 6g，远志 10g，石菖蒲 10g，莲子心 10g，穿山龙 15g，酒大黄 3g。14 剂，每日 1 剂，水煎服。

四诊：2008 年 9 月 28 日。眨眼、挤眉、转头、耸肩基本消失，喉中偶有怪声，秽语偶有出现。上方加射干 10g，白芍

15g，再进 14 剂，诸症基本消失。改 3 日 1 剂，调理 2 个月停药观察。随访 2 年，除偶有秽语外，余症未再复发。

按语：该患儿患抽动 - 秽语综合征两年余。郑启仲教授辨证抓住痰瘀互结之病机，投升降散升清降浊、化痰通腑，合癫狂梦醒汤疏肝活瘀而顺利收功，使顽疾得以有效控制。现患儿已入校学习，一切如常。

案 7 脾虚肝亢痰生风，化痰健脾息肝风

周某，女，7 岁，学生，河南洛阳人。

初诊：2014 年 2 月 12 日。以眨眼两年余为主诉就诊。患者两年前无明显诱因出现眨眼，眼科考虑结膜炎，予氧氟沙星滴眼液点眼，效果不佳。之后就诊于某儿童医院，脑电图检查未见异常，诊断为抽动症，予盐酸硫必利口服，症状有所缓解，后家长因惧药物副作用停用，之后眨眼反复，同时出现吸鼻、噘嘴等症状，求诊于郑启仲教授。刻下：眨眼，吸鼻，时有噘嘴，面色黄，纳差，形体消瘦，大便干。平素喜食饮料、冰激凌，看电视，玩电脑游戏。舌质淡，苔白，脉细数。中医诊断为肝风证。西医诊断为儿童抽动障碍。辨证属脾虚肝亢，升降失常。治以健脾益气，平肝息风。

处方：升降制动汤（郑启仲经验方）加减。炒僵蚕 10g，蝉蜕 10g，天麻 10g，白芍（酒炒）15g，制白附子 6g，蜈蚣 3g，辛夷 6g，谷精草 10g，防风 6g，炒白术 15g，茯苓 15g，甘草 6g。中药配方颗粒，12 剂，每日 1 剂，分 2 次水冲服。嘱其少食饮料、零食，少看电视，不玩电脑游戏。

二诊：2014 年 2 月 25 日。眨眼、吸鼻、口角抽动减轻，大便正常，舌质淡红，苔薄白，脉弦细。上方继进 6 剂，每

日 1 剂，分 2 次水冲服。

三诊：2014 年 3 月 4 日。眨眼明显减轻，吸鼻、口角抽动消失，夜寐不安、心烦、易发脾气。舌质红、苔白，脉弦细。

处方：柴胡 6g，姜半夏 6g，黄芩 6g，白芍 15g，天麻 10g，制白附子 6g，炒僵蚕 6g，穿山龙 10g，蝉蜕 6g，炒栀子 6g，淡豆豉 6g，甘草 3g。中药配方颗粒，6 剂，每日 1 剂，分 2 次水冲服。守法调理 4 个月，症状消失，逐渐减量巩固 9 个月停药。

按语：多发性抽动症是一种儿童期起病，以慢性多发运动性抽动和（或）发声抽动为特征的慢性精神障碍性疾病，常伴有强迫、多动等行为和情绪障碍。近年来发病率有明显增高趋势，且治疗困难。本病属中医"肝风证""慢惊风""抽搐""瘛疭"等范畴。该患儿喜食冷饮、零食，脾胃易伤，升降失常；小儿肝常有余，肝失疏泄，木犯脾土，脾失健运，聚湿成痰，日久化火，引动肝风，肝开窍于目，出现眨眼等症。郑启仲教授投自拟升降制动汤加减，该方由升降散、牵正散、芍药甘草汤三方化裁而成。方中僵蚕、蝉蜕化痰息风、祛风止痉；茯苓、白术健脾益气；天麻、蜈蚣、制白附子、谷精草、防风平肝息风；白芍、甘草柔肝缓急。一诊脾运得健、抽动减轻。二诊效不更方，继进 6 剂。三诊吸鼻、咧嘴消失，眨眼明显减轻，睡眠不安、易发脾气，改为小柴胡汤疏肝理气，调和脾胃升降之枢，合栀子豉汤清心除烦。在药物治疗同时，要求家长调理孩子饮食，避免寒凉伤胃，少看电视、少玩电脑游戏，减少不良刺激，守法调理 9 个月停药。

十四、发作性睡病案

案1 营卫失和致嗜睡，燮理阴阳桂枝送

唐某，男，8岁，学生，山东莘县人。

初诊：2009年4月9日。以发作性睡眠增多两年为主诉就诊。患儿系早产儿，自幼体弱多病，反复感冒，从6岁入学起常在上课时伏案而睡，呼之可醒，不时又睡，引起家长注意，经某省医院诊为"发作性睡病"，经多家医院治疗未能控制而求郑启仲教授诊治。刻下：体稍胖，面色淡白，神疲乏力，自汗时出，每日发作睡眠10余次，夜卧不宁，多梦易惊，纳呆便溏，舌淡，苔白腻，脉弦而细。中医诊断为多寐。西医诊断为发作性睡病。辨证属营卫失和，阴阳失调。治以调和营卫，燮理阴阳。

处方：桂枝汤加减。桂枝10g，白芍10g，生姜10g，大枣3枚，炙甘草6g，黄芪15g，茯神10g，石菖蒲6g，远志6g。7剂，每日1剂，水煎，分2次服。

二诊：2009年4月16日。其母告知比原来有精神，夜间睡眠较前平稳。守法再进14剂。

三诊：2009年4月30日。其父大喜，白天睡眠明显减少，听课注意力较前集中，反应较前敏捷，舌淡红，苔白薄，脉平缓。守法调理半年余，多寐减轻，守法调理2年症状基本消失。随访3年未见复发。

按语：多寐即嗜睡，是指不分昼夜时时欲睡的病证，一般多从阳虚阴盛、痰湿困扰立论，而郑启仲教授认为，多寐

除阳虚阴盛外，营卫不和也是重要的因素。"阴气盛则瞑目"（《灵枢·寒热病》），阴气盛于脾，脾阳不振，水湿不运，卫气不行，其病证表现在睡眠失常的病态上。卫属阳，营属阴，营卫不和可致卫气久留于阴而不行于阳，从而发生多寐。桂枝汤滋阴助阳，调和营卫，适用于此类多寐。

案 2　阳虚阴盛生多寐，温补真阳寐自除

苗某，女，7 岁，河南周口人。

初诊：2009 年 9 月 12 日。以发作性睡眠增多 1 年为主诉就诊。患儿于 1 年前无明显诱因出现日间不可抗拒的发作性睡眠，夜间多梦易惊醒，近半年逐渐加重，情绪亢奋时有猝倒。家族史、个人史无特殊。体格检查及生化检查、脑部 CT、核磁共振检查无异常。通过小睡实验检查，诊断为发作性睡病。口服中西药物效果欠佳而求诊。刻下：白天睡眠增多，每日 6 ～ 8 次，伴精神萎靡，畏寒肢冷，兴趣淡漠，反应迟钝，纳少，便溏。舌淡，苔白腻，脉沉缓。中医诊断为多寐。西医诊断为发作性睡病。辨证属肝肾阳虚，清窍被蒙。治以温肾暖肝，醒脑开窍。

处方：麻黄附子细辛汤加味。生麻黄 6g，制附子 10g，细辛 3g，吴茱萸 3g，枸杞子 6g，五味子 6g，当归 6g，石菖蒲 6g，郁金 6g，甘草 6g。7 剂，每日 1 剂，水煎服。

二诊：2009 年 9 月 19 日。服上方后，畏寒有所缓解，夜间睡眠仍多梦易惊，二便正常，加生龙骨、生牡蛎各 20g，继服 7 剂。

三诊：2009 年 9 月 26 日。患儿日间睡眠明显减少，可抗拒睡意，精神较前佳，夜间睡眠改善。守法调理 1 年余，症状基本消失。

按语：本例患儿肝肾阳虚，清阳不足，不能充养脑髓，而见精神萎靡，多寐嗜睡，眠易惊醒，兴趣淡漠，反应迟钝。方中重用附子，温肾阳；麻黄宣肺，以布散阳气于表；细辛辛香走窜，既外助麻黄，又内助附子；吴茱萸温振肝阳；石菖蒲醒脑开窍；郁金清心解郁；加枸杞子、当归以补肝阴，柔肝体，阴中求阳；甘草调和诸药。诸药配伍，温肾暖肝，醒脑开窍，相火充盛，清阳得升，卫阳得行，阴平阳秘，精神乃治，故疗效显著。郑启仲教授讲，肝体阴而用阳，对于肝阳虚者当温补肝阳，又不伤肝阴，当配伍补益阴血及行气活血之品，故方中配伍枸杞子、五味子等。

案 3　枢机不利肝胆郁，小柴胡汤功效殊

王某，男，16 岁，学生，山东枣庄人。

初诊：2010 年 5 月 10 日。以发作性睡眠增多 1 年为主诉就诊。患者 1 年前出现上课瞌睡，不可抗拒，1 节课可出现 2～3 次，升学压力大，病情日重，曾猝倒 2 次，经北京某医院诊为"发作性睡病"。先后进温胆汤、导痰汤、黄连阿胶汤等未见明显好转。刻下：体瘦，面色黄而透青气，每日发作睡眠 7～8 次，每次几分钟至半小时不等，心烦易怒，易猝倒，口苦纳呆，胁胀不舒，多噩梦，夜间惊醒，大便滞，舌质边红，苔白腻微黄，脉弦数。中医诊断为多寐。西医诊断为发作性睡病。辨证属枢机不利，肝胆郁热。治以和解少阳，疏肝利胆。

处方：小柴胡汤加减。醋柴胡 12g，清半夏 9g，黄芩 12g，瓜蒌 15g，栀子 10g，淡豆豉 10g，生牡蛎 15g，生龙骨

15g，石菖蒲 10g，炙远志 6g，生甘草 6g。7 剂，每日 1 剂，水煎，分 2 次服。

二诊：2010 年 5 月 18 日。面色转活，口苦消失，大便调畅，夜卧平稳，白天睡眠趋减少。守法再进 7 剂。

三诊：2010 年 5 月 25 日。白天睡眠发作次数明显减少，唯仍感头晕、夜梦较多，易惊醒，舌淡红，苔薄黄，脉弦数。上方去生牡蛎、生龙骨，加胆南星 6g，生白芍 15g，生龙齿 15g，14 剂。

四诊：2010 年 6 月 9 日。诸症平息。其父恐复发，请求继续用药。

处方：醋柴胡 6g，生白芍 10g，枳实 6g，佛手 10g，玫瑰花 10g，茯苓 12g，石菖蒲 10g，炙远志 6g，炙甘草 6g。14 剂，隔日 1 剂。后改为隔 2 日 1 剂，巩固疗效，半年后停药。随访 2 年未复发。

按语： 肝主疏泄，性喜条达，为藏血之脏，体阴而用阳。本例患儿平素情志不舒，肝失疏泄，而致肝郁气滞，经气不利；肝病久传胆，胆腑清净，决断所自出，胆热气实，浊邪上扰，致精神昏聩，昼夜耽眠，脑失所养故时时欲睡；治当和解少阳、疏肝利胆，故以小柴胡汤加减取效。

十五、重症肌无力案

案 1　脾虚下陷肌无力，补中益气马钱提

李某，男，8 岁，学生，河南洛阳人。

初诊：2010 年 7 月 11 日。以左上眼睑下垂 1 年余为主诉就诊。患儿于2009年3月发现左上眼睑下垂，经北京某医院诊为"重症肌无力（眼肌型）"，经用强的松等治疗未能缓解而求郑启仲教授诊治。刻下：左侧上眼睑下垂，眼球活动受限，面色白、萎黄，食纳尚可，大便溏，小便清。舌质淡，苔薄白，脉弱无力。新斯的明试验阳性。中医诊断为痿证。西医诊断为重症肌无力（眼肌型）。辨证属中气不足，阳气虚弱。治以补中益气，升阳举陷。

处方：补中益气汤加减。黄芪30g，人参10g，炒白术10g，当归6g，陈皮6g，升麻6g，柴胡6g，桔梗10g，炙甘草6g，制马钱子0.05g（研末冲）。7剂，每日1剂，水煎，分2次服，服药期间忌食辛辣、生冷、油腻之品。

二诊：2010年7月19日。服上方7剂，患儿较前活泼，左眼裂似较前者有些增宽。上方黄芪加至45g，马钱子加至0.1g，14剂，每日1剂，水煎服。

三诊：2010年8月2日。服上药后眼睑下垂明显减轻，眼球活动较前灵活。守法再进30剂，症状基本消失。改为隔日1剂巩固疗效，至9月28日停药观察，随访1年未见复发。

按语：重症肌无力属中医学"痿证"范畴，按"五轮学说"所属，眼睑为肉轮属脾。该患儿平素脾胃不健，中气不足，日久则气陷而致本病。郑启仲教授用补中益气汤加桔梗以助其升提之力，加马钱子以通络起痿，治疗2个月而收全功。

案2 脾肾亏虚中气陷，补中益气金匮济

宋某，男，9岁，学生，山东莘县人。

初诊：2009年3月26日初诊。时值春分。以右上眼睑下垂9个月为主诉就诊。患儿系早产儿，人工喂养，自幼多病，时患感冒，泄泻。2008 年 7 月患儿患泄泻后出现右上眼睑下垂，始以过敏治，后经山东某医院诊为"重症肌无力（眼肌型）"，给予强的松等治疗明显减轻，2 个月后复垂如初。又请中医给予补中益气汤治疗 3 个月余仍未能还复，转来河南中医药大学第一附属医院。刻下：右侧上眼睑重度下垂，面色浮白无华，双风池、气池色青，神疲少语，腰膝酸软，畏寒，食少便溏。舌体略胖，质淡，苔白滑，脉弱无力。中医诊断为痿证。西医诊断为重症肌无力（眼肌型）。辨证属脾肾亏虚，中气下陷。治以温补脾肾，升阳举陷。

处方：补中益气汤合金匮肾气丸加减。黄芪 30g，人参 10g，炒白术 15g，熟地黄 15g，山药 15g，山萸肉 10g，茯苓 10g，鹿茸 1g（研末冲），制附子 6g，柴胡 3g，升麻 3g，制马钱子 0.1g（研末冲）。7 剂，每日 1 剂，水煎，分 3 次服。

二诊：2009 年 4 月 2 日。服上方后渐见精神好转，语声增大，舌苔变薄白，脉较前有神，唯眼睑下垂尚无变化，亦未见口干、头晕等马钱子的不良反应。上方将黄芪加至 60g，鹿茸加至 2g，制马钱子加至 0.2g，再取 14 剂，每日 1 剂。

三诊：2009 年 4 月 18 日。其父喜告："大夫，已见效了！"患儿右上眼睑下垂明显减轻，眼裂明显增宽，面色较前有华，精神振奋，语言增多，食纳增，二便调。脉见缓象。药正中的，效不更方，原方再进 21 剂，每日 1 剂。

四诊：2009 年 5 月 8 日。患儿右眼睑下垂基本消失，但活动仍不如左侧灵活，家长请求原方再服，再取 14 剂，每日 1 剂。

五诊：2009 年 5 月 23 日。诸症消失，其父唯恐复发不敢停药，为慎重计，调善后方。

处方：生黄芪 30g，人参 6g，炒白术 10g，鹿茸 1g（研末冲），熟地黄 10g，山萸肉 10g，升麻 3g，制马钱子 0.1g（研末冲），砂仁 6g，陈皮 6g，炙甘草 6g。15 剂，隔日 1 剂，水煎服。

六诊：2009 年 6 月 25 日。未见病情反复，面色有华，精神振奋，畏寒消失，食纳好，二便调，且服药 3 个月来未见感冒、泄泻等易发病证，其父说："他的身体比病前棒多了！"为防复发，嘱补中益气丸、六味地黄丸连服 3 个月停药观察。随访 5 年未见复发。

按语：本案患儿先天不足，后天失养，脾肾双亏，中气下陷致是症。前医投补中益气汤不效者，未顾先天肾气之故也。郑启仲教授辨证求本，取补中益气汤合金匮肾气丸加减，温补脾肾，加鹿茸、制马钱子二味，犹如画龙点睛之笔，守法调理 3 个月，诸症悉平而愈，且使脾肾亏虚之体得到了根本的调理。郑启仲教授用补中益气汤常配小量附子，旨在鼓动肾阳以激活脾阳，可收事半功倍之效；凡先天不足者，补肾必用鹿剂如鹿茸、鹿角胶等，特别是鹿茸，用之得当，常收意外之功。

十六、性早熟案

案 1 阴虚火旺相火动，知柏逍遥诸症平

高某，女，7 岁，学生，河南郑州人。

初诊：2009 年 10 月 11 日。以发现乳房硬结 3 个月余为主诉就诊。患儿于 3 个月前出现乳房疼痛，家长未予重视，近来发现患儿乳房隆起而来诊，刻下：患儿乳房隆起，内有硬结，触之稍痛，伴心烦易怒，五心烦热，盗汗，舌红，苔少，脉弦细数。体征：双侧乳核 2.5cm×2.5cm，Tanner 分期 Ⅱ期，阴毛、腋毛未见，外阴未见明显色素沉着。查骨龄 8.5 岁，彩超提示卵巢已发育，LHRH 激发试验提示中枢性性早熟，垂体核磁未见异常。中医诊断为乳疬。西医诊断为性早熟（特发性中枢性性早熟）。辨证属阴虚火旺，相火妄动。治以填补真阴，清泻相火。

处方：知柏地黄丸合丹栀逍遥散加减。知母 6g、盐黄柏 6g、生地黄 10g、制龟甲 10g、牡丹皮 6g、栀子 6g、醋柴胡 6g、全当归 6g、生白芍 6g、醋香附 5g、夏枯草 6g、生甘草 5g。每日 1 剂，水煎服。服用 7 剂后乳房疼痛消失，14 剂后乳核基本消失。

按语： 性早熟是指女孩青春发育开始于 8 岁以前，男孩睾丸阴茎增大开始于 9 岁以前的一种内分泌疾病。本病的病变主要在肾、肝二脏，多数医家认为，本病是肝郁化火或阴虚火旺、相火妄动所致。郑启仲教授认为，阴阳失衡是发病之根本，由于肝肾同源，肾阴不足，水不涵木，肝失条达，郁而化火，导致乳房胀痛，提前发育；阴阳失衡，相火妄动，冲任失调导致天癸早至。故填补真阴、清泻相火以治本，疏肝泻火以治标。

案 2　肝胃不和痰火生，半夏泻心可建功

张某，女，8 岁，幼儿，河南濮阳人。

初诊：2009 年 8 月 24 日。以发现乳房发育 1 年伴分泌物增多 3 个月余为主诉就诊。患儿于 1 年前出现乳房发育，外院诊为"特发性中枢性性早熟"，建议应用达菲林治疗，家长拒绝西药治疗。多处求医，曾先后应用知柏地黄丸、丹栀逍遥丸等中药治疗无效，并出现面部痤疮、外阴分泌物增多，色黄气腥臭，而求治于郑宏副主任医师诊治。郑宏副主任医师诊为肝胆湿热证，给予龙胆泻肝丸加减，初治半个月分泌物明显减少，家长大喜。再进此方，患儿出现食欲不振、胃脘疼痛，改用丹栀逍遥丸加减，胃脘痛减轻，但原症再现，因此请教于郑启仲教授。刻下：双侧乳房发育，外阴分泌物量多，色黄黏稠，气味腥臭，伴面部痤疮，患儿形体偏胖，食欲欠佳，大便黏滞不爽，小便黄，舌质红、苔黄厚腻，脉弦滑。体征：双侧乳核 3.5cm×3.5cm，Tanner 分期Ⅲ期，阴毛 Tanner 分期Ⅱ期，腋毛未见，外阴可见明显色素沉着。查骨龄 11 岁，LHRH 激发试验提示中枢性性早熟，垂体核磁检查未见异常。中医诊断为乳疬。西医诊断为性早熟（特发性中枢性性早熟）。辨证属寒热错杂，阴阳失调。治以调和脾胃，平衡阴阳。

处方：半夏泻心汤加减。黄芩 6g，黄连 3g，姜半夏 9g，党参 6g，干姜 3g，土茯苓 15g，生薏苡仁 15g，车前草 15g，夏枯草 9g，醋柴胡 6g，荔枝核 6g，当归 6g。7 剂，每日 1 剂，水煎服。

二诊：2009 年 9 月 1 日。胃脘疼痛消失，食欲好转，外阴分泌物量减少，但仍色黄腥臭。舌红、苔黄厚，脉弦滑。

处方：黄芩 6g，黄连 3g，黄柏 6g，姜半夏 6g，党参 6g，干姜 2g，椿根皮 15g，夏枯草 9g，醋郁金 9g，醋柴胡 6g，海藻 6g，当归 6g。14 剂，每日 1 剂，水煎服。

三诊：2009 年 9 月 16 日。面部痤疮减少，外阴分泌物量、色基本正常，守上方出入继调理 1 个月余而愈。

按语：针对这一病例，郑启仲教授讲，肾的先天精气对人性腺的发育最为重要，但是脾胃对其发育的影响也不能忽视。小儿脾常不足，易为饮食所伤，脾胃升降失常，湿热内蕴，熏蒸肝胆，夹痰、夹瘀结于乳络，致乳房过早发育则伴烦躁易怒、面部痤疮；注于下焦，引动相火可致月经非时而至；湿热下注，则带下增多。龙胆泻肝汤加减治疗治其标而非治本，且该方过于苦寒而致寒热错杂，升降失常，反而加重阴阳失调。半夏泻心汤辛开苦降，平调寒热，益气和中，则升降之枢得复，阴阳失调之证得除。

案 3　肾失封藏相火旺，封髓交泰诸症平

刘某，女，9 岁半，学生，河南平顶山人。

初诊：2012 年 7 月 9 日。以发现乳房发育两年，月经来潮 3 个月为主诉就诊。患儿家长两年前发现乳房发育，当地医院诊为"单纯乳房早发育"，家长未予重视，间断服用知柏地黄丸治疗，病情未得到控制，半年前出现阴道分泌物增多，3 个月前出现月经初潮，骨龄 12 岁，某医院诊为"特发性中枢性性早熟"，家长拒绝西药治疗，服用大补阴丸治疗，半月前月经再次来潮，而求郑启仲教授治疗。刻下：乳房发育，经期月经量多、色暗红，阴道分泌物量多、质清稀，伴口舌生疮，面色潮红，乏力头晕，五心烦热，盗汗，夜梦纷纭，时有遗尿，小便清长，大便干，舌尖红，苔白而润，脉沉细数无力。体征：双乳房发育 Tanner 分期Ⅳ期，阴毛 Tanner 分期Ⅲ期。中医诊断为月经先期。西医诊断为性早熟（特发性中枢性性早熟）。辨证属肾失封藏，相火偏旺。治以补肾固精，清泻相火。

处方：封髓丹合交泰丸加减。盐黄柏10g，砂仁6g，黄连6g，肉桂1g，五倍子3g，仙鹤草10g，炒蒲黄6g，当归6g，益智仁6g，肉苁蓉10g。7剂，每日1剂，水煎服。

二诊：2012年7月17日。口疮消失，阴道分泌物减少，大便正常，未见遗尿，多梦减少，但乏力头晕、盗汗不减。

处方：熟地黄10g，天冬10g，太子参10g，盐黄柏6g，砂仁3g，黄连6g，肉桂1g，制龟甲10g，炒蒲黄6g，仙鹤草15g，当归6g。14剂，每日1剂，水煎服。

三诊：2012年8月2日。乏力头晕、盗汗、五心烦热大减，未见月经初潮。舌淡红，苔少，脉细数，上方去炙龟甲、太子参，加生白芍10g，旱莲草10g，女贞子10g。14剂，每日1剂，水煎服。

四诊：2012年8月18日。未见月经来潮，分泌物量、色基本正常，纳眠正常，停药观察。随访2年未见复发。

按语：郑启仲教授讲，肾藏精，为封藏之本，寓元阴元阳，主生殖，在女子肾上通于脑，下连冲任二脉而系胞宫，与其生长发育衰老及生殖功能的调节有密切关系。正常女童"七岁肾气盛，齿更发长，二七而天癸至，任脉通，太冲脉盛，月事以时下"。小儿肾常虚，易出现肾失封藏，阴不制阳，虚阳上浮，相火妄动，冲任失调，通盛失时，天癸早萌，月经提前而至。若只知用知柏地黄丸、大补阴丸滋阴降火，而不知纳气归肾、引火归原，则会加重水火不济，阴阳失衡，相火妄动。故投封髓丹合交泰丸交通心肾而治之。封髓丹出自元初许国桢《御药院方》，谓能降心火，益肾水。郑钦安非常推崇此方，在《医理真传》指出："按封髓丹一方，乃纳气归肾之法，亦上中下并补之方也。夫黄柏味苦入心，禀天冬寒水之气而入肾，色黄而入脾，脾也者，调和水火之枢也，独此一味，三才之意已具。况西砂辛温，能纳五脏之气而归肾，甘草调和上下，又能伏火，真火伏藏，则人身之根蒂永固，故曰封髓。其中更有至妙者，黄柏之苦，合甘草之甘，苦甘能化阴。西砂之辛，合甘草之甘，辛甘能化阳。阴阳合化，交会中宫，则水火既济，而三才之道，其在斯也。"每每用之，屡获奇效，关键在于紧扣病机。

十七、过敏性紫癜案

案1 毒邪侵袭痰阻络，升清降浊症速平

刘某，男，7岁，学生，河南范县人。

初诊：2008年9月7日。以全身散在包状凸起、关节疼痛2个月为主诉就诊。患儿于2个月前突发全身散在包状凸起，皮色不变，压之微痛。包状凸起有此起彼消，似游走样变化，伴关节疼痛。经当地某医院诊为关节炎治疗10余日不减。某医科大学诊为"过敏性紫癜"，治疗不见减轻而求中医诊治。刻下：患儿发育正常，体格健壮，面色红赤，头顶部有一盘状凸起，压之疼痛，无硬结，皮肤不变色，扪之灼热。左膝关节疼痛、肿胀。大便干，2日一行，小便赤。舌尖边红，苔黄腻，脉弦数。血常规、尿常规未见异常。中医诊断

为紫癜。西医诊断为过敏性紫癜。辨证属毒邪侵袭，痰浊阻络。治以升清降浊，化痰通络。

处方：升降散加减。蝉蜕 3g，炒僵蚕 6g，姜黄 6g，生大黄 6g。3 剂，共为细末，分 3 包，每日 1 包，分 2 次服。每次用黄酒 1 杯（约 10mL）、蜂蜜 1 小勺（约 10g），调匀冷服。

二诊：2008 年 9 月 10 日。服上方 3 天，原头部包状凸起、关节肿胀已消，唯每次服药后必大便泻下 1～2 次。舌红转淡，苔转白薄，调方如下。

处方：蝉蜕 6g，炒僵蚕 10g，姜黄 6g，穿山龙 15g，土茯苓 15g，苍术 10g，甘草 3g。7 剂，每日 1 剂，水煎服。

三诊：2008 年 9 月 18 日。诸症消失，查尿常规、大便常规、血常规无异常。停药观察，随访 1 年未见复发。

按语：该例患儿以皮肤包状凸起、左膝关节肿胀疼痛为主症。郑启仲教授诊为痰浊阻络、气机失常为患，投升降散原方且遵杨栗山用法以黄酒、蜂蜜调服而获速效，使我辈甚受启发。

案 2　热毒炽盛发紫斑，升降解毒病自瘥

周某，男，7 岁，学生，河南兰考人。

初诊：2009 年 5 月 12 日。以皮肤紫癜 20 天为主诉就诊。患儿 20 天感冒后出现皮肤紫癜，伴有腹痛、关节肿痛，无发热，经当地医院诊为"过敏性紫癜"住院 13 天病情缓解而出院。3 天后又发如初而求中医诊治。双下肢紫癜大小不等色深红而紫，有的融合成片，臀部较多。伴左膝关节疼痛，面赤，心烦，大便干，小便黄，舌红，苔黄燥，脉数。血常规、尿常规未见异常。中医诊断为紫癜。西医诊断为过敏性紫癜。

辨证属热毒炽盛，血热发斑。治以清热解毒，凉血消斑。

处方：升降散合黄连解毒汤加减。炒僵蚕10g，蝉蜕10g，姜黄6g，生大黄6g，黄连6g，黄芩10g，黄柏10g，栀子10g，生地黄10g，赤芍10g，牡丹皮10g，紫草10g。3剂，每日1剂，水煎留汁，加蜂蜜2匙，调匀分2次冷服。服药期间忌食辛辣、生冷、油腻之品。

二诊：2009年5月15日。服后大便通畅，每日1～2次，紫癜明显减少，色变浅红。守法大黄改为3g，3剂。紫癜消，左膝关节痛止。改升降散合桃红四物汤调理20余剂巩固疗效，停药观察，随访1年未见复发。

按语：本例过敏性紫癜，热毒炽盛，斑疹深红而紫，故投升降散合黄连解毒汤加生地黄、赤芍、牡丹皮、紫草，取清瘟败毒饮之意，清热解毒，凉血消斑，药切病机，3剂症减，6剂收功。正如杨栗山所谓："内外通和，而杂气之流毒顿消矣。"

案3　血热妄行紫斑现，犀角地黄自安然

李某，女，5岁，河南禹州人。

初诊：2014年5月7日。以反复双下肢皮肤紫癜半年为主诉就诊。患儿平素体质偏弱，挑食，过敏体质，半年前出现双下肢皮肤紫癜，于当地医院诊为"过敏性紫癜"。服强的松、西替利嗪糖浆等治疗，双下肢反复紫癜新出；1个月前加用雷公藤多苷片治疗；现间断口服强的松片近4个月，效果欠佳，皮肤紫癜仍有新出而来诊。刻下：双下肢散见暗红色皮肤紫癜，压之不褪色，食欲亢进，食量较前增加近1倍，多食善饥，小便黄，大便偏干，腰酸乏力，舌深红有瘀点，苔薄黄，脉沉数。尿常规：蛋白（－），红细胞（－）。中医诊断为紫癜。西医诊断为过敏性紫癜。辨证属血热妄行，血瘀阻络。治以清热凉血，活血通络。

处方：犀角地黄汤合升降散加减。水牛角 10g，生地黄 6g，牡丹皮 6g，赤芍 6g，炒僵蚕 6g，蝉蜕 6g，姜黄 6g，熟大黄 3g，砂仁 6g，甘草 6g。7 剂，每日 1 剂，水煎服。建议泼尼松逐渐减量，1 周后停用，雷公藤多苷片停用。

二诊：2014 年 5 月 14 日。患儿双下肢紫癜消退，无新出皮肤紫癜，食欲正常，二便正常。患儿家长欣然告知，强的松片已经停用，皮肤紫癜无新出，复查血常规已正常，尿常规正常，再进 14 剂巩固疗效。

按语：该患儿原本厌食，服用强的松片 4 个月，食欲亢进，多食善饥，舌深红有瘀点，苔薄黄，脉沉数，属于典型的血热兼血瘀证。故投犀角地黄汤合升降散凉血清热，升清降浊，化瘀消斑而获效。

十八、特发性血小板减少性紫癜案

案1 脾不统血气血亏，黄芪建中立全功

任某，男，7 岁，学生，河南清丰人。

初诊：1978 年 10 月 11 日。以皮肤紫癜、牙龈出血 3 年余为主诉就诊。3 年前出现皮肤紫癜，牙龈出血，经某医院诊为血小板减少性紫癜、营养不良性贫血。3 年来时轻时重，紫癜时隐时现，间有便血；血小板（58 ～ 110）× 10^9/L，红细胞（1.7 ～ 2.8）× 10^{12}/L，血红蛋白 3.7 ～ 6.4g/dL。经用西

药及归脾汤、十全大补汤等断续治疗，缠绵不愈。近两月来症状加重而求郑启仲教授诊治。刻下：面色浮黄，唇白无华，头发稀黄，精神疲倦，心悸气短，动则自汗，畏寒，食少，时有黑便。全身皮肤散在出血点，色淡红，舌质淡，无苔，脉浮无力。实验室检查：血小板 61×10^9/L，红细胞 2.1×10^{12}/L，血红蛋白 4.5g/dL，白细胞 5.5×10^9/L，大便潜血（＋）。中医诊断为紫癜。西医诊断为特发性血小板减少性紫癜。辨证属气虚血亏，脾不统血。治以益气温阳，健脾养血。

处方：黄芪建中汤加味。黄芪 24g，桂枝 6g，白芍 9g，饴糖 15g，干姜炭 3g，熟附片 6g，当归 6g，阿胶 6g，侧柏炭 12g，大枣 3 枚，炙甘草 3g。3 剂，每日 1 剂，水煎服。

二诊：1978 年 10 月 14 日。精神渐振，皮肤出血点减少，畏寒减轻，自汗减少。前方再进 3 剂。

三诊：1978 年 10 月 17 日。皮肤出血点消失，唇色红和，舌质淡红并现出薄白苔，脉缓有力。血小板 87×10^9/L，红细胞 2.7×10^{12}/L，血红蛋白 5.2g/dL，大便潜血阴性。阳复阴和，脾运振兴，守法再调。

处方：黄芪 12g，桂枝 3g，白芍 6g，炮干姜 3g，饴糖 9g，当归 4.5g，阿胶 6g，大枣 3 枚，紫河车粉 1.5g（冲服）。隔日 1 剂，调理 40 余剂。

1979 年 1 月 8 日复查：血小板 160×10^9/L，红细胞 3.64×10^{12}/L，血红蛋白 6.0g/dL，给予归脾丸巩固疗效，饮食调养。3 个月后复查血小板 186×10^9/L，红细胞 4.1×10^{12}/L，血红蛋白 9.5g/dL，白细胞 6.0×10^9/L。追访 3 年健康如常，学习成绩优秀。

按语：《灵枢·决气》云："中焦受气取汁，变化而赤，是谓血。"该患儿喂养失宜，损伤脾胃，中土失运，气血生化无源。脾虚不能统血，故便血、皮肤出血；血虚则心无所主，故心悸气短，面唇无华；气虚卫弱，故畏寒自汗。李东垣曰："血不自生，须得生阳气之药，血自旺矣。"故投黄芪建中汤益气、温阳、生血，加附片以助温阳之力；配当归、阿胶伍白芍以养阴补血；侧柏叶、干姜炒炭以止血。3剂阳复症减，6剂血止神和。三诊改黄芪建中加当归、阿胶、紫河车以温补气血。最后以归脾丸益气补血、健脾养心。方药中的，故收良效。

案2 阴虚火旺伤血络，滋阴降火血渐宁

尚某，女，2岁，河南商丘人。

初诊：2012年5月22日。以反复血小板减少伴皮肤紫癜3个月为主诉就诊。患儿3个月前感冒后出现皮肤紫癜，呈针尖样，四肢多见，密集色红，无吐血、便血、尿血等，经某大学医院查血常规：PLT 3×10^9/L，结合骨髓病理，诊为"特发性血小板减少性紫癜"，予丙种球蛋白（IVIG）静脉滴注5天，强的松片20mg/d（体重13kg），1个月后减为20mg，隔日顿服，共服用2个月，其间无新出现紫癜。半个月前感冒后再次出现皮肤紫癜，查血小板 8×10^9/L，求治于郑启仲教授。刻下：颜面、足背、双下肢可见数个紫癜，色暗，手足心热，大便干，口渴喜饮，咽红，舌质红，少苔，指纹紫滞。查血小板 8×10^9/L。中医诊断为紫癜。西医诊断为特发性血小板减少性紫癜。辨证属阴虚火旺，灼伤血络。治以滋阴降火，宁络止血。

处方：增液汤合二至丸加减。生地黄 10g，玄参 10g，麦冬 10g，忍冬藤 10g，鸡血藤 10g，紫草 6g，旱莲草 10g，女贞子 6g，射干 3g，甘草 10g。14 剂，每日 1 剂，水煎，分 2 次服。继续服用强的松 20mg/d。

二诊：2012 年 6 月 6 日。病情稳定，未新出紫癜，纳眠可，二便调，舌质淡红少苔，指纹紫滞。查血常规：血小板 166×10^9/L。效不更方，继服上方 28 剂，每日 1 剂，水煎，分 2 次。强的松片 20mg/d，每周减 5mg，守法调理 4 个月余告愈。随访 1 年，病情稳定。

按语： 特发性血小板减少性紫癜（ITP）亦称原发性或免疫性血小板减少性紫癜，属于中医"发斑""血证"范畴。由于热毒炽盛，血热妄行，脾不统血而引发该病。病情长久不愈会导致脾肾阳虚或肝肾阴虚。虽然本病的病因及发病机制尚未完全阐明，但急性型多发生于急性病毒性上呼吸道感染痊愈之后，提示血小板减少与对原发感染的免疫反应间有关。本例患儿激素治疗 3 个月，呈现一派阴虚火旺之象，故投增液汤合二至丸加减治疗，顺利停掉了激素，病情稳定而愈。

案 3　脾肾阳虚血不生，温阳健脾收全功

宋某，男，8 岁，河南平顶山人。

初诊：2008 年 12 月 6 日。以周身散在紫斑伴齿衄半年余为主诉就诊。患儿于 2008 年 4 月被某医学院附属医院诊断为"原发性血小板减少性紫癜"住院治疗，经用激素、输血等病情不见缓解，属激素不敏感型，请求中医治疗。刻下：面色苍白，形寒肢冷，皮肤紫癜色暗，时有齿衄，纳少便溏，舌质淡，苔白水滑，脉沉迟无力。查血常规示血小板 20×10^9/L。

中医诊断为紫癜。西医诊断为特发性血小板减少性紫癜。辨证属脾肾阳虚，气不摄血。治以温补脾肾，固本生血。

处方：理中汤合四逆汤加减。人参10g，炒白术15g，制附子10g，炮干姜6g，黄芪30g，炙甘草6g，鹿茸粉2g（冲）。3剂，每日1剂，水煎服。

二诊：2008年12月9日。肢冷减轻，紫癜减轻，3天未见齿衄，原方附子加至15g，炮干姜加至10g，7剂，每日1剂。

三诊：2008年12月17日。诸症减轻，血小板升至70×10^9/L。上方再进7剂。

四诊：2008年12月25日。皮肤紫癜消失，饮食增加，大便每日1次，形寒肢冷消失，舌淡红，苔白薄，脉平缓。血小板126×10^9/L。守法调方。

处方：人参10g，黄芪30g，白术10g，制附子10g，炮干姜6g，当归10g，巴戟天10g，鹿茸粉1g（冲），大枣5枚，炙甘草3g。每日1剂，水煎服。守法调理6个月，诸症悉平，血小板维持在（100～170）$\times 10^9$/L。改归脾丸、右归胶囊善后，随访2年未见复发。

按语：本例特发性血小板减少性紫癜，激素治疗无效，请中医治疗。郑启仲教授抓住阳虚之本，急投理中汤合四逆汤温补脾肾之阳，阳复而生机速显，转危为安，可谓"阴得阳助则生化无穷"。脾为生血之源，脾虚阳衰，脾土失温，运化无权，血何以生？而脾阳赖肾阳而温，肾温土暖，充养全身之阳气而摄血。所以，急温脾肾之阳为治之要。理中汤补脾阳，四逆汤温肾阳，加黄芪以补元气，用炮姜以止血，鹿茸为血肉有情之品，补血中之阳，诸药配伍，温阳补气，益肾生血而收功。

十九、复发性口腔溃疡案

案1　肾阳亏虚浮火炎，引火归原病自安

史某，女，12岁，河南清丰人。

初诊：1983年7月19日。以反复口腔溃疡1年为主诉就诊。患者1年来反复口腔溃疡，时轻时重，曾经多家医院治疗无效，医者多予清热解毒、生肌敛疮之药，起初稍有好转，然逐渐加重而求诊。刻下：口腔近咽处有一黄豆大溃疡，色淡，不红，腰膝酸痛，畏寒，食少便溏，舌质淡，苔白滑，脉沉迟弱。中医诊断为口疮。西医诊断为复发性口腔溃疡。辨证属肾阳亏虚，虚阳浮越。治以温肾敛疮，引火归原。

处方：苍倍散（郑启仲经验方）。炒苍术15g，五倍子3g，黄柏6g，生甘草6g。3剂，每日1剂，水煎，分2次服。

二诊：1983年7月22日。口腔溃疡较前缩小，脉缓较前有力，舌质转淡红，苔薄白，大便每日1次，效守前法，再进5剂。

三诊：1983年7月26日。口疮消失，畏寒减轻，改金匮肾气丸1丸，每日2次善后。1个月后停药。随访1年未见复发。

按语：苍倍散是郑启仲教授经验方，方小、力专、效佳。本方由苍术、五倍子、黄柏、甘草组成。方中苍术味苦，性温，能燥湿健脾，解郁辟秽；五倍子味酸、涩，性寒，能泄热降火，敛疮生肌；黄柏清热燥湿，泻火解毒；甘草清热解毒，善清心脾之火，且缓急止痛。诸药相伍，具有清热解毒、燥湿敛疮之功效。长期口疮多为虚实错杂，临证应注意加减变化，阴虚火旺者加玄参、肉桂以增强滋阴降火、引火归原之效；阳虚明显者加少量附子引虚阳返其宅。

案2 郁火内蕴心脾热，升降封髓报喜悦

齐某，男，16岁，河南开封人。

初诊：2008年8月16日。以反复口疮4年，加重1年为主诉就诊。反复口疮病史4年，近1年来发作频繁，症状加重，每月必发。常因疼痛影响饮食和学习，痛苦异常而来诊。刻下：口中溃疡布于两颊、牙龈、舌缘约5处，红肿灼痛，心烦急躁，大便干，舌质红，苔白腻，脉沉细。中医诊断为口疮。西医诊断为复发性口腔溃疡。辨证属心脾积热，郁火内蕴。治以清泄郁热，引火归原。

处方：升降散合封髓丹加减。蝉蜕6g，炒僵蚕10g，姜黄6g，生大黄3g，炒苍术10g，五倍子6g，玄参15g，肉桂3g，黄柏15g，砂仁10g，甘草6g。3剂，每日1剂，水煎，分2次服。

二诊：2008年8月19日。药后口腔溃疡愈合大半，纳食渐增，大便通畅，守方再服4剂，诸症悉平。2009年3月又发如前，再用上方治疗而愈，随访1年未再复发。

按语：郑启仲教授讲，脾开窍于口，舌为心苗，"诸痛痒疮，皆属于心"，口舌生疮总与心脾有关。本病多因风热外感，引动心脾两经内热；或过食辛辣厚味，致心脾蕴热，火热上炎，熏蒸口舌而致口疮。患儿反复发作，缠绵不愈，多为火热内郁，一触即发，时而上炎于口。郁闭之热无以外达，火郁当发，升降散升清降浊、宣郁散热，重在宣畅气机，有散发火郁之妙。本案反复发作 4 年不愈，用升降散清泄郁热，合封髓丹补土而伏火，加玄参、肉桂引火归原而收全功。

二十、皮肌炎案

病案　气虚血瘀痰阻络，益气通络化痰结

朱某，女，11 岁，河南南乐人。

初诊：1992 年 10 月 6 日。以皮肤出现红斑，下肢无力两年为主诉就诊。患者于两年前全身皮肤出现红斑，双下肢无力，经北京某医院诊为"皮肌炎"住院治疗，3 个月后病情缓解而出院，每日服强的松 20mg 维持。近半年来病情出现反复，红斑增多，两下肢无力加重而求诊于郑启仲教授。刻下：患儿面部及全身遍布红斑，色紫暗，双下肢浮肿，四肢无力以下肢为重，双下肢皮下结节明显，行走缓慢，下蹲后不能起立，大小便靠母亲扶持。大便溏，小便清，舌体胖，质淡红略紫，苔白腻，脉沉细。中医诊断为痿证。西医诊断为皮肌炎。辨证属气虚血瘀，脾虚湿注。治以益气化瘀，健脾燥湿。

处方：补阳还五汤合四妙丸加减。黄芪 30g，当归 6g，赤芍 6g，川芎 6g，红花 6g，鸡血藤 10g，苍术 15g，怀牛膝 10g，黄柏 6g，炒薏苡仁 15g，桂枝 10g，蜈蚣 1 条。每日 1 剂，水煎，分早晚 2 次服。

二诊：1992 年 11 月 8 日。上方连服 28 剂，自觉四肢较前有力，红斑紫暗转红，下肢浮肿减轻，皮下结节无明显缩小，饮食可，二便调，舌质淡紫，苔薄白，脉沉缓。守法加化痰、软坚、散结之品再调。

处方：黄芪60g，当归10g，赤芍10g，红花10g，川芎10g，鸡血藤15g，苍术30g，怀牛膝15g，炒薏苡仁15g，桂枝10g，夏枯草15g，昆布10g，海藻10g，生牡蛎15g，法半夏6g，陈皮6g。每日1剂，水煎，分2次服。

三诊：1992年12月15日。上方连服35剂，病情进一步好转，下蹲可自起立，红斑开始消退，硬结变软变小，下肢浮肿明显减轻，自行停用强的松。舌质淡红，苔薄白，脉较前有力。上方黄芪加至90g，继服。

四诊：1993年2月3日。上方服42剂，即服至105剂时，诸症趋平，全身红斑大部消退，硬结大部消失，四肢肌力进一步增强，已能自行下蹲起立及走路。经北京原住院医院复查血清肌酸磷酸激酶、醛缩酶等基本正常，北京某医院医生称奇并鼓励继续中药治疗，家长及患儿信心倍增。

处方：黄芪90g，当归10g，丹参15g，鸡血藤15g，苍术15g，怀牛膝15g，炒薏苡仁15g，桑寄生15g，川续断15g，生牡蛎15g，昆布10g，海藻10g，法半夏10g，陈皮10g。每日1剂，水煎，分2次服。

守法出入，服60剂，红斑、硬结消失，全身皮肤恢复正常，四肢活动如常，已入校学习。为防复发，上方减量改隔日1剂，巩固疗效。

连服3个月，至1993年6月诸症悉平，停药观察。再去北京复查，实验室检查正常。以后连续3年每年去北京复查均未见异常。随访 10 年未见复发，现已大学毕业成为一名人民教师。

按语："皮肌炎"属中医学"痿证""肌痹"范畴。本案患儿临床表现一派气虚血瘀、脾虚湿注之证，故投补阳还五汤合四妙丸加化痰、软坚、散结之品而奏效，守法重剂再进，诸症递退，后期加入补肾强筋之味而收全功。"虽患儿仅 11 岁，但方中黄芪用量至 90g 时并无塞中碍胃之弊，看来纵辨证准确，然大虚还必以重剂补之，姑作临证用药之一得耳。"郑启仲教授如是说。

第四章　弟子心悟

第一节　从郑启仲教授"顿咳从肝论治" 看"读经典"与创新

《山东中医学院学报》1986 年第 1 期发表了郑启仲教授"论顿咳从肝论治"的论文。郑启仲教授根据《素问·咳论》"五脏六腑皆令人咳"等理论，结合自己的临床实践，提出了"顿咳从肝论治"的见解，对其病因病机、发病季节、临床特征、病愈规律进行了深入研究。转眼 30 年过去了，每每学习这篇论文和运用镇肝止咳汤时，都在脑海浮现出一幅《黄帝内经》理论启发指导临床创新的鲜活画面。

1. 从顿咳的发病季节看

顿咳多在春季农历三四月发病。《素问·咳论》曰："五脏六腑皆令人咳，非独肺也……五脏各以其时受病，非其时各传以与之……乘春则肝先受之。"发病季节正应肝气。

2. 从临床症状特点看

顿咳发作时，两手握拳随咳而挛动不止，弓背弯腰，满面红赤，颈脉怒张，涕泪交迸，呕吐痰涎、胃内容物与胆汁，甚者抽风昏厥，窒息气闭。较大儿童自诉胁腹作痛。握拳挛动、弓背弯腰、抽风昏厥皆属风动之状，"诸风掉眩，皆属于肝"（《素问·至真要大论》），"肝气通于目"（《灵枢·脉度》），"肝藏血"（《素问·调经论》）。《素问·咳论》曰："肝咳之状，咳则两胁下痛……肝咳不已，则胆受之，胆咳之状，咳呕胆汁。"经文均有详细的描述。

3. 从痉咳发作时辰看

顿咳发作午后至半夜为重，子时后至午前发作明显减少，这与《素问·脏气法时论》"肝病者，平旦慧，下晡甚，夜半静"相符。

4. 从病愈季节看

顿咳多在三四月起病，而痉愈则多在六七月，这也与"病在肝，愈于夏"（《素问·脏气法时论》）相一致。

5. 从学术观点的创新看

郑启仲教授运用《黄帝内经》理论对顿咳的几个特点和主症进行剖析后提出了自己对顿咳的学术见解。他认为顿咳"其感在肺，其病在肝；木火刑金，风痰相搏；其咳在肺，其制在肝"，应"治从肝论，镇肝止咳"，并创拟了"镇肝止咳"治法及"镇肝止咳汤"方，应用于临床取得了满意疗效，得到了临床验证。

6. 创制新方

"治病必求于本"（《素问·阴阳应象大论》）。郑启仲教授在上述研究基础上创制了镇肝止咳汤新方：柴胡 6g，白芍

10g，代赭石 10g，青黛 1g，炒僵蚕 6g，胆南星 3g，甘草 3g。为 3～5 岁用量，可随年龄增减。用法：每日 1 剂，水煎，分 2～3 次服。热重，加黄芩；呕吐，加姜半夏；目睛充血，加焦栀子、赤芍、牡丹皮；鼻衄、咯血，加白茅根；咳久而出现阴虚，加北沙参、麦冬；面目浮肿而出现脾虚，加白术、茯苓。为了验证镇肝止咳汤的疗效，郑启仲教授于 1977—1980 年，用上方治疗百日咳 210 例，以 7 天为观察时限。结果：显效 168 例，占 80.00%；有效 37 例，占 17.60%，总有效率为 97.60%。

郑启仲教授的论文《论顿咳从肝论治》在《山东中医学院学报》1986 年第 1 期发表，同年被收入英国科技信息库。《山东中医杂志》编辑部丛林教授撰文称《论顿咳从肝论治》为"有真知灼见的文章"。江育仁、刘弼臣、张奇文、王琦等国内 11 位著名专家鉴定认为："顿咳从肝论治的见解，独辟蹊径，别树一帜，在国内外尚未有人提出。它深刻、准确地揭示了百日咳的病理机制，对临床极有指导意义，是中医研究百日咳在理论上的新突破。镇肝止咳汤的临床疗效达国内领先水平。该研究运用我国中医药优势，开发出新的特效方剂，在理论和实践上取得了重要成果，系我国首创。"该研究于 1989 年获河南省科技进步奖。

7. 几点体会

一，"读经典，做临床"，怎样读经典，怎样做临床？"顿咳从肝论治"为我们做了示范；二，带着问题读经典，用经典理论指导解决临床问题，启发继承创新；三，读经典不空谈，做临床有指导，创新说不离宗，是我最宝贵的收获。

（郑　宏）

第二节　有感于郑启仲教授风池气池望诊研究

郑启仲教授从事儿科临床 50 余年，长期致力于小儿望诊研究，近十几年来深入挖掘整理研究小儿风池气池望诊，对儿科的常见病及疑难病进行临床验证，取得了可喜的成果，笔者深受启发。

《素问·阴阳应象大论》曰："善诊者，察色按脉，先别阴阳；审清浊，而知部分；视喘息，听声音，而知所苦；观权衡规矩，而知病所主。"按此论虽通言诊法之大要，然尤以小儿最为适宜。其中望诊在儿科诊断中意义极大。《医宗金鉴·幼科心法要诀》曰："儿科自古最为难，毫厘之差千里衍，气血为充难据脉，神识未发不知言，惟凭面色识因病，再向三关诊热寒……"小儿发育尚未成熟，气血未充，加之就诊时常啼哭叫扰，影响气血和色脉，难以问诊和脉诊；又因精神意识发育未完善，不能准确表达病情，望诊尤显重要。

风池气池望诊属小儿面部望诊范畴，理论记载很少，虽有几处提及而未形成专篇论述。风池、气池的部位，《幼科推拿秘书·卷二》曰："风池在目上胞，一名坎上；气池在目下胞，一名坎下。"《小儿推拿广意·上卷》曰："风气二池黄吐逆，若黄青色定为风，惊啼烦躁红为验"。《医宗金鉴·幼科心法要诀》有"风气青惊紫吐逆"之论。刘弼臣教授注释说："这里的风，是指风池，在眉毛下面；这里的气，是指气池，在眼睛下面。"（《医宗金鉴·幼科心法要诀白话解》）也就是说，风池在眼上胞，气池在眼下胞。郑启仲教授提出，按照眼科五轮学说，"白晴属肺，曰气轮；乌珠属肝，曰风轮；大小眦属心，曰火轮；上下胞属脾，曰肉轮；神瞳属肾，曰水轮"（明·蒋示吉《望色启微》），对风池、气池的部位应从五轮的理论探讨其临床意义。

郑启仲教授在长期临床实践中发现，风池、气池的变化不只"青惊紫吐逆"，而是可反映全身多病症的病位、病性、进退及预后，用以指导临床诊断和治疗。郑启仲教授把五色配五脏的病理变化架接在风池、气池之上，将风池、气池的色泽变化分为青、赤、黄、白、黑五种；对每种变化主证、病因、病机及治疗原则、宜选方药等均进行了系统总结。

以"风池、气池色青"为例。小儿风池、气池色青，是儿科临床常见的一种异常变化，可同时出现，也可单独见气池色青，常可伴见印堂色青。①主惊：风池、气池色青，同时伴见印堂色青者，多为小儿暴受惊恐，可见患儿惊啼不安，睡卧不宁，治宜镇静安神，常用朱砂安神丸、远志丸等。②主痛：多为木乘脾土，或脾胃中寒，可见脘腹疼痛，喜温喜按，舌淡苔白，脉弦或沉迟等。木乘脾土者，治宜疏肝理脾，常用柴胡疏肝散、金铃子散等；脾胃虚寒者，治宜温中散寒止痛，常用理中汤、附子理中汤、小建中汤等。

笔者跟师多年，起初并不十分重视风池气池望诊，把它混入面部望诊之中，后从临床实践中发现风池气池望诊确有特殊价值。曾于2013年诊治一抽动症患儿，介绍如下。

李某，男，6岁，眨眼、举眉、面部肌肉抽动、喉发怪声相继出现已两年，经某医院诊为抽动障碍，给予硫必利等治疗，曾一度好转，后因胃肠道副作用而停用，症状又见如前。当地中医给予天麻钩藤饮、羚角钩藤汤、牵正散治疗，不见症减，来请笔者诊治。刻下：眨眼，吸鼻，咧嘴，喉发怪声，坐不安，性情急躁，舌质红，苔略黄，脉弦数。思其病情日久，阴虚阳亢，投以镇肝息风汤加减：生地黄10g，玄参10g，白芍15g，天冬10g，生龙骨15g，生牡蛎15g，天麻10g，菊花10g，代赭石15g，甘草6g。7剂，每日1剂，水煎服。上方出入35剂而不见缓解，遂请郑启仲教授指导。

郑启仲教授边诊边讲，患儿风池、气池色青且重，面黄，左腮色红兼紫，喉发怪声而声高，心烦易怒而坐立不安，大便干，小便黄，舌尖边红赤，苔黄腻而少津，脉弦数。此乃木火相煽，心肝火旺，痰热动风之证，治当清心泻肝，化痰息风。方投泻青丸、导赤散、升降散合大黄黄连泻心汤加减：龙胆草6g，青黛3g（包煎），羌活6g，黄连6g，栀子10g，大黄3g，蝉蜕6g，僵蚕6g，姜黄6g，生地黄10g，滑石15g，白芍15g。另取牛黄清心丸，每次1丸，每日2次，与上方汤剂同下。

7日后复诊，患儿安静好多，面部症状及怪声均有减轻，左腮赤消失，风池、气池色青，左腮红紫变淡，舌红减，苔变薄白，大便通畅，家长甚为高兴。守法调理4个月诸症消失而愈。

　　笔者心豁然明亮，郑启仲教授以风池、气池色青，左腮色赤，舌尖边发红苔黄，便干尿黄，心烦易怒为诊断要点，病位定肝、心，治疗以清泻心肝火热为要，风池气池望诊、诊断、治法井然，理、法、方、药环环相扣，临床疗效甚佳。郑启仲教授在总结风池气池望诊优点时讲的"简单易行，便于观察，少有干扰、很有价值，"至此有了深刻认识。后遵师研究，以风池气池望诊为主，四诊合参，自己的诊断和治疗儿科疾病的水平明显提高了。郑启仲教授对这一病例的诊治过程使笔者大有"一见胜读十年书之获"。同时使笔者对什么是继承、什么是创新，怎样继承、怎样创新有了更进一步的认识。

（郑　攀）

第三节　从"但见一证便是"谈《伤寒》读到无字处

　　"但见一证便是，不必悉具"出自《伤寒论》第 101 条："伤寒中风，有柴胡证，但见一证便是，不必悉具。"对此条文的含义，历代注家见仁见智。

　　宋代成无己为代表的认为指"或然诸证"，即原文第 96 条"伤寒五六日中风，往来寒热，胸胁苦满，嘿嘿不欲饮食，心烦喜呕，或胸中烦而不呕，或渴，或腹中痛，或胁下痞硬，或心下悸，小便不利，或不渴身有微热，或咳者，小柴胡汤主之"，除前面往来寒热，胸胁苦满，默默不欲饮食，心烦喜呕之外的或然证之一。

近代恽铁焦为代表的认为指"往来寒热"一证。

《伤寒论译释》认为："此条说但见一证便是，应当是在往来寒热症候的基础上，再见到其他胸胁苦满，心烦喜呕，或有证之一的，便可确定它为柴胡汤证。"

《伤寒论选读》注释："往来寒热，胸胁苦满，心烦喜呕及口苦、咽干、目眩等，为小柴胡汤主证。"伤寒中风，有柴胡证，"但见一证便是"，说明少阳病，只要见到一部分主证，即可用小柴胡汤，不必主证具备，然后用之。

刘渡舟教授认为："所谓一证，当是指能反映少阳受邪，火郁气壅病机特点的一两个主证，本论'胸胁满不去者''胸满胁痛者''寒热发作有时者''呕而发热者'即是明证。故无需柴胡证皆备而始用柴胡汤。"

郑启仲教授认为，对于"但见一证便是，不必悉具"的理解，是仲景借少阳病的发病特点以及以"柴胡汤证"的运用为例探讨以揭示辨证论治的精神，是示人执简驭繁之活法也。其核心是强调临床要坚持辨证论治原则，抓主证，不要"头痛医头，脚痛医脚"。

症状是证的主要外部表现形式，每个证都是由一定的症状组合而成，对证的认识必须通过对症状的辨析才能识得病因、病性、病位、病势。主证的强与弱、多与少等量的改变可导致证的质变，主证往往是病机的重要提示。对主证的认识不同，直接导致辨证结果的差异，处方用药也因之大相径庭。因此，临证贵在谨审病机，见微知著，务求及时准确无误抓住能反映出本质的主证，以便正确施治，药到病除。

清代俞东扶在《古今医案按》中指出："读书与治病，时合时离；古法与今方，有因有革。善读书斯善治病，非读死书之谓也；用古法须用今方，非执板方之谓也。"郑启仲教授认为，《伤寒论》是一部以讨论外感病为主、阐发运用辨证施治方法的著作，不仅要知道其"常"，更应"知常达变"，正如其在自序中所说："虽未能尽愈诸病，庶可以见病知源，若能寻余所集，思过半矣。"

临床上疾病的发生发展是错综复杂的，"柴胡证"的临床表现也不可能那么呆板，因而，笔者认为对"一证"的理解，应该是能够反映少阳病的病机、揭示少阳病本质的"一证"，它既可以是《伤寒论》中所提及的适应小柴胡汤的任何"一证"，也可能是《伤寒论》中从未出现过的见证。因此，此"一证"不必界定在某症、某脉上，而是要求我们应据临证复杂多变的实际情况去灵活把握。也就是说在病机病位符合的前提下，只要能真实地反映少阳病的病机和本质的任何脉症，都应列入"一证"的范畴内，而不必所有当见症悉具。相反，如果病机不符，即使症状相同，也不可误投小柴胡汤。

现介绍典型病案一则如下。

患儿宋某，女，17岁，2015年4月21日因"反复咳嗽半个月"就诊。

患儿为高三学生，半个月前外感引发咳嗽，口服多种中西药物效果欠佳，夜咳明显，睡眠欠佳，影响学习，心情郁闷，话少，纳呆。刻下：咳嗽有痰，痰多，咯之易出，咽痒，无发热、头痛，二便正常，舌红苔白腻，脉沉。证属痰浊闭肺，枢机不利。治宜和解少阳，清肺化痰。方选小柴胡汤加减。

处方：柴胡12g，黄芩10g，半夏12g，党参10g，炙甘草10g，前胡10g，苦杏仁10g，浙贝母10g，百部10g，枇杷叶10g，橘红20g，甘草6g。3剂，每日1剂，水煎服。

二诊：2015年4月24日。3剂后患者咳嗽减轻，咯痰减少，睡眠好转，心情较前舒畅，饮食增加，原方再进4剂，咳嗽基本消失，诸症皆减轻，效果显著。

按语：《素问·咳论》提出"五脏六腑皆令人咳，非独肺也"。在《伤寒论》中，仲景坚持以患者的脉证为依据，动态观察以判断疾病传变与否。该患儿脉沉，表明邪气已入里，患儿无阳明之大热、大渴、大汗、脉洪大，无太阴之腹满自利，无少阴之脉微细，无厥阴之上热下寒，可以判断有传入少阳的可能。《伤寒论》指出："伤寒五六日中风，往来寒热，胸胁苦满，嘿嘿不欲饮食，心烦喜呕，或胸中烦而不呕，或渴，或腹中痛，或胁下痞硬，或心下悸，或不渴，身有微热，或咳者，小柴胡汤主之。"其中咳是小柴胡汤的主治证之一。从抓主症上来分析，患儿心烦、话少、纳呆，为典型柴胡证，此与"有柴胡证，但见一证便是"相合，所以从少阳治，处以小柴胡汤治咳而奏效。

（张建奎）

第四节　从经方辨治多寐谈跟师学习体会

发作性睡病是一种白天不可抗拒的短期发作性睡眠，伴猝倒、睡眠瘫痪、入睡前幻觉为主要症状，部分患者伴有夜间睡眠紊乱的一种睡眠障碍性疾病。本病属中医的"多寐""嗜睡""嗜卧""善眠""饭醉""昏厥"等范畴。西医多选用哌醋甲酯（利他林）、苯丙胺、丙咪嗪、莫达芬尼、氟西汀、文拉法辛等药治疗，虽有一定疗效，但对于儿童患者均属于慎用或禁用药物，其副作用也常使成年患者无法忍受而中止治疗。郑启仲教授从中医辨证求本入手，运用经方治疗发作性睡病，取得了显著疗效。

1. 桂枝汤治多寐

《灵枢·大惑论》曰："夫卫气者，昼日常行于阳，夜行于阴，故阳气尽则卧，阴气尽则寤。"指出当卫气行于阳分已尽，由表入里，人便入睡；卫气行于阴分已尽，由里出表，人便觉醒。郑启仲教授认为，若营卫失和，卫阳出入无序，卫气不能日出于阴而行于阳，则多寐。此类患者平素易患感冒，致营卫失调，日久易患发作性睡病。表现为白天嗜睡时发，面色淡白，神倦乏力，易自汗出，夜间易惊，舌质淡红，苔白薄或白腻，脉多浮缓等。主张用调和营卫，燮理阴阳法治之。以桂枝汤为主方。

2. 小柴胡汤治多寐

唐容川曰："（少阳）居半表半里之间，界内阴外阳之际，故内经以枢机比之。"郑启仲教授认为，如果少阳枢机不利，气机壅滞，升降出入无序，则会出现白天阳气不能发于外而嗜睡；夜间阳气不能入于阴而失眠。若少阳枢机不利，肝气郁滞，日久化火，胆腑被扰，亦可导致发作性睡病的发生。正如赵佶《圣济总录》云："胆热多睡者，胆腑清净，决断所自出。今肝胆俱实，荣卫壅塞，则清净者浊而扰，故精神昏愦，常欲寝卧也。"此类患者多由反复发热，治不如法，少阳枢机不利；或情志抑郁，肝郁气滞，日久化火生痰，痰热内扰所致。表现为白天睡眠频发，与人争吵或发怒时易猝倒，头晕目眩，口苦，纳呆，大便滞而不畅，小便黄，舌尖边红，苔多白腻或黄腻，脉弦数等。主张用和解少阳，疏肝利胆法治之。以小柴胡汤为主方。

3. 半夏泻心汤治多寐

《灵枢·大惑论》曰："黄帝曰：人之多卧者，何气使然？岐伯曰：此人肠胃大而皮肤涩，而分肉不解焉。肠胃大则卫气留久，皮肤涩则分肉不解，其行迟……留于阴也久，其气不精，则欲瞑，故多卧矣。"指出阳明胃经气机不利，升降失常，卫气出入无序，则致多卧。郑启仲教授发现此类患者或由积滞日久，中焦痞满，化热酿痰；或由寒热错杂，中焦痞塞，致升降失常，营卫失和，阴阳失调。表现为白天嗜睡，体胖怠惰，心下痞满，厌食纳呆，口臭泛恶，夜卧不宁，睡中龂齿，大便秘结，舌质红苔黄腻，脉多弦滑等。主张用升清降浊、和胃醒脾法治之。以半夏泻心汤为主方。

4. 苓桂术甘汤治多寐

《脾胃论》云："病怠惰嗜卧……湿胜。"《丹溪心法》曰："脾胃受湿，沉困无力，怠惰好卧。"脾属土，喜燥恶湿，主运化，升清降浊。郑启仲教授发现，此类患者多因冒雨涉水，坐卧湿地，或内湿素盛，或过食生冷，损伤脾胃，脾失健运，水湿内聚，湿困脾阳，清阳不升，浊阴不降，痰饮内停，上扰清窍，而致嗜睡发生。表现为白天困倦多睡，面色萎黄，体多肥胖，心悸气短，四肢欠温，夜卧鼾眠，大便溏薄，小便不利，脉多濡细等。主张利湿化饮，温阳醒脾法治之。以苓桂术甘汤为主方。

5. 麻黄附子细辛汤治多寐

《灵枢·寒热病》曰："阳气盛则瞋目，阴气盛则瞑目。"《类证治裁》云："多寐者，阳虚阴盛之病。"《伤寒论》曰："少阴之为病，脉微细，但欲寐也。"郑启仲教授讲到，此类患者大多阴阳失调，阴盛阳虚，但阳虚并不仅仅是脾肾阳虚，也包括常被忽视的肝阳虚。肝为刚脏，内寄相火，相火是生命活动的原动力，外可温养皮毛，内可鼓动十二经气血，使之敷布全身。肝为少阳之脏，应阳升之方，行春升之令，其气以升发为用，能启迪诸脏之气，主人体一身阳气之升腾。若肾阳亏虚，不能温煦肝脉，或寒邪直中，损伤肝阳，致肝阳亏虚，形成肝肾阳虚，则可出现精神不振，嗜睡多寐，形寒肢冷，腰膝酸软，爪甲不荣，意志消沉，惊恐易惧，夜间多梦易惊，大笑、生气等情绪会导致猝倒等发作性睡病的典型症状。主张用温肾暖肝，开窍醒脑法治之。以麻黄附子细辛汤为主方。

以上是郑启仲教授研究经方辨治多寐（发作性睡病）的理法精要。笔者在跟师过程中，看到患者父母对孩子的睡病久治不效，愁容满面，一筹莫展的痛苦表情；看到郑启仲教授用经方治疗睡病见效后父母溢于言表的喜悦之情，心中充满了对患者的同情和对经方所潜在的神奇疗效而惊叹。

师郑启仲教授之法，曾用桂枝汤为主方治一经北京某医院诊为"发作性睡病"的患者，经3个月的调理，白天嗜睡基本控制，夜间多梦易惊消失，家长甚为满意。实践证明，郑启仲教授治发作性睡病不在"兴奋"上做文章，重点是整体调节，平衡阴阳，审机论治，方证对应，而非对症堆药，给这一难治性疾病带来了希望，同时也使我们后学看到了中医老前辈的经典功力。

（郑　攀）

附：写在郑启仲教授从医 60 周年之际

出身贫寒，勤奋聪颖；

遍读灵素，金匮温病；

内外兼修，哑科专精；

切中病机，用药轻灵。

既然为医，德医双馨；

体质三说，发人深省；

顿咳从肝，别树一帜；

燥邪致泻，独辟蹊径。

名老中医，儿科有幸；

大慈仁爱，誓救含灵；

全国劳模，业界精英；

赴京代表，为党增荣。

才华出众，天赋异禀；

书法文章，清丽隽永；

慕君高洁，梅兰品性；

祝师福寿，松柏长青。

（陈世伟　张红敏）

主要参考书目

[1] 钱乙 . 小儿药证直诀 [M]. 北京：人民卫生出版社，2006.

[2] 中国中医研究院 . 蒲辅周医疗经验 [M]. 北京：人民卫生出版社，1976.

[3] 董延瑶 . 儿科刍言 [M]. 上海：上海科学技术出版社，2010.

[4] 张奇文 . 实用中医儿科学 [M]. 北京：中国中医药出版社，2016.

[5] 郁晓维 . 江育仁儿科经验集 [M]. 上海：上海科学技术出版社，2004.

[6] 汪受传 . 儿科学术思想与临证经验 [M]. 北京：人民卫生出版社，2014.

[7] 刘弼臣 . 刘弼臣临床经验辑要 [M]. 北京：中国医药科技出版社，2002.

[8] 陆鸿元 . 儿科名家徐小圃学术经验集 [M]. 上海：上海中医学院出版社，1998.

[9] 朱锦善 . 儿科心鉴 [M]. 北京：中国中医药出版社，2007.

[10] 陈复正 . 幼幼集成 [M]. 上海：上海科学技术出版社，1962.

[11] 程云鹏 . 慈幼新书 [M]. 北京：人民军医出版社，2012.

[12] 曾世荣 . 活幼心书 [M]. 北京：人民卫生出版社，2006.

[13] 沈金鳌 . 幼科释谜 [M]. 上海：上海科学技术出版社，1959.

[14] 郑颉云 . 儿科证治简要 [M]. 郑州：河南人民出版社，1964.

[15] 郑宏 . 郑启仲儿科经验撷粹 [M]. 北京：人民军医出版社，2013.

[16] 郑攀 . 郑启仲中医儿科用药经验 [M]. 北京：人民卫生出版社，2019.